BETON UND KUNST

Fehlhaber/Drees/Knopp

Beton und Kunst

Entwicklungslinien, Objekte, Umgang mit Beton

Schriftenreihe des
InformationsZentrum Beton
Heft 8

Beton-Verlag GmbH

Die Deutsche Bibliothek – CIP-Einheitsaufnahme

Beton und Kunst: Entwicklungslinien, Objekte, Umgang mit Beton / Fehlhaber/Drees/Knopp. – Düsseldorf: Beton-Verlag, 1997.
(Schriftenreihe des Informationszentrum Beton; H. 8)
ISBN 3-7640-0369-3

Redaktion: Jörg M. Fehlhaber
Gestaltung: Peter E. Fischer
Produktion: Beton-Verlag GmbH, Düsseldorf
Satz: tgr, Remscheid
Repro: Colorato, Düsseldorf
Druck und Verarbeitung: Druckhaus Haberbeck, Lage/Lippe

Inhalt

Jörg M. Fehlhaber

Beton und Kunst

oder wie lange braucht ein Ei, um hart gekocht zu werden

Vorbemerkung

Die nachfolgenden Ausführungen beschäftigen sich mit den Entwicklungslinien der Kunst im 20. Jahrhundert. Die Skizzen zu den künstlerischen Inhalten und Gestalten, zu Haupt- und Nebenwegen dienen dazu, den Trends nachzuspüren, Einflüsse sichtbar zu machen, die die Kunst in Europa bestimmten und an der die Kunst mit Beton ihren Anteil hat.

Die erste wichtige Feststellung: Die Künstler haben sich zu Anfang des Jahrhunderts über die Grenzen hinweg beeinflußt, Manifeste verabschiedet. Am beeindruckendsten wurde dies bei der Dada-Bewegung durchgeführt, von der es in allen wichtigen europäischen Zentren Gruppierungen gab.

Diese Entwicklungen sind nicht nur auf die bildenden Künste beschränkt gewesen; auch Architekten, Planer und Designer fanden sich grenzüberschreitend zusammen. Über die Congrès Internationaux d'Architecture Moderne (CIAM) tauschte man sich aus über Wohnungsprobleme und Städtebaufragen. In der Folge entstand das, was Henry-Russell Hitchcock und Philip Johnson in ihrem Buch für eine gleichnamige Ausstellung 1932 im Modern Art Museum von New York als „Internationalen Stil" beschrieben.

Trotz der freiheitlichen Gesinnung, die im künstlerischen Aufbruch enthalten war, konnten Faschismus und Bolschewismus nicht verhindert werden. Es ist aber kein Wunder, daß die politischen Kräfte wiederum in der Kunstform, in den nicht angepaßten Künstlern eine Bedrohung sahen. Alles das, was den Aufbruch und die Entwicklung in Deutschland bestimmte, wurde in einer beispielhaften Ausstellung 1937 in München und anderswo als „entartete Kunst" verfemt. Die betroffenen Künstler erhielten Ausstellungs- und Arbeitsverbote, viele emigrierten.

Unzweifelhaft haben die politischen Strömungen und gesellschaftlichen Veränderungen nicht nur die Entstehung der verschiedenen Kunstgattungen anfänglich gefördert, sondern auch zu ihrer Ausbreitung beigetragen. Der erste Weltkrieg hat den Bruch mit den Traditionen verstärkt, war Anstoß für einen neuen Aufbruch. Nicht nur Kaiser- und Königreiche wurden abgeschafft, sondern auch ihre Gesellschaftsordnungen.

Schon vor den großen Revolutionen haben sich Künstler abgesetzt, sind in andere Länder gezogen. Bereits vor der eigentlichen Verfolgung durch die Nazis emigrierten sie, flüchteten nach England, Süd- oder Nordamerika. Ein großer Exodus von Kunst und Kultur setzte ein. Mit ihnen verbreiteten sich aber ihre Gedanken. Diese wiederum beeinflußten Kunst und Kultur in der neuen Heimat. So konnten dort neue Traditionen entstehen, so wurde letztendlich aus den gleichen Quellen geschöpft.

Die deutschen Architekten Ludwig Mies van der Rohe in Chicago und Walter Gropius in Harvard haben durch ihre Lehrtätigkeit Generationen amerikanischer Architekten beeinflußt. Mit ihren Bauten haben sie das Gesicht amerikanischer Städte verändert. Die Maler und Künstler Josef Albers, Max Ernst, George Grosz emigrierten, mit ihnen Lyonel Feininger, der in New York geboren war, Laszlo Moholy-Nagy, Fernand Lèger, Piet Mondrian, Marc Chagall und viele andere mehr.

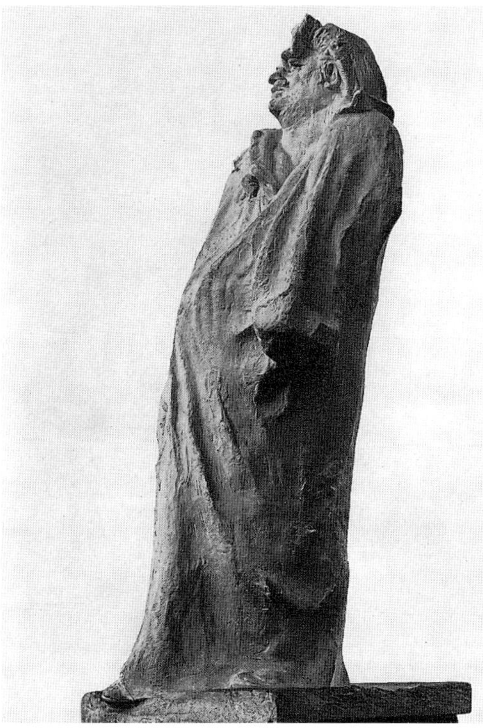

Auguste Rodin, Balzac-Statue, 1891–98

Von 1900 – 1945

Bereits das 19. Jahrhundert, in dem die bildnerischen Revolutionen begannen, war durch eine gewisse Stilvielfalt gekennzeichnet. Impressionismus und Kubismus bereiteten zu Anfang des 20. Jahrhunderts die Veränderungen in der Kunst vor.

Im Bereich von Plastik, Skulptur, Bildhauerei nimmt das Werk von Auguste Rodin eine Schlüsselstellung ein. Hier sind zum ersten Male Zeichen der Veränderung in dem Bereich deutlich, der im Zusammenhang mit Zement und Beton besonders betrachtet werden soll. Es ist nicht nur die schöne Skulptur, das beeindruckende Gleichnis, das Form und Abbild bestimmt, sondern die Gestaltung der bildnerischen Masse verändert sich. Sie erhält strukturierte Oberflächen. Mit ihr verändern sich auch die Inhalte. Leidenschaft und Erschütterung werden dargestellt, und das Fragmentarische erhält Gewicht. Scheinbar unvollendete Figuren erhalten den Rang einer vollständigen Plastik. Der Torso wird zum häufiger verwendeten Element.

Neben dem Torso, dem sichtbaren Teil eines unsichtbaren Ganzen, erscheinen Objekte, die zusammengesetzt sind, dem Inhalt nach, aber auch in ihren Bewegungsabläufen. Die Figur verselbständigt sich als Plastik. So erscheint „die Plastik als Objekt, unabhängig von Inhalt, Aufgabe und Ort, bedingt allein durch Material, Substanz und Struktur, durch Konzeption und Eingriffe des Künstlers" (Rainer Maria Rilke). Antoine Bourdelle und Aristide Maillol befreien sich von der Tradition. Räumliche Bewegung und gefährdete Balanceakte geben ihren Figuren die besondere Ausstrahlung. Aus dem imaginären Museum der Weltkunst, so Eduard Trier, ziehen die Bildhauer nun ihre individuellen Konsequenzen.

Die Zeit ist vom Pluralismus der Stile und der Individualisierung der bildnerischen Suche gekennzeichnet. Adolf von Hildebrand bekannte sich beispielsweise zur Materialgerechtigkeit. Die bildhauerische Form sollte dem Wesen des Materials entsprechen; der Künstler müsse im Material denken und die Form werde vom Werkstoff mitbestimmt.

Die wichtigste Veränderung brachte dann die abstrakte Kunst mit ihren expressiven und konstruktiven Bestandteilen oder, wie Hans Arp es gerne formulierte, die „konkrete Kunst". „Das Material bekommt Gestalt durch die Konstruktion" (Paul Cézanne), die Gegenstände bilden sich nach geometrischen Formen wie
Kegel, Kugel und Zylinder. Kubismus, Futurismus, Expressionismus und Konstruktivismus sind die Folgen.

Die Bewegung als ein neues Element wird integriert in den Figuren von Umberto Boccioni, über die Abbildung hinaus werden Assoziationen hergestellt. In den Skulpturen von Alexander Archipenko wird wiederum eine weitere Konvention aufgegeben, Volumen bedeutet nicht mehr nur Masse, sondern kann durch Umrisse dargestellt werden.

In Verbindung mit den neuen Kunstformen entstehen Manifeste und Künstlerbünde. Die „futuristischen" Ideen (Italien) entwickelten aus dem kubistischen Konzept ein Prinzip des Dynamischen, der Simultaneität der Bewegung im Raum. Geschwindigkeit, Aktion sind Gegenstand der Darstellung. Der Suprematismus (Rußland) spricht für die Vorherrschaft der reinen Empfindung in der Kunst. Der Konstruktivismus von Malewitsch und Tatlin untersucht stereometrische und farbräumliche Verhältnisse in architektonischen Phantasien. Malewitsch fordert die

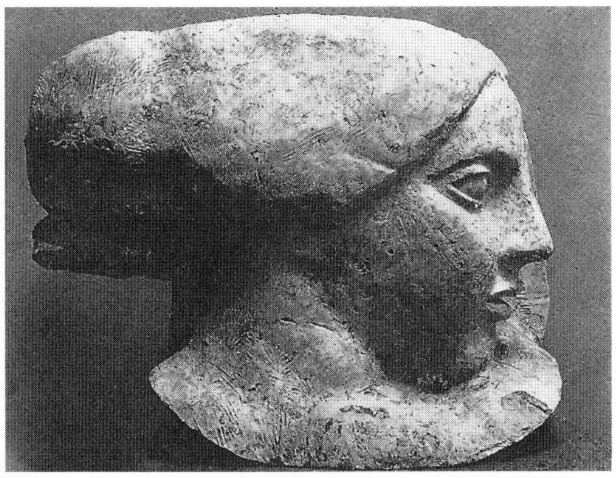

Antoine Bourdelle, Pathetische Seele, 1912

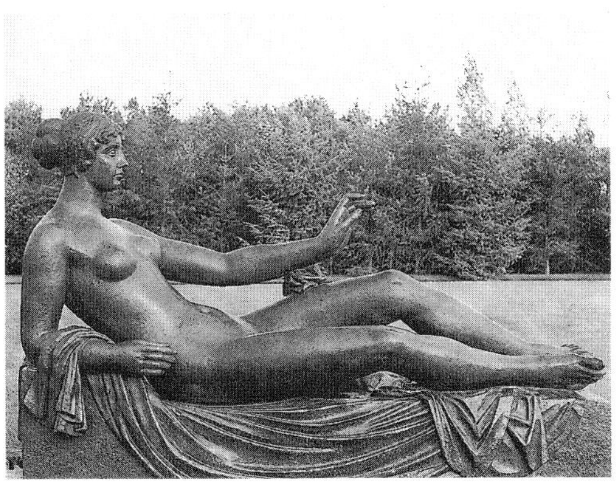

Aristide Maillol, Monument à Cézanne, 1912–25

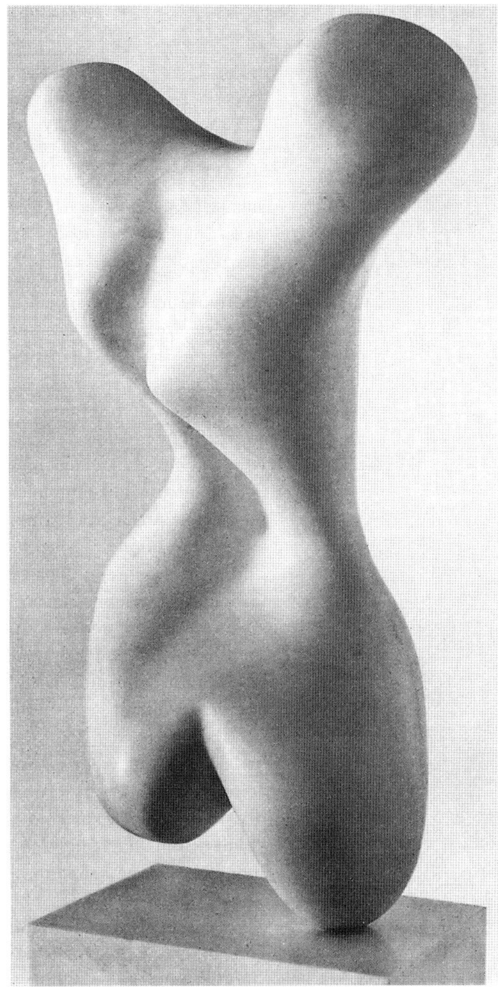

Hans (Jean) Arp, Torso, 1931

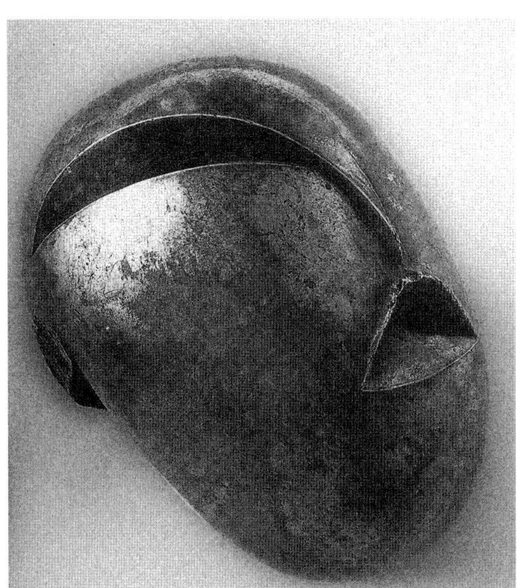

Constantin Brancusi, Der erste Schrei, 1917

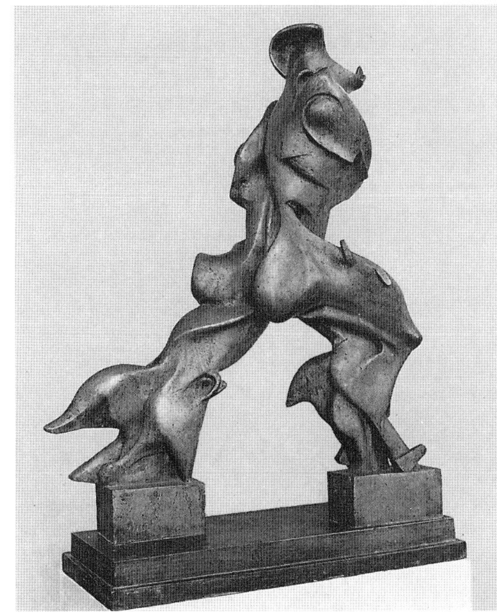

Umberto Boccioni, Urform der Bewegung im Raum, 1913

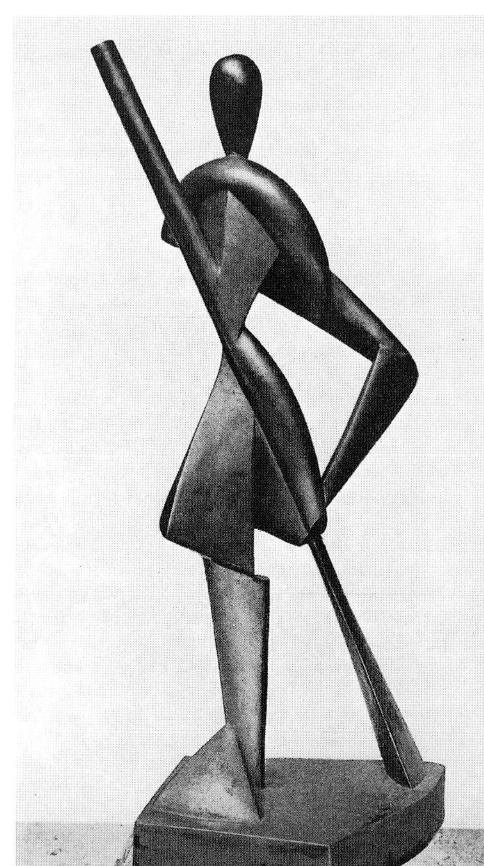

Alexander Archipenko, Gondoliere, 1914

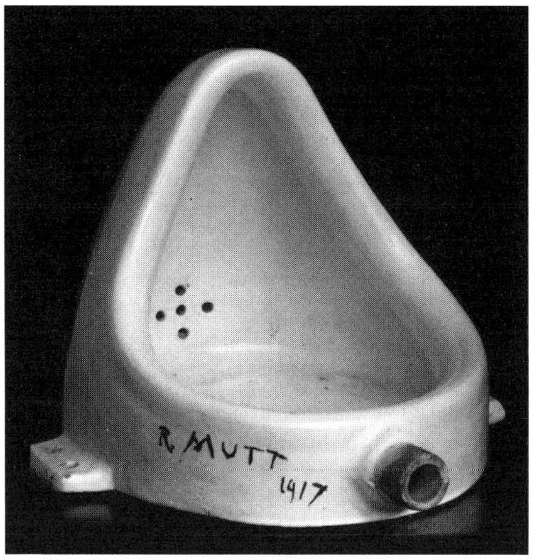

Marcel Duchamp, Fountain, 1917

„Befreiung aus dem Gefängnis der Dinge". Sein Konstruktivismus entwickelt Bildwelten, die auf dem Gewicht, der Geschwindigkeit und der Bewegungsrichtung der Bildelemente aufbauen. Im Umkreis von „De Stijl" halten sich Gefühl und Kalkül nach dem Egalitätsprinzip die Waage.

Farbe und Form werden ebenso freigesetzt wie äußere und innere Bildwelt. Protest, Experiment aber auch Kontinuität und Rückbesinnung prägen die Zeit. In ihrem „Realistischen Manifest" beschwören Naum Gabo und Antoine Pevsner die neue gesellschaftliche und damit realistische Kunst, die allein dem Menschen dienen könne. Theo van Doesburg und Cornelis van Eesteren sprechen von der „Einheit von Kunst und Leben".

In den neuen Kunstrichtungen wird eine fortschrittlichere und objektivere Methode gesehen, nicht nur die Kunst, sondern auch das Leben zu bewältigen. In den Augen vieler war damit die Kunst wieder ins Leben zurückgekehrt. Eine konsequente Folge: Gebrauchsgegenstände werden in den Rang von Kunstwerken erhoben (Ready-Made von Marcel Duchamp: Flaschentrockner auf Podest, 1914).

Max Ernst und Hans Arp entwickeln Kombinationen gefundener und erfundener Formen (assemblage). In einem zufälligen, aber kontrollierten Prozeß entstehen so Objekte irrationaler, surrealer Bedeutung.

Naum Gabo schafft eine kinetische Skulptur (Standing Wave, 1919–1920). Die kinetischen Konstruktivisten sehen ihre Kunst als Gleichnis des Universums, als Zeichen der Harmonie. Moholy-Nagy läßt „Telephonbilder" (1922) herstellen, die er durch seine Angaben über ein Telephon industriell herstellen läßt. „Wir erkennen in der bildenden Kunst ein neues Element, die kinetischen Rhythmen als Grundformen unserer Wahrnehmung der realen Zeit" (Naum Gabo, Antoine Pevsner, 1920, Realistisches Manifest).

Oskar Schlemmer, Bauhausmeister für die Bühne, beschäftigte sich mit kinetischen Fragestellungen. Die Mechanisierung ist für ihn ein Zeichen der Zeit. „Die Gesetze des kubischen Raumes sind das unsichtbare Liniennetz der planimetrischen und stereometrischen Beziehungen." Daraus entstehen Figuren, Figurinen und Abläufe für das triadische Ballett.

Dada breitete sich in den Jahren von 1916–23 aus. Es entstehen Collagen, Assemblage, Materialbilder, typographische Collagen usw. Die Montage mit dem Akzent auf der Photomontage hält Einzug. Beim Mechano-Dada werden Metamaschinen gebaut und Maschinenmannequin hergestellt. Das Ready-Made wird auf Fotografie und mechanische Zeichnungen übertragen, das Photogramm, die automatische Zeichnung entsteht.

Allen Bereichen wird generell eine kreative Ausdrucksmöglichkeit zuerkannt. Dem Happening ähnliche Aufführungen und Provokationen finden statt und werden mit aufreizenden Plakaten angekündigt: „Dada ist für Ruhe und Orden!" (Plakat, 1920). Ein Konzert der Fabriksirenen findet statt.

Kurt Schwitters führt die zweidimensionale Collage zur neuen reliefähnlichen Dreidimensionalität. Dabei entstehen Bilder aus reinen Abfällen. Aus der Abbild-Ästhetik wird eine Materialästhetik, wobei die konzeptionellen Ausdrucksmöglichkeiten gegenüber dem reinen Ready-Made gesteigert werden.

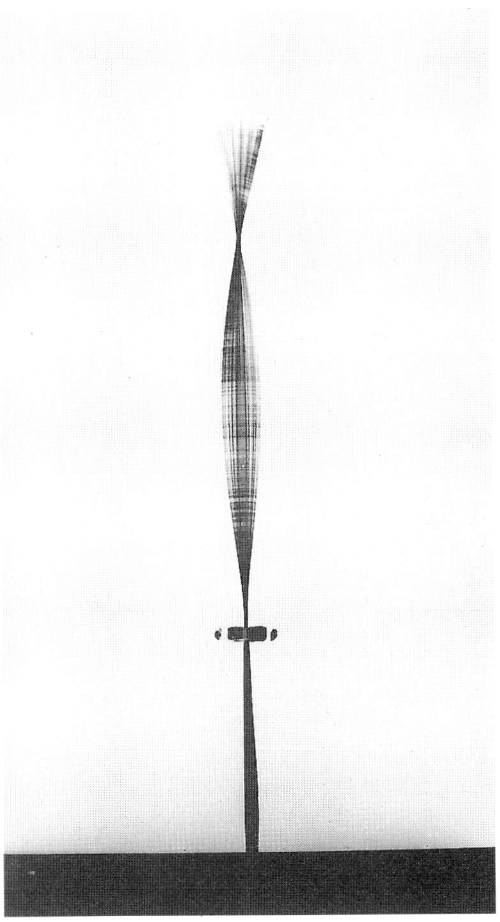

Naum Gabo, Kinetic Sculpture, 1919–20

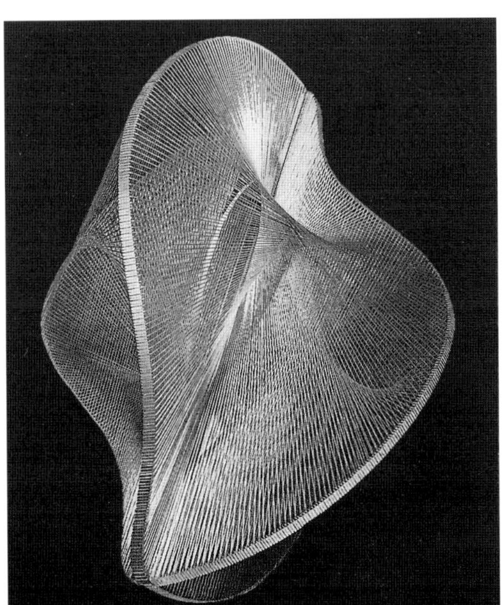

Naum Gabo, Lineare Konstruktion im Raum Nr. 2, 1949

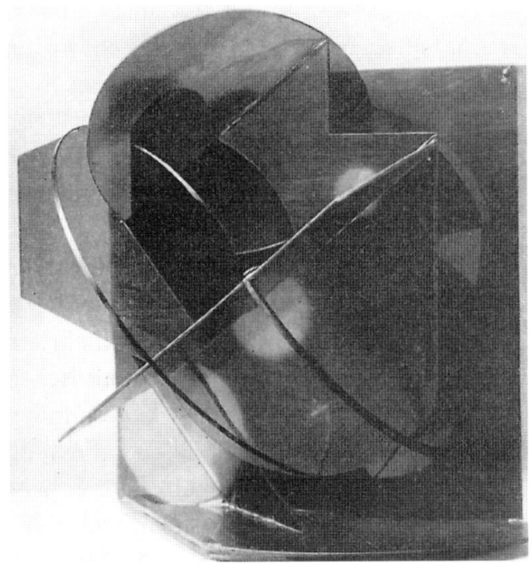

Antoine Pevsner, Plexiglas-Konstruktion, 1926

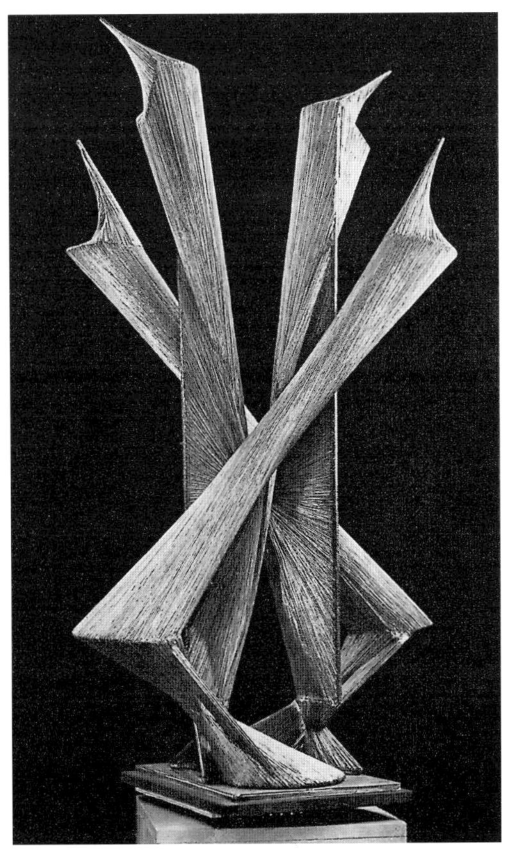

Antoine Pevsner, Die Friedenssäule, 1954

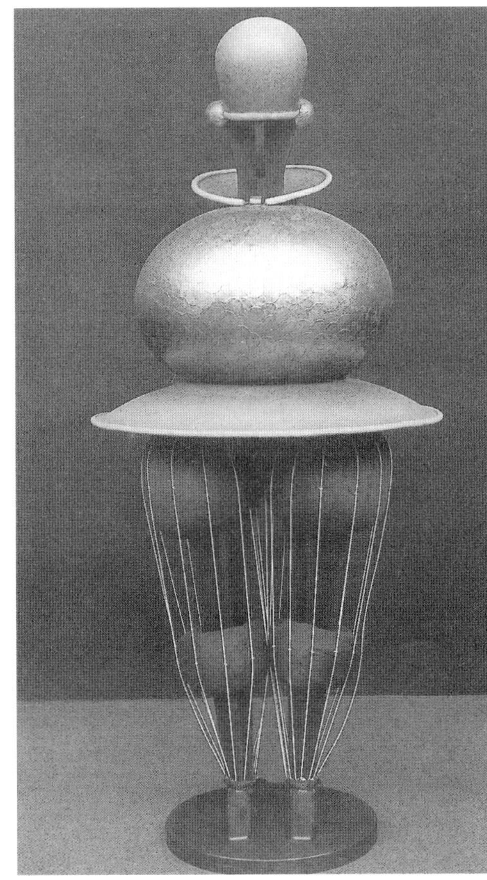

Oskar Schlemmer, Goldkugel II, 1920–22

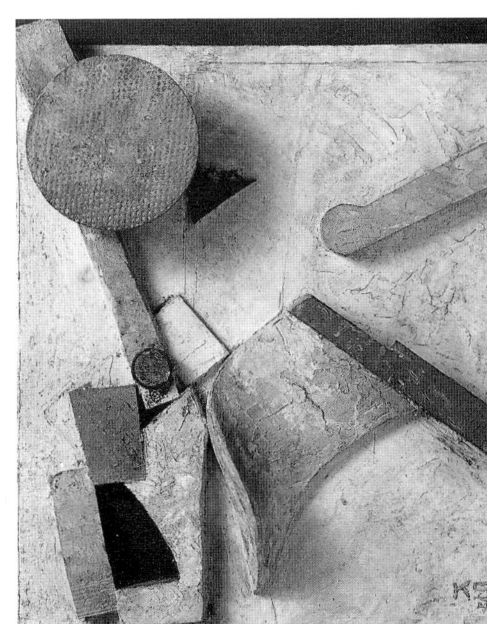

Kurt Schwitters, Heavy Relief, 1945

Material und Form ändern sich ebenso wie die übrigen Elemente von Skulptur und Plastik. Abstraktion und sinnliche Bedeutung bestimmen die Abbildungen, neben die Masse tritt der Umriß, die Hülle. Materielle, emotionale und visuelle Bedingungen der Gestaltung werden gleichermaßen berücksichtigt, führen zu einer neuen bildnerischen Sensibilität.

Das führt auch zu einem neuen Umgang mit den Materialien. „Wir wollen die rein literarische und traditionelle Vornehmheit des Marmors und der Bronze zerstören", schreibt bereits Umberto Boccioni 1912 in seinem Manifest zur futuristischen Bildhauerkunst. Für ihn können auch „Glas, Holz, Pappe, Eisen, Zement, Roßhaar, Leder, Stoff, Spiegel, elektrisches Licht" bei der Gestaltung verwendet werden.

Schwere und Schwerelosigkeit, Verdinglichung und Transzendenz gehen nebeneinander her, machen Reiz und Vielfalt der Kunst dieser Jahre aus. Neben der geometrischen und organischen Abstraktion stehen verdinglichtes Menschenbild (Anton Räderscheidt) und expressive Gebärdefigur (Ernst Barlach).

Auch die Baukunst stellt sich den neuen Ansprüchen. „Wollen, erdenken, erschaffen wir gemeinsam den neuen Bau der Zukunft, der alles in einer Gestalt sein wird: Architektur und Plastik und Malerei, der aus Millionen Händen der Handwerker einst gen Himmel steigen wird als kristallenes Sinnbild eines neuen Glaubens" (Walter Gropius, 1919). Gerade in diesen schwelgerischen Formulierungen des Bauhausgründers wird die Aufbruchstimmung deutlich, die in den ersten Dekaden des Jahrhunderts Kunst und Künstler beseelte und die, wie wir heute wissen, zu den bedeutendsten Umwälzungen im Bereich von Kunst und Design führte.

Kunst seit 1945

Rehabilitierung der Moderne

In der 1981 in Köln durchgeführten Ausstellung „Westkunst", die den Untertitel „Zeitgenössische Kunst seit 1939" hatte, wurde die Geschichte der Kunst unseres Jahrhunderts unter dem Aspekt von Kontinuität und Widerspruch dargestellt. Es war keine Wiedergutmachung an den Klassikern der Moderne. Aber die in Rußland und Deutschland ausgeschaltete Avantgarde wurde als wichtiges Element der künstlerischen Kontinuität bestätigt. Im Sinne von Kandinsky, der das Geistige in der Kunst zum Maßstab nahm, wurden die historischen Wurzeln dargelegt und das Gemeinsame in der Kunst der beiden Kontinente Europa und Amerika betont.

Der in den ersten dreißig Jahren unseres Jahrhunderts formulierte Freiheitsanspruch der Kunst, die dadurch gewonnene bildnerische Freiheit und die damit neu gewonnenen Bildwelten wurden dem gemeinsamen Erbe zugerechnet. Dieses Bekenntnis, eher sogar nur eine Feststellung, ist deswegen wichtig, weil dadurch nicht nur die Künstler und ihre Werke nachträglich rehabilitiert wurden, sondern auch die Kontinuität des künstlerischen Schaffens nachvollzogen und bestätigt wurde.

Mit der Anerkennung ist auch die kritische Auseinandersetzung um die historische Entwicklung verbunden. Wenn auch manches Kunstwerk verloren ging, so doch nicht die Gedanken und Ideen, aus denen sie geboren wurden. 1981 waren solche Feststellungen überfällig. „Westkunst" stellte dabei auch die museale Präsenz der Moderne fest, und hier wiederum, daß bereits die neue Avantgarde das Museum als Stützpunkt gewonnen hatte.

Exkurs: die sechziger Jahre

Daß die Ausstellung in Köln durchgeführt wurde, war kein Zufall. Die Stadt hatte sich kontinuierlich seit den sechziger Jahren zum wichtigen europäischen Kunst- und Kulturzentrum entwickelt. Die Nähe der traditionsreichen Künstlerstadt Düsseldorf und weiterer rheinisch-bergischer Metropolen wie Wuppertal und Krefeld haben diese Entwicklung gefördert.

Sie hatte weitere, verschiedene Ursachen. Eine im Zusammenhang von Malerei und Bildhauerei auf den ersten Blick nicht gerade zwingende Verbindung gab es, die in Köln eine einmalige Situation schuf. Mit dem WDR und seinem Studio für elektronische Musik wurde die Stadt auch zu einem, vielleicht dem Zentrum für moderne Musik. Karlheinz Stockhausen und Mauricio Kagel agierten hier und zogen weitere Künstler an.

Erst über die Galerien und später über den Kunstmarkt gingen zusätzliche Impulse aus. Wie in Düsseldorf bei Alfred Schmela und Konrad Fischer, so stellten in Köln in der Galerie „Der Spiegel" und bei Rudolf Zwirner – zumeist zum ersten Male in einer Einzelausstellung – amerikanische Künstler ihre Werke aus. Pop-Art, Concept-Art und Minimal-Art fanden fast zeitgleich wie in den Vereinigten Staaten ihre Aufnahme bei Sammlern und Museen. Peter Ludwig und seine Frau Irene gehören zu den Mäzenen, die in jener Zeit begannen, ihr Sammlungen aufzubauen.

Ebenso war Köln in den sechziger Jahren ein Zentrum für Aktionskunst. Happening und Fluxus fanden Eingang ins Kunstgeschehen, hinterließen ihre Spuren. Mit Nam June Paik, Christo und Wolf Vostell kamen drei Vertreter länderübergreifender Aktivitäten in die Stadt. Während Christos Fässer im Hafen verschwunden

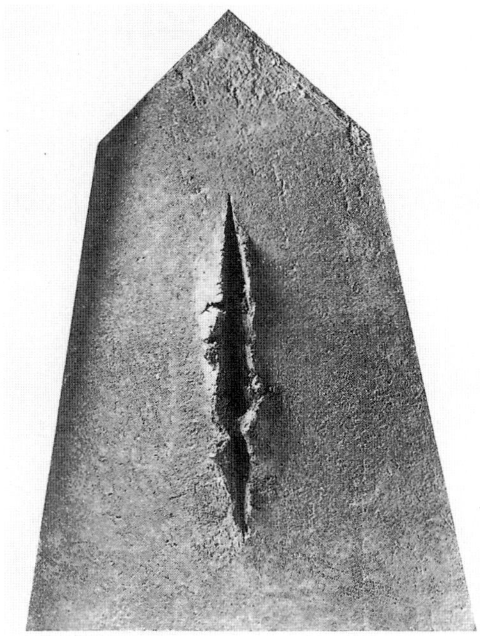

Lucio Fontana, Bozzetto, 1963

sind und auch Nam June Paiks musikalische Aktionen nur noch auf dem Foto bewundert werden können, so hinterließ Wolf Vostell doch der Stadt ein bleibendes Kunstwerk. Sein in Beton eingegossener Opel Kapitän ziert heute den Ring, steht zwischen den Fahrspuren auf dem Mittelstreifen.

Zwei weitere Ereignisse, die zu Beginn der sechziger stattfanden bzw. kurz davor, zeigen zeitgleich zu den USA eine Auseinandersetzung mit ähnlichen Themen, aber mit unterschiedlichen Ergebnissen. Die um den Theoretiker Piere Restany gescharten Künstler Arman, Yves Klein, Daniel Spoerri, Jean Tinguely u.a. forderten in ihrem Manifest des „Nouveau Réalisme" eine Kunst, die die Realität so aufnimmt, daß sie sie unverfälscht zeigt. „Das Objekt wird über seine Alltäglichkeit gehoben durch die Tatsache, daß allein die Geste der Auswahl und der Präsentation ihm eigene Bedeutung verleiht."

Relikte aus dem Alltag werden feierlich angeboten (Arman: Kannen im Glaskasten), die vergänglichen Reste einer Mahlzeit werden zum Objekt von Tafelbildern (Daniel Spoerri). Kunstwerke werden zur Sichtbarmachung ästhetischer Überlegungen genutzt (Yves Klein: blaue, monochrome Bilder) oder ihr Herstellungsverfahren zum Happening umfunktioniert (Yves Klein). Jean Tinguely schließlich konstruiert aus gebrauchten Elementen vom Schrottplatz seine Maschinenskulpturen: die Wirklichkeit auf der Kehrseite unserer Zivilisation.

Eine weitere Gruppe, Zero genannt und mit einer Zeitschrift ausgestattet, beschäftigt sich auch theoretisch mit dem konzeptionellen Standort. Man will sich bewußt von konventionellen Kunstformen lösen und sich in europäische Bewegungen einbinden. Das Licht, die Reinheit der Farbe, die Wirkungsweise von Naturvorgängen sind Gegenstand von Untersuchungen. Und obwohl Farbe in ihren Bildern keine besondere Funktion einnimmt, formuliert Heinz Mack: „Wenn wir von Malerei sprechen, so sprechen wir von Farbe. Die erste, letzte und beste Bedeutung, die reiner Farbe zukommen kann, ist die, daß sie ihre eminente bildnerische Funktion rein erfüllt, allein dadurch gewinnt sie ihre Freiheit, ihre größte Intensität: die Farbe ist bei sich." Lucio Fontana, der in Italien lebende Argentinier, wird zur Vaterfigur der Künstler um Heinz Mack und Otto Piene, Yves Klein gibt dazu wichtige Inspirationen. Ihre Bildwelt ist monochrom, fast farblos. In ihrer Tendenz ist sie der Minimal-Art verwandt. Nur daß sie mehr Strukturen zuläßt, sowohl in der Fläche als auch im Relief.

Ist Zero eine Parallele zur Minimal-Art, so sind die neuen Realisten im Grunde genommen die europäischen Popartisten. „Die Wirklichkeit der Dinge ist ihr Ausgangspunkt, die Wirklichkeit unserer Welt, und das heißt die Welt des Menschen, sein Blickfeld, seine Erlebnisse, sein ganzes Dasein" (Horst Keller). Sind die deutschen in ihrer Bildsprache strukturierter als die amerikanischen Minimalisten, so sind die amerikanischen Popartisten eleganter, perfekter, vielleicht auch oberflächlicher als ihre Pendants, die neuen Realisten.

So unterschiedlich sie sein mögen, beide Gruppen bewirkten in der Folge zum einen den Respekt vor der neuen europäischen Kunst, deren Tradition in Amerika zum Widerspruch, zum Bruch führte, und auf der andern Seite aber auch Anerkennung. Vielleicht bewirkte Zero, daß man in Amerika wieder von deutscher Kunst Kenntnis nahm.

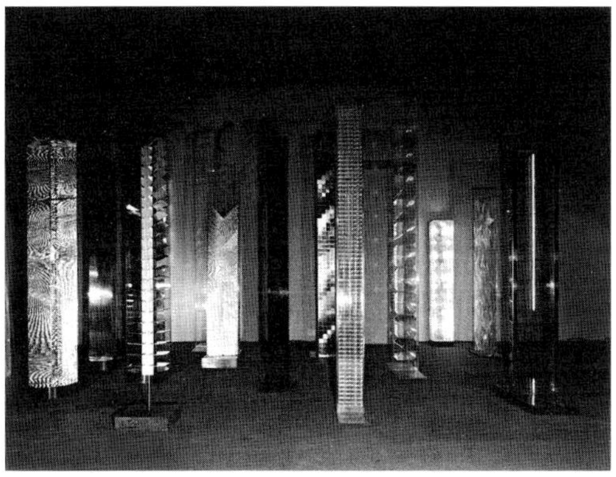

Heinz Mack, Stelenwald, 1962–84

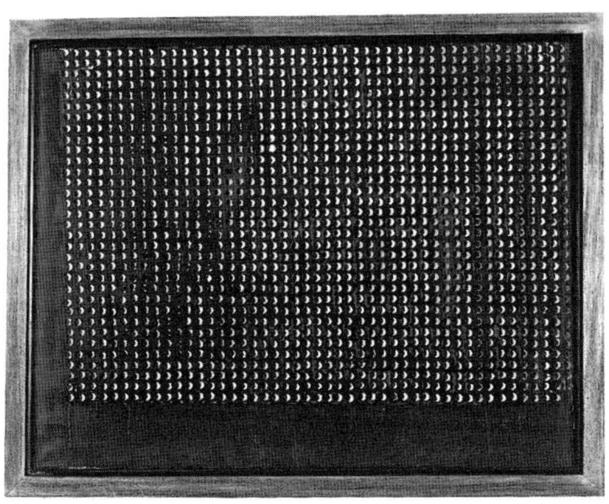

Otto Piene, Lichtraster, 1957

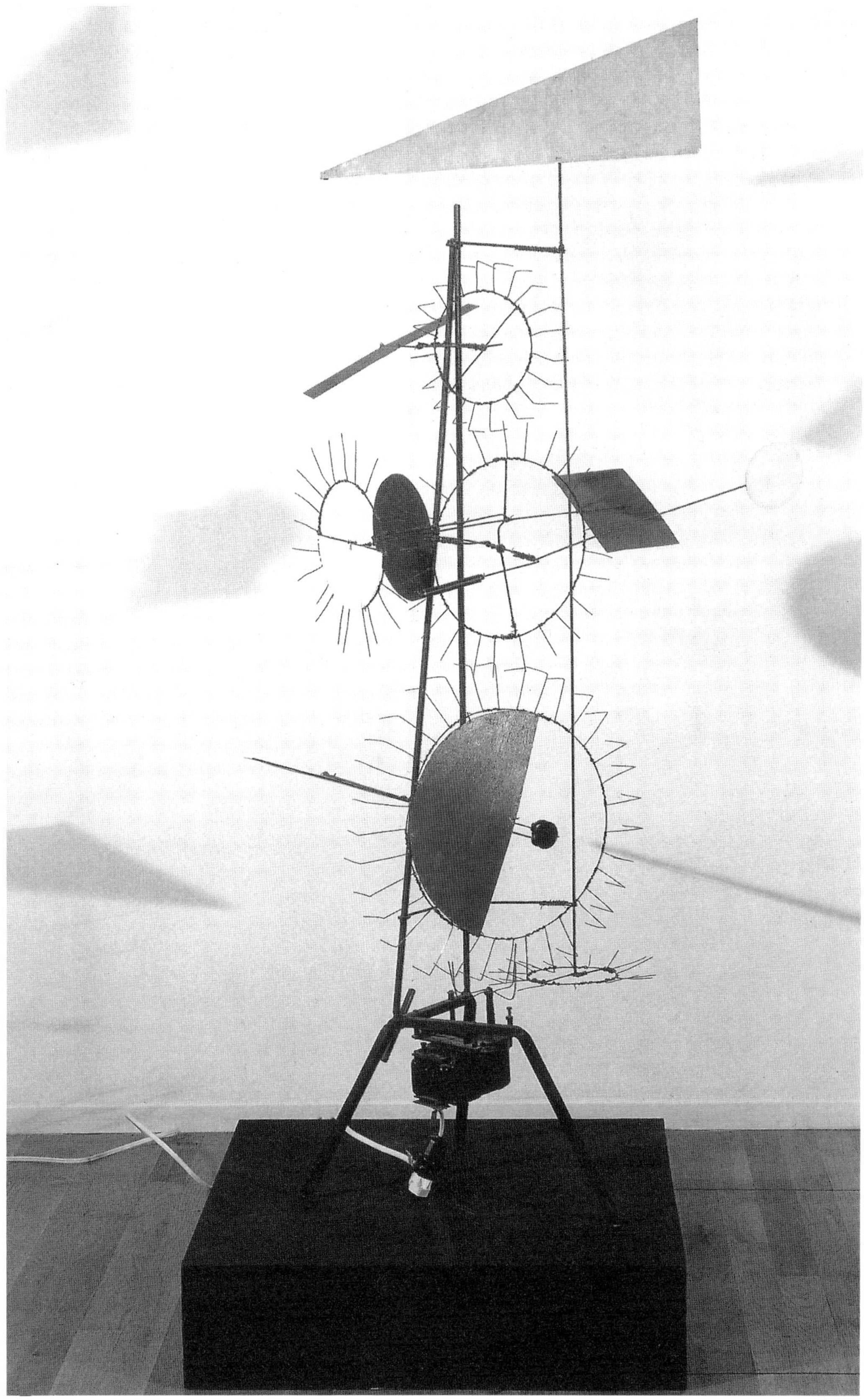

Jean Tingeluey, Méta Mecanique, 1955

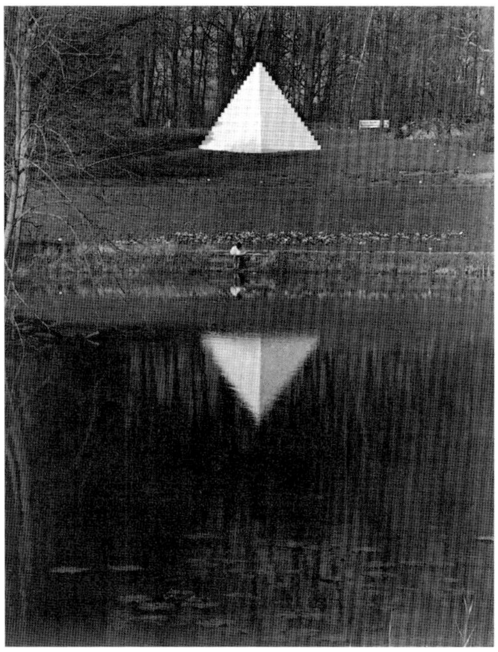

Sol Le Witt, White Pyramid, 1987

Amerikanische Kunst seit 1945

Entdeckte man in der traditionellen europäischen Kunst hierarchischen Aufbau und formale Bildkompositionen, so wollte man diese Elemente als ersten Schritt zur Selbstbefreiung zerstören. Das „informell", die „handschriftliche" Formulierung ohne klaren Formaufbau wurde zum spezifischen amerikanischen Element. Action-painting, die Tropf- oder Dripping-Bilder von Jackson Pollock zum ersten Zeichen der Veränderung, der Selbständigkeit. Mark Tobeys kalligraphische Impulse waren ein weiterer Schritt.

Frank Stellas schwarze Bilder und Ellsworth Kellys Primärfarben stehen für „color field" und „hard edge". Ebenso wie Pollocks Werk sind sie der „reinen" Malerei zuzurechnen. Die Bilder bestehen nur aus Farbe ohne jegliche Hilfsformen. Damit entsprechen sie auch den Gedanken zu Anfang des Jahrhunderts. Die Kunst nicht als Abbild oder als Illustration des Alltags, sondern die Kunst als Zweck an und für sich. Das Bild oder die Skulptur sind der eigentliche Inhalt und Gegenstand.

Die Pop-Art ist ohne den Dadaismus nicht denkbar. Marcel Duchamp in New York und Kurt Schwitters in London sind ihre Väter, Robert Rauschenberg und Jasper Johns ihre ersten Vertreter. In ihren Werken sind die Begegnungen mit neodadaistischen Tendenzen ablesbar. Rauschenbergs „Odalisque" 1955–58 ist eine schelmische Material-Assemblage, Johns gemalte Ready-Mades der amerikanischen Flagge von banaler Ironie, aber durchaus dadaistisch gedacht. (Timm Ulrichs sagt später einmal von sich: Ich bin ein Kunstwerk.)

1960 findet die erste Pop-Art-Ausstellung in der Martha Jackson Gallery unter dem Titel „new media – new form" statt. Es ist eine Kunst der Antithesen. Nüchternheit und Humor, Ästhetik und werbegraphische Eleganz, Reales und Surreales werden nebeneinander dargestellt. Ihre Gegenstände entstammen der Welt der automatisierten Supermärkte, der Discountläden und Drugstores. Comicstrips werden zur Vorlage, eine neue Zeichensprache bildet sich, die auf Straßenschildern, Flugzeugen, Containern wiederzufinden ist. Stars wie Elvis Presley und Marilyn Monroe sind ihre neuen Heiligen.

Die Concept-Art ist nicht nur in den USA zu Hause. Hanne Darboven aus Deutschland und Jan Dibbets aus den Niederlanden gehören zu ihren ersten Vertretern. Die künstlerische Idee und ihre konsequente, in sich stimmige Umsetzung und Realisierung sind der eigentliche künstlerische Vorgang. Hanne Darbovens endlose Zahlenreihen, dargeboten wie ein Tagebuch oder auch eine Dokumentensammlung, erläutern die Vorgehensweise am besten. Bei Franz Erhard Walther, einem Pendler zwischen den Kontinenten, gehört das Auspacken von textilen Objekten, ihre Anordnung und ihre Benutzung in unterschiedlichen Räumen mit zum Rezeptionskonzept.

Skulpturen aus dem Umfeld der Concept-Art werden häufig der Minimal-Art zugerechnet. Mit geringem Aufwand werden einfache Objekte realisiert. Die aus Bausteinen zusammengesetzte Linie von Carl Andre ist ein Rückgrat (Porenbetonsteine, 1984, Basel). Aus Bausteinen zusammengesetzte Würfel und Pyramiden sind Gegenstände bei Sol LeWitt.

Ob Pop- oder Concept-, ob Minimal- oder Body-Art, die Idee hat Vorrang vor allem anderen. Die Ausführung erfolgt dann quer durch alle Medien und Gattungen: Text, Bild, Objekt, Außenprojekt, Aufführung, Aktion, Foto, Film und Video.

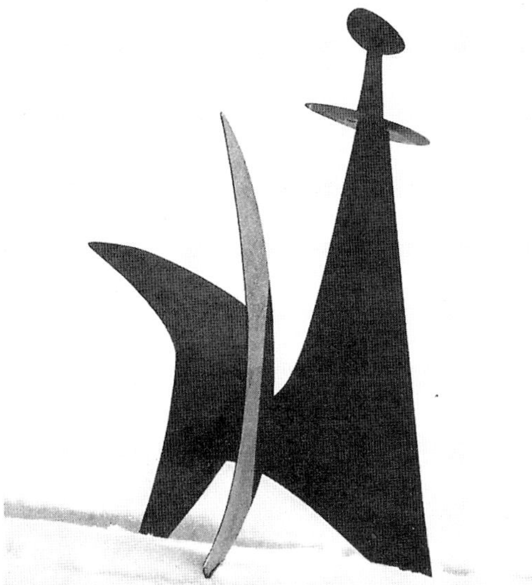

Alexander Calder, Doppelter Pilz, Stabile, 1957

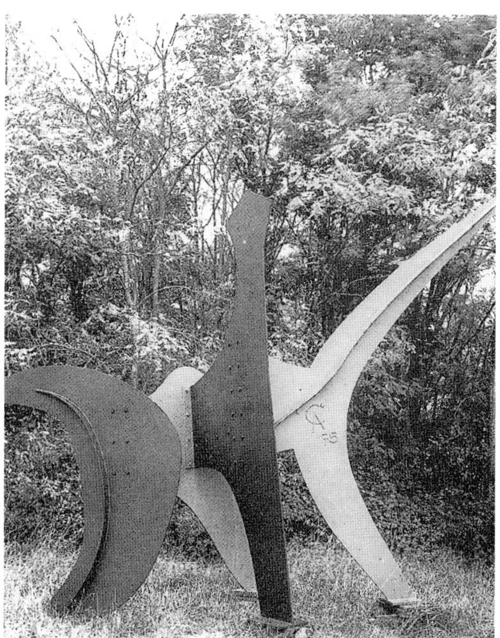

Alexander Calder, The Red Feather, 1975

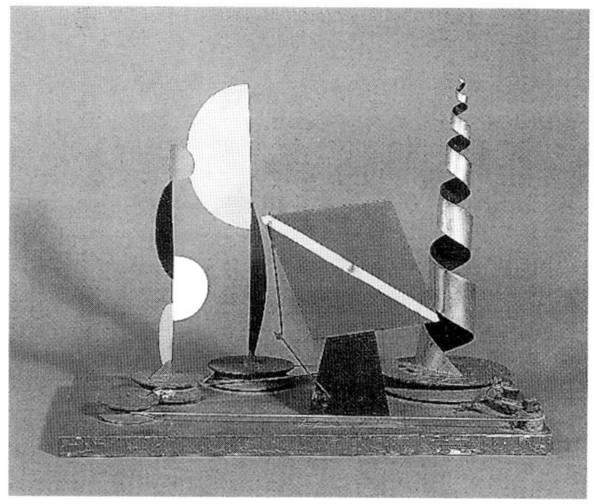

Alexander Calder, Model for 1939 New York World's Fair, 1938

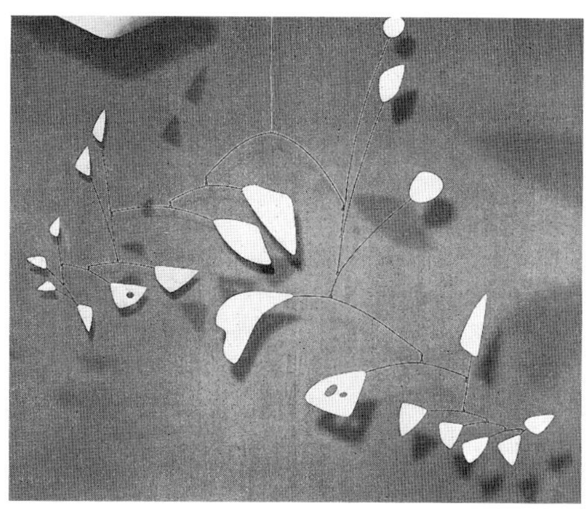

Alexander Calder, 21 weiße Blätter, Mobile, 1954

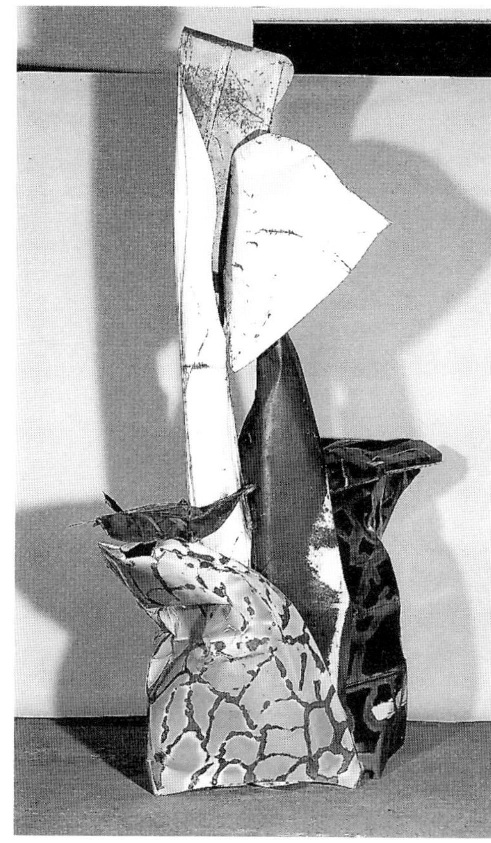

John Chamberlain, Crossed Socks, 1982

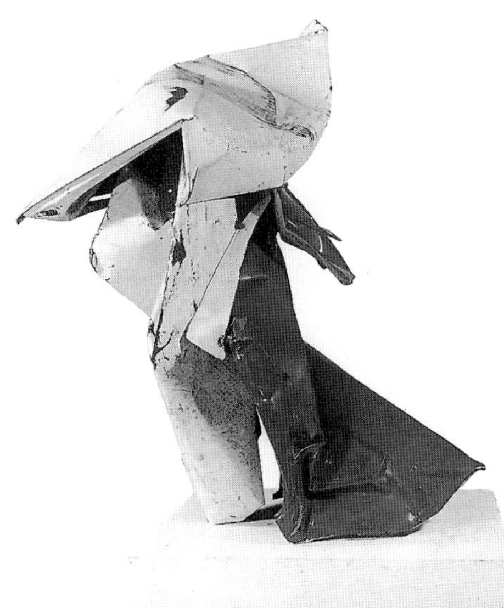

John Chamberlain, White Shadow, 1964

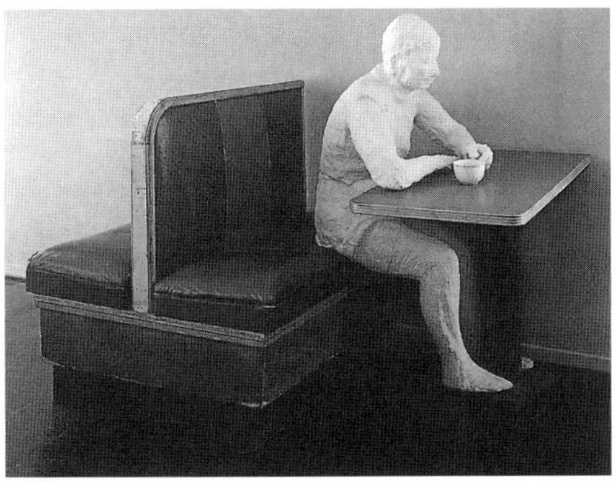

George Segal, Woman in a Restaurant Booth, 1961

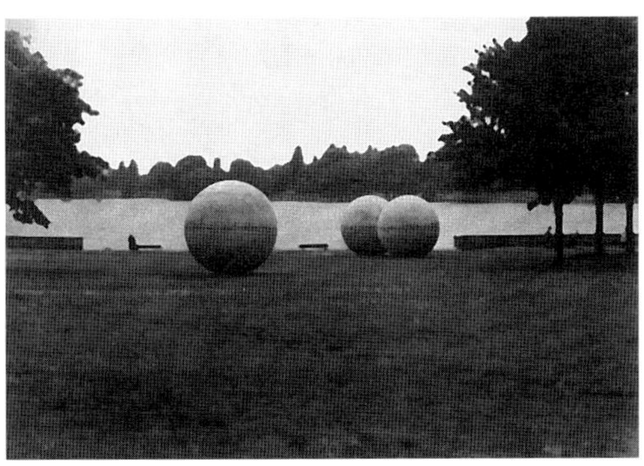

Claes Oldenburg, Giant Pool Balls, 1977

Tendenzen und Ikonen – Skulpturen in der amerikanischen Kunst seit 1945

Alexander Calder und Louise Nevelson, beide durch europäische Traditionen geprägt, verhalfen der amerikanischen Kunst zur Weltgeltung. Beider Werk ist nicht nur exemplarisch, sondern eigenständig, in ihrer Konsequenz außergewöhnlich. Calders Mobiles und Stabiles bevölkern Plätze und Parks. Ihre markanten Farben und Formen, ihre der technisch-konstruktiven Welt entlehnten Materialstrukturen können Symbol für die endlose Bewegung und nicht endende Veränderung unserer Zeit sein, ob sie sich nun bewegen oder in ihrer Bewegung erstarrt erscheinen.

Ist Stahl das Material Calders, so ist es Holz für Louise Nevelson. Ihre dunklen, rhythmisch gegliederten Votivbilder sind Zeichen, Runen, Erinnerungsstücke zugleich. Geordnet, arrangiert in strenge Rhythmen gepackt, vermitteln sie religiöse Assoziationen und, trotz der Vielfalt im Detail, Gleichmaß. An der Schnittstelle zwischen Tafelbild, Relief und Skulptur angesiedelt, wird das Spektrum der Skulptur erweitert, im Material wie in den Ausdrucksmöglichkeiten.

Nevelson und Calder sind dann die Vorbilder, die im Werk der jungen amerikanischen Kunst die Antipoden darstellen. So wie sie wollen die jungen Künstler aber gerade nicht gestalten. Auf dem Weg zu neuen Inhalten und Formen werden dann auch mit neuen Werkstoffen neue Gestaltungsmöglichkeiten gesucht.

David Smith, der erstmals in den USA aus Stahlteilen verschweißte abstrakte Gebilde herstellte, darf als Vorbild für Chamberlains Automobilarbeiten gelten.

Nach ersten Objekten mit zerstörten Motoren beschäftigte sich John Chamberlain mit Autoteilen, zerquetschten Blechen, die ihn weltberühmt machten. Sie sind zugleich Ikonen des automobilen Zeitalters.

Nicht nur die Technik wird zum Symbol, sondern auch ihre Vergänglichkeit, ihre Zerstörung. Nicht das Beherrschen der Technik, sondern das Beherrschte, Verfremdete, Fragmentarische wird zum Sinnbild. Der „Unfall" als Ready-Made.

Von Happenings inspiriert stellt George Segal Gipsfiguren in ein Environment alltäglicher Situationen. Die weißen, realistisch modellierten Menschen stehen, gehen, sitzen in realen Räumen. Trotz ihrer Anlehnung an die Realität erscheinen sie leblos, standardisiert. Die Abbildung der Wirklichkeit, Element der Pop-Art, verbindet Segal mit den typisierten Menschen. Sie tragen zwar individuelle Züge, sind aber erstarrt, leblos. Ihre Ruhe, die als „ihre Sprachlosigkeit und Vereinsamung" gedeutet werden kann, beeindruckt. Die Parallelen zum Werk Hoppers sind unübersehbar.

Claes Oldenburg wendet sich nach ersten Anfängen mit satirischen Zeichnungen und einer Folge von Happenings verfremdeten Gegenständen zu. Neben der Darstellung von Kuchen, Sandwichs, Fleisch und Toast stellt Oldenburg Hemden, Schuhe und alltägliche Dinge her, bei denen glasierter Gips das Material ist. Nach den „soft sculptures", Skulpturen mit weichen, elastischen Materialien wie beispielsweise dem „Soft Washstand" (Waschbecken, 1965) oder dem „Giant Soft Swedish Light Switch" (Lichtschalter, 1966) wendet er sich festeren Materialien zu. Den „Giant Pool Balls" (1977) in Münster aus Beton folgen die riesenhaften „Balancing Tools" (1984) in Weil aus Stahl. In der Persiflierung der Konsumgesellschaft blieb sich Claes Oldenburg als

Vertreter der Pop-Art über die Jahre treu. Werden die karikaturhaften Züge durch die Materialverbindungen in den früheren Arbeiten betont, so ist es in den späteren Jahren die ins Groteske gesteigerte Proportion seiner Werke, die das karikaturhaft Übersteigerte hervorruft.

Mit seinen Arbeiten aus vorgefertigten, einfachen geometrischen Einzelteilen zählt Donald Judd zu den wichtigsten Vertretern der Minimal-Art. Seine Objekte sind in der Regel meist mit „untitled" bezeichnet. Jede Art von Anknüpfung oder Assoziation wird damit unterbunden. Die reine Kunst, die sich selbst erklärende Skulptur, sind Gedanken, die sich im 20. Jahrhundert wiederholen.

Neben Aluminium und Stahl verwendet er seit 1980 auch Beton. Herausragen hier seine drei Betonkuben in der kargen Landschaft von Texas, die durch die Art und den Ort ihrer Aufstellung zugleich der Concept-Art zugerechnet werden können. Wie bei einigen anderen Arbeiten, beispielsweise Jean Dubuffets Emailgarten in Otterlo von 1974 oder Alberto Burris gigantisches Labyrinth auf Sizilien, „Il Cretto", 1986 begonnen, verwischen die Grenzen zur Land-Art. Ihre In-Besitznahme von Fläche und Raum sprengt bisherige Bild- und Objektformate. Der Dialog mit der Landschaft führt nicht zu einem neuen Objekt, sondern zu einer neuen Umgebung. Ähnlich wie Richard Serra mit „shift" (1970/72) in Kanada Zusammenhänge neu gestaltet, wird Kunst hier zur neuen Landschaft.

Dan Flavins Experimente mit Leuchtstoffröhren sind eng an das Material, an die Ausdruckskraft des gleichförmigen Lichts gebunden. Sein minimalistisches Konzept, Teile zu arrangieren, ist geometrisch inspiriert. Die reduzierte Sprache des kalten Lichts ist ästhetisch gewollt, erhält somit besondere Bedeutung. Die Röhren sind Selbstzweck. Ihre Sprache weist nicht auf verborgene Inhalte. Ihr kühles Ambiente, die Kargheit ihrer Sprache beeindruckt – gerade weil es mit Licht zu tun hat, dem faszinierendsten Element in der modernen Stadtlandschaft, zugleich aber auch dem immateriellsten.

Sol LeWitt ist sicher einer der wichtigsten Anreger der Concept-Art. Theorie und Praxis ergänzen sich bei ihm. Ob der Kubus aus getünchten Zementsteinen, der 1984 im Rahmen der Baseler Ausstellung zur Skulptur des 20. Jahrhunderts entstanden ist, oder die Pyramide aus Porenbetonelementen im Botanischen Garten von Münster (1987), beide zeigen seine Arbeitsweise. Sie besteht in der Reduktion der künstlerischen Phantasie und Erfindungsgabe auf das Durchspielen geometrischer Varianten. Der Modular Cube von 1965 besteht aus einer Addition kubischer Metallelemente, die einen transparenten Würfel bilden. Hier wie dort sind es geometrische Grundformen, die auf ein Einzelraster zurückgeführt werden. Ist es beim Kubus von 1965 der filigrane, nur durch die Kanten umschriebene Würfel, so übernehmen beim Baseler Kubus die Zementsteine die Funktion des Einzelelements, das addiert wird.

Das Spektrum der amerikanischen Plastik zeichnet sich durch Materialvielfalt aus. Im Grunde ist nicht das Material das Thema, sondern der künstlerische Gestaltungswillen. Nicht Werkstoffwahrheit wird gesucht, sondern Ideen. Die Stoffe sind Vehikel, mit denen man Ideen transportiert. Da nimmt es nicht wunder, daß die klassischen Werkstoffe wie Marmor und Bronze fast verschwunden sind. Das, was Boccioni in seinem futuristischen Manifest forderte: Glas, Zement usw. bei der Gestaltung zu berücksichtigen, ist in den Werken der amerikanischen Künstler zur Wirklichkeit geworden.

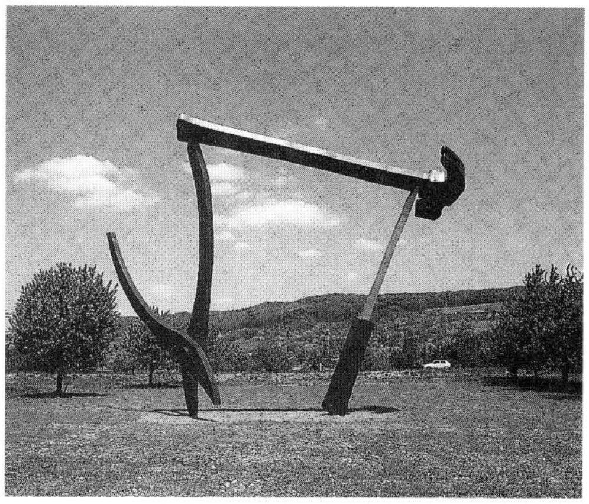

Claes Oldenburg, Balancing Tools, 1984

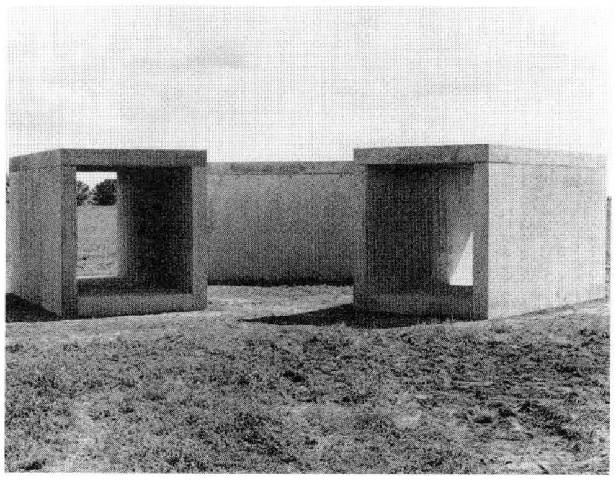

Donald Judd, Untitled, 1980

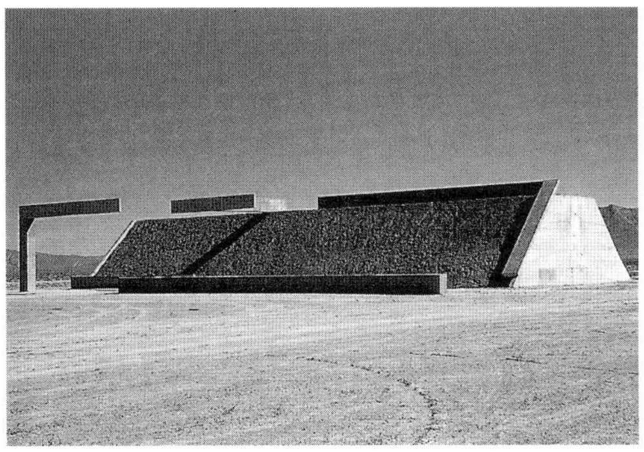

Michael Heizer, Complex One/City, 1972–76

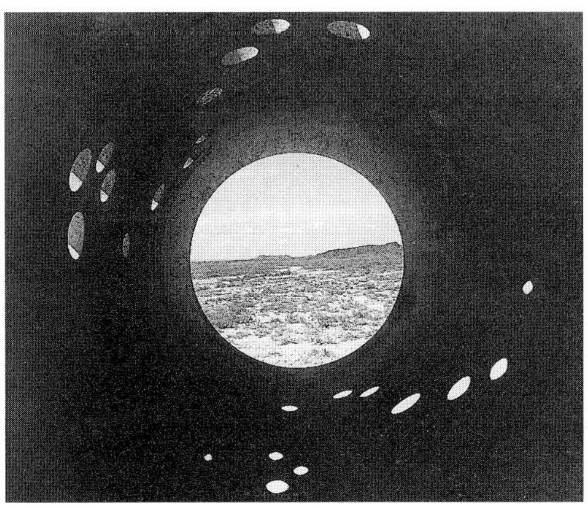

Nancy Holt, SunTunnels, 1973–76

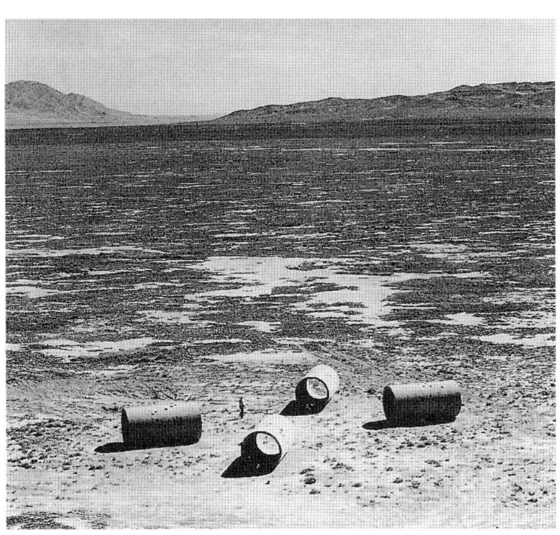

Nancy Holt, SunTunnels, 1973–76

Land-Art, Earthworks und Verpackungen

Michael Heizer, Kalifornier aus Berkeley, fand auf der Suche nach neuen Ausdrucksmöglichkeiten in den Wüsten den „unverdorbenen, friedvollen" Raum, „den Künstler schon immer in ihrer Arbeit ausdrücken wollten". In Walter DeMaria, Robert Smithson, Nancy Holt und Carl Andre fand er die Weggefährten. Ab Mitte der sechziger Jahre entstanden so Landscape works, Earthworks oder Land-Art als originäre amerikanische Kunstrichtungen.

Bei einem der ersten Werke von Walter DeMaria assistierte Heizer: Zwei parallele Linien aus Kalk führten eine Meile lang durch die Mojave-Wüste in Kalifornien. Wie auch bei anderen Werken der Land-Art zeigt dieses Werk die radikale Veränderung im Gegenstand, im Ort und in der Vermittlung des Objektes. Nicht mehr Galerie und Museum sind Ort der Rezeption von Kunst, sondern die Landschaft, die freie Natur. Dabei wird die Landschaft auf eine Weise verändert, daß zur Erfahrung des Gegenstandes auch die Zeit im Raum gehört. Objekte der Land-Art müssen ergangen werden, haben verschiedene Ansichtsseiten, sind vielfältiger Dialog. Dialog auch mit den Himmelsrichtungen und dem Sonnenstand.

Zudem sind sie mit dem Ort verbundene Unikate, nicht transportfähig oder übertragbar, dem Ort verhaftet, den sie verändern. Ähnlich wie bei der Anlage von Landschaftsgärten wird in die Natur eingegriffen. In der englischen Landschaftskunst werden Hügel aufgeschüttet und Wasserflächen künstlich geschaffen, mit Bäumen werden Achsen markiert und waldähnliche Baumgruppen angelegt. Die Landschaft wird zu einem Erlebnispark umgeformt, modelliert durch Menschenhand. Zusammen mit den Gebäuden wird ein Gesamtkunstwerk geschaffen, das über den eigentlichen Ort hinausweist. Es ist Symbol für den Garten Eden oder schlicht für den Menschen, der sich die Erde untertan macht.

Heizers „Complex One/ City", 1972–1976 aus Beton, Granit und Erde geformt, erinnert an ägyptische Stufenpyramiden und indianische Heiligtümer. Das Objekt verändert die Landschaft, gibt ihr einen anderen Akzent.

Die Cadillac-Ranch der Gruppe Ant Farm von 1974 – zehn in Amarillo, Texas, in den Boden eingerammte Autos am Rande der Route 66 - sind ein eindeutiger Eingriff in die Landschaft. Ihr symbolischer Wert ist vielfältig. Die kontrastreiche Provokation zwingt zum Nachdenken. Über den Sinn der Geschwindigkeit, aber auch über die Vergänglichkeit von Menschenhand geschaffener Werte. Neben der Vergänglichkeit ist es auch die absurde Situation, die zum Nachdenken auffordert. Autos, die keine fahrbaren Untersätze mehr sind, werden als Mahnmale an den Straßenrand gestellt. Im Grunde genommen sind sie nur noch nutzloser, vor sich hinrostender Schrott.

HA Schult hatte im Oktober 1996 mit einer Ansammlung von 70 weiß gestrichenen Autos in Düsseldorf eine ähnliche Provokation im Sinn. Stau wollte er darstellen. Aber es wurde eine Aufforderung zum Vandalismus, die Fensterscheiben zerstört, die weißen Autos mit Farbe verschmiert.

Der Dialog, der mit den 1973–1976 entstandenen Suntunnels von Nancy Holt in Utah geführt werden kann, hat mehrere Aspekte. Zum einen den rein formalen. Die Komposition der vier einzelnen Röhren, ihr Zueinander, ihr Miteinander. Dann die Variationen, die sich in den Betonröhren dadurch ergeben, daß sie durchlöchert sind und so in ihrem Innern verschiedene Licht- und Schattenreflexe zulassen. Schließlich die Möglichkeit, durch die Röhren hindurch zu schauen, ausschnittsweise durch die

Löcher, durch ein Rohr oder durch zwei hindurchzusehen. Ähnlich wie ein Landschaftsgarten regen die Röhren an, sie zu begehen, sie zu umrunden, sie zu benutzen. Concept-Art und Land-Art gehen hier eine innige Verbindung ein.

Richard Serra, sonst mehr den mobilen rostigen Metallskulpturen verschrieben, hat auf seinem eigenen Anwesen in Ontario 1970 – 1972 eine Gruppe aus sechs rechtwinkligen Betonelementen angeordnet. Ihre exakte Geometrie steht im Kontrast zum organisch geformten Hügel, auf dem sie stehen. Neben dem Kontrast von Form und Oberfläche ist die Anordnung der sechs Elemente zur Gruppe ein zusätzlicher Aspekt. Er macht erforderlich, daß zur Erfassung der Gruppe die Einzelteile betrachtet, begangen werden müssen, erst dann erfaßt man ihre Gesamtheit.

Christo, Verpackungs- und Aktionskünstler aus den USA, hat dort mit zwei Aktionen auf sich aufmerksam gemacht. „Running fence", der von 1972 – 1976 in Sonoma und Marin-County in Kalifornien über 40 Kilometer über Wiesen und Felder bis hin zum Pazifik lief, ist wohl sein bekanntestes Werk. Sein anderes Projekt, „Surrounded Islands" von 1973 war nicht minder beeindruckend. Mit einem schwimmenden, rosaroten Polypropylengewebe von 60 Meter Breite umgab er 14 Inseln in der Biscayne Bay bei Miami/ Florida. (Bestandteil seiner Absprache mit den Behörden war, daß seine Mitarbeiter die Inseln von allem Unrat befreiten.)

Bei beiden Projekten haben Christo und Jeanne-Claude nicht nur logistische Meisterleistungen vollbracht, sondern auch zusammen mit Privatleuten und Behörden rechtliche, verwaltungsmäßige Pioniertaten vollbracht. 18 öffentliche Anhörungen mußten absolviert werden, bevor der Running fence über 59 Farmen laufen konnte. Raum und Zeit, seit Lessings Laokoon normative Kriterien für die Kunstbetrachtung, sind Elemente dieser Installationen auf Zeit im Raum.

Zwei Wochen dauerte die Ummantelung der Inseln in der Bay bei Miami, zwei Wochen auch die Verhüllung des Berliner Reichstags vom 25.6. bis 7.7.1995. Fast 25 Jahre Vorarbeit waren erforderlich, um die Verpackung durchzuführen. Die Daten sind faszinierend. 100.000 Quadratmeter Polypropylengewebe, beschichtet mit vier Kilogramm Aluminium, wurden zu Bahnen von 520.000 Metern Nahtlänge geschneidert und mit blauen Seilen von 15.600 Metern Länge verschnürt. Und, was nicht unwichtig ist, von Christo und Jeanne-Claude aus eigener Tasche bezahlt.

Ähnlich faszinierend war die Wirkung des verpackten Objekts. Sie hat nicht nur Millionen von Besuchern nach Berlin gebracht, sondern auch den Deutschen ein neues Image beschert. Am Ort der ehemaligen Mauer haben Jeanne-Claude und Christo den Reichstag als Symbol deutscher Demokratie verändert, eingehüllt, verpackt. Der Vorgang ist reich an Assoziationen. Der Ort an der Grenze, erst ein Ort der Konfrontation, nun ein Ort der Begegnung, der Ort an der Grenze zwischen Ost- und West-Berlin, nun Symbol der Einheit. Wrapped, eingepackt als Geschenk, eingehüllt als Kokon, der eine Mutation durchmacht, sich verändert. Inkarnation, Reinkarnation, Seelenwanderung – die Assoziationen sind vielfältig.

Bei allen Objekten der Land- und Verpackungskunst läßt sich der Bruch mit den herkömmlichen Kunstrichtungen exemplarisch belegen. Sie verlassen den angestammten Ort und suchen sich neue Orte und Anwendungsgebiete. Es gibt keine Gegenstände mehr, die man getrost nach Hause tragen kann, sondern in vielen Fällen sogar nur noch Installationen auf Zeit, nur über Medien wiederholbar, über Foto, Text, Video zu vermitteln. Ihre Betrachtung bleibt manchmal nur ein einmaliger Akt, ihr Gegenstand ein vergängliches Werk, nur Schall und Rauch.

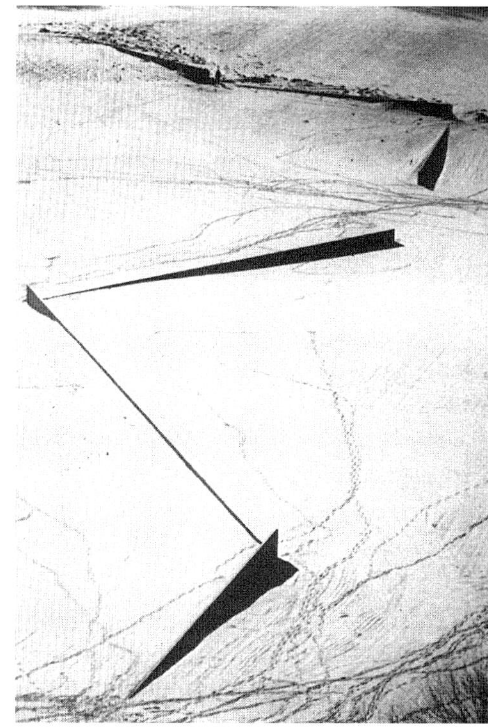

Richard Serra, Shift, 1970 – 72

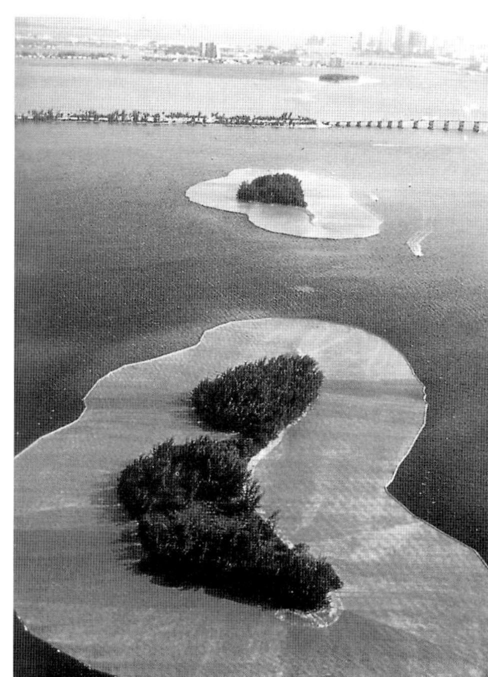

Christo, Surrounded Islands, 1983

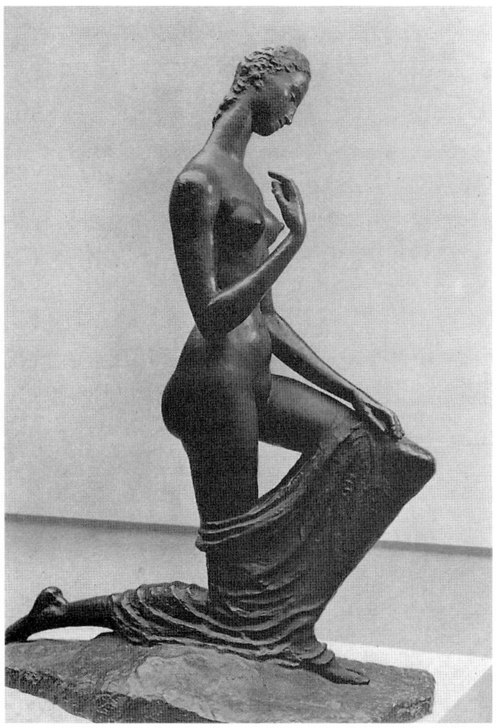

Wilhelm Lehmbruck, Kniende, 1911

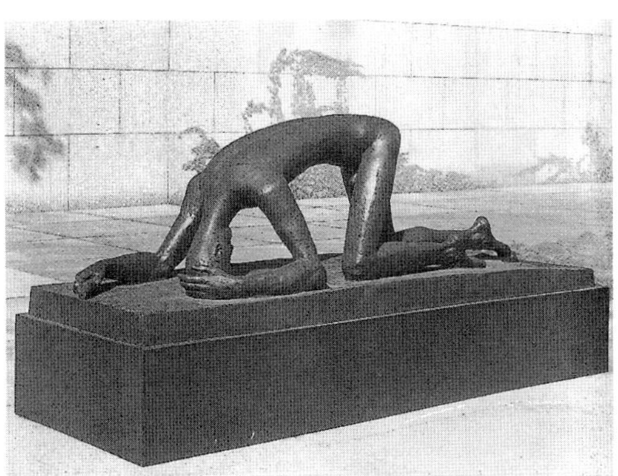

Wilhelm Lehmbruck, Der Gestürzte, 1916

Das Spektrum der Skulptur in der Bundesrepublik nach 1945

Das Auffallende in der Kunst ist die Tradition der Stile nach 1945. Ob im Spektrum oder bei Einzelkünstlern, überall läßt sich das Kontinuum feststellen. Es gibt wenige Künstler, die von den Folgen des Zweiten Weltkriegs berührt, ihren Stil ändern. Aber ebenso gibt es tragische Schicksale, die durch den Ortswechsel oder durch den Verlust des geistigen Umfeldes bedingt, einen Bruch in ihrem künstlerischen Werk hinnehmen mußten. Wilhelm Lehmbruck, ein Frühvollendeter, nahm sich nach dem ersten Weltkrieg das Leben (1881–1919). Seine „Kniende" von 1911 befand sich bereits in der berühmten Armory Show von New York, die eine Fülle europäischer Künstler von Rang präsentierte. Seine Figuren halten Bewegungen fest (neben Kniender und Gestürztem, 1916, der emporsteigende Jüngling, 1913–1914). Die Figuren zeichnen das Körperliche nach, aber nicht im naturalistischen Sinne, sondern im eher abstrahierenden. Die besondere Geste wird zum Gegenstand der Darstellung. Neben Bronze verarbeitet Lehmbruck Materialien wie Steinguß, neben Kunststein ein häufiger verwendeter Begriff für zementgebundene, betonähnliche Verbindungen. (Wie hoch seine Wertschätzung heute noch ist, zeigt die Versteigerung eines in jüngster Zeit wiederentdeckten Steingusses aus den letzten Schaffensjahren, der für über 300.000 DM weiterverkauft wurde.)

Hans Arp (1887–1966) bleibt bei seinem Stil. Die Pagodenfrucht von 1934 und die Skulptur eines Buchstabens von 1961 sprechen die gleiche, abstrakte Sprache. Piet Mondrian setzt die Serie seiner konstruktivistischen Bilder nach der Emigration auch in New York fort. Gerhard Marcks (1889-1981), ein Bauhausmeister, entwickelt seine Kunst weiter, wie er sie begonnen hatte. „Der gefesselte Prometheus II" von 1948 lehnte sich an Lehmbrucks „Der Gestürzte" an.

Die Anstöße zu neuen Gegenständen und Formen lassen sich nur mühsam entdecken. Wols Psychogramme sind die eindeutigste Reaktion auf die Schreckenssignale. Seine Bilder erscheinen wie Hilferufe einer betroffenen Seele. Auch im Werk von Alberto Burri lassen sich solche Spuren entdecken. Seine Collagen aus Sackleinwänden und verbrannten Teilen sind bescheidene Hilfsmittel, Armut und Zerstörung darzustellen.

In diesem Spannungsfeld von Tradition und grundlegender Veränderung bewegt sich die Kunst in der Bundesrepublik nach 1945. Das interessanteste Element ist dabei die Wechselwirkung, die zwischen den Kontinenten entstanden ist. Bedingt durch die Medien, die Vielfältigkeit in der Informationsübermittlung und Darstellung unterschiedlicher Kunstlandschaften, wird jede Veränderung hier wie dort sofort registriert. Durch Galerien, Museen und Kunstmessen hat sich Kunst weltweit verbreitet. Es wird für den einzelnen Künstler schwerer, seine Individualität zu entwickeln, ebenso wird es schwieriger, Revolutionen oder wirklich Neues zu schaffen. Die globale Entwicklung ist aber gleichzeitig der Hintergrund für kleinräumige, kleinteilige Veränderungen, quasi einer regionalen Kunst der kleinen Schritte.

Ähnlich wie in anderen Ländern bietet sich dem Künstler heute das Spektrum aller Materialien an. Hier liegt sicher die eindeutigste Tradition der modernen Kunst. Metalle, Edelstahl und Aluminiumguß, Drähte und Platten, Natur- und Kunststeine, Zementguß und Porenbeton, Betonrohre und Acrylglas – die Kunst läßt sich nicht mehr an einem Material festmachen.

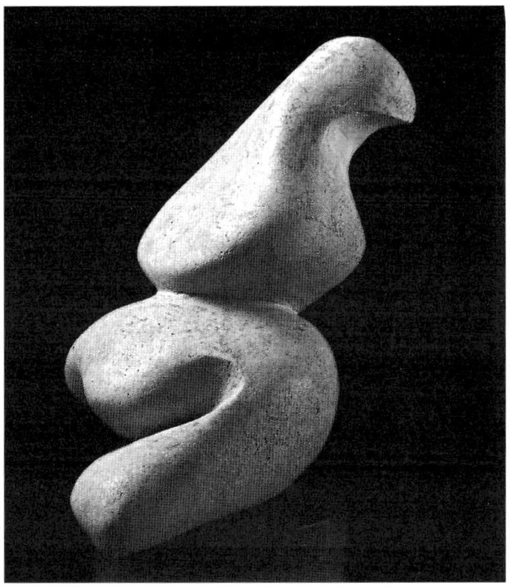

Hans (Jean) Arp, Pagodenfrucht, 1934

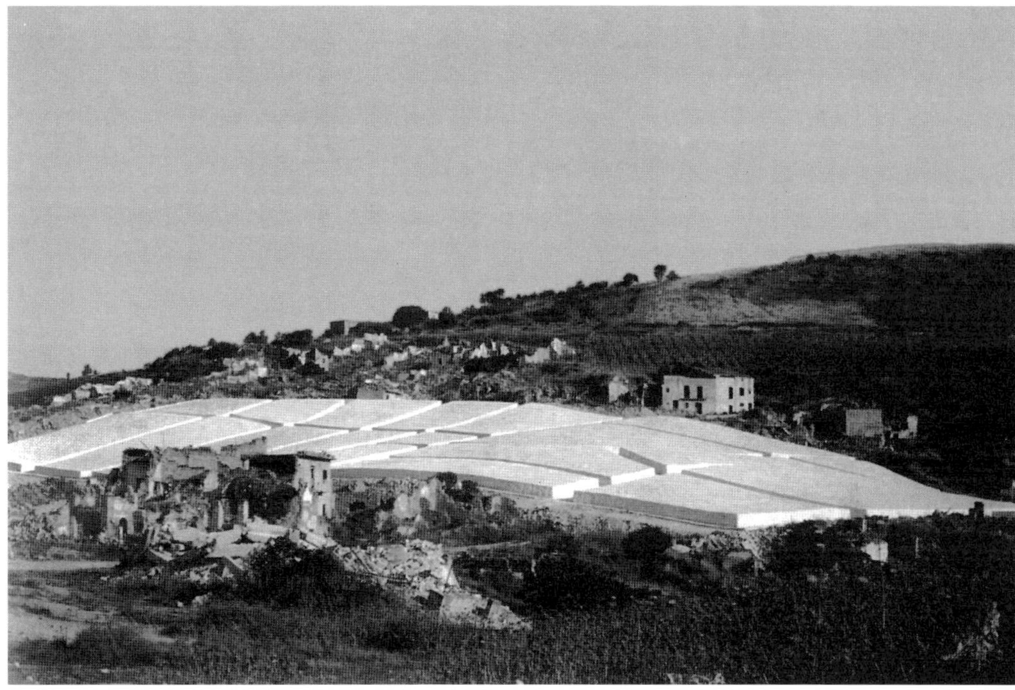

Alberto Burri, Il Cretto, 1986

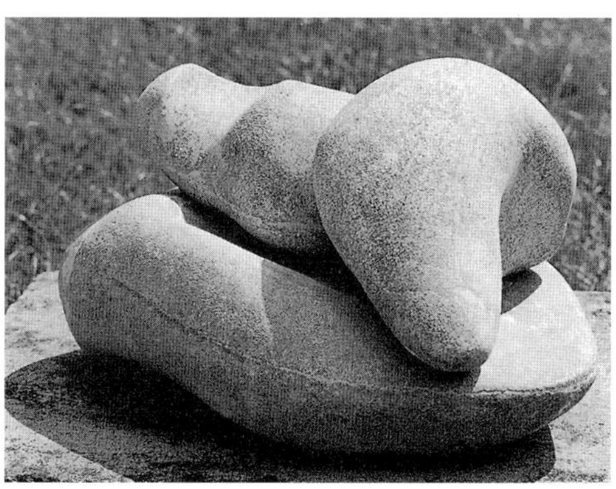

Hans (Jean) Arp, Pagodenfrucht, 1934

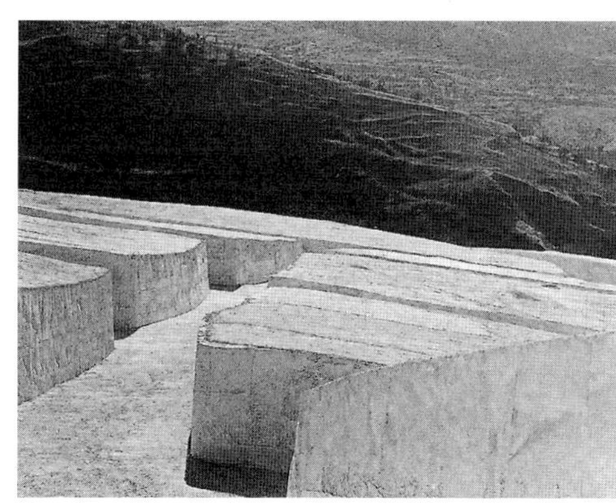

Alberto Burri, Il Cretto, 1986

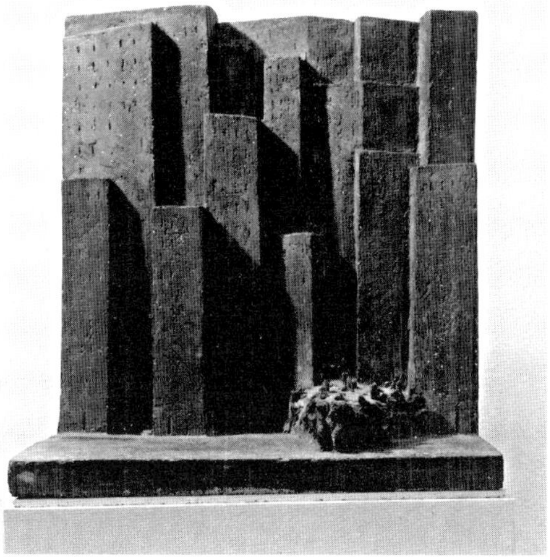

Alfred Lörcher, Streik, 1950–52

Hans Uhlmann (1900–1975) beschäftigte sich mit Metallskulpturen, die er aus einfachen geometrischen Formen zusammenstellte und denen er eine glatte Oberfläche gab. Bernhard Heiliger verwendet für seine Porträts von 1954 vorzugsweise Zementguß. Bei späteren abstrakt-surrealen Bronzeskulpturen stehen rauh gelassene Oberflächen neben glatten. Alle Flächen erhalten zusätzliche Wölbungen und werden von Linien durchzogen.

Alfred Lörcher entwickelt Figuren, die im Sinne einer Abstraktion mehr und mehr in einem Hintergrund versinken. Das Umfeld der Figuren wurde im Laufe der Zeit größer, übermächtiger. Beim „Streik" 1950–1952, einer Arbeit aus Zementguß, verschwinden die Figuren fast vor den Türmen einer angedeuteten Stadt. Ernst Hermanns beschäftigt sich mit abstrakten Figuren, Figurengruppen und stelenähnlichen Kompositionen. Neben Kunststein verwendet er dabei Naturstein und Metalle, außerdem Porenbeton (Großplastik, 1960). Norbert Krickes Raumplastiken aus Stahldrähten erinnern an kinetische Objekte vom Anfang des Jahrhunderts. Die biegbaren dünnen Drähte verknotet, verbogen, geformt demonstrieren Bewegung (Raumplastik „Hornisse" 1955–56, „Große Kasseler" 1958–59, Stahl auf Betonsockel).

In den Arbeiten von Heinz Mack und Günter Uecker kommen weitere Aspekte der Nachkriegsplastik zur Geltung. Die Bildwelt Macks wird von wenigen, aber sehr wirkungsvollen Akzenten geprägt. Die Farbigkeit ist hell, fast transparent. Struktur erhält sie durch die metallischen Materialien, die er beispielsweise durch einen Rotor aktiviert. „Dynamische Struktur in Weiß" und „Die Vibration der Stille" sind zwei fast monochrome Arbeiten, die durch wenige Linien oder Schattenreflexe gegliedert sind.

Der Stelenwald, den Mack von 1962 bis 1984 ausgebaut hat, wiederholt die Farbigkeit, aber auch die Perfektion in den Oberflächen von Aluminium und Plexiglas, denen er häufig prismatische, lichtbrechende Wirkungen zukommen läßt. So erhalten seine einfachen glatten Arbeiten Lebendigkeit, Glanz. „Die informelle Struktur" von 1957 leitet bei Günter Uecker eine Vielzahl von Nagelbildern ein. Von der arhythmischen Struktur über Kreise bis hin zum ganz regelmäßigen Raster-Feld reicht das Spektrum. Das, was Mack über direkte Lichtreflexionen erreicht, das Aufbrechen der Zweidimensionalität in eine dritte Dimension, und was bei ihm in der Präzision der Ausführung den Hologrammen nahekommt, erreicht Uecker mit dem Auf und Ab der Nägeloberflächen. Was das Auge hier wahrnimmt, sind Schattenstrukturen, die aber auch die dritte Dimension in das eigentliche Tafelbild bringen. Was sich bei Mack nur andeutet, wird bei ihm allein schon durch das Material schließlich zu einem echten Relief.

Wie intensiv der Gedankenaustausch zwischen den Kontinenten ist, zeigt auch die Gruppierung „Tor und Doppelwinkel" von Friedrich Gräsel aus dem Jahre 1972, die auf dem Gelände der Ruhr-Universität Bochum steht. Rohrstücke aus Eternit und Beton, im Grunde genommen Ready-Mades aus der laufenden Produktion, werden im Winkel zusammengeführt und zu zeichenhaften Gebilden. Die Eingriffe, mit denen die Industrieprodukte verändert werden, sind im Vergleich gegenüber den Arbeiten der amerikanischen Kollegen Donald Judd und Sol LeWitt größer, die Komposition vielfältiger, trotzdem kann man auch dieses Werk zu dem Bereich Minimal-Art zählen. Was Friedrich Gräsel mit

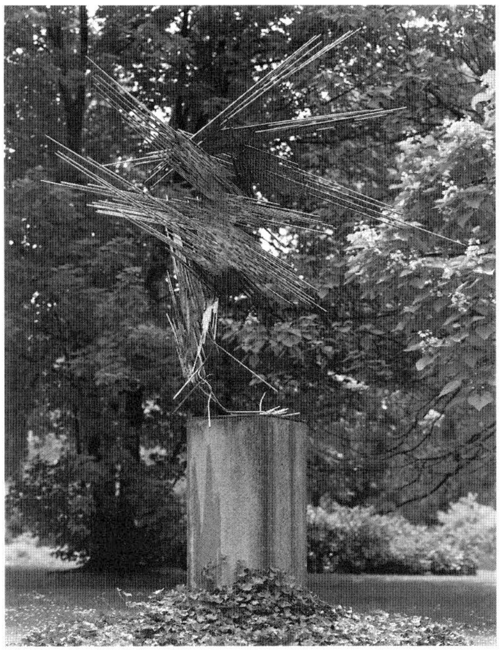

Norbert Kricke, Große Kasseler, 1958–59

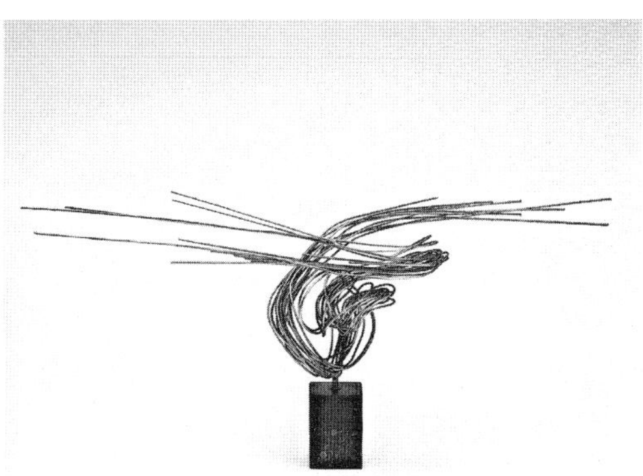

Norbert Kricke, Hornisse, 1955–56

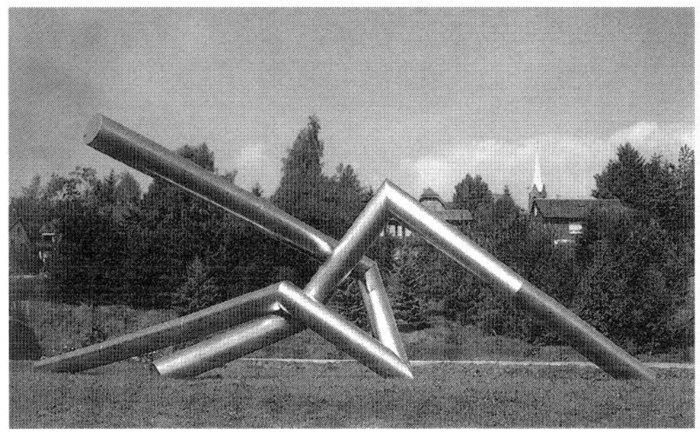

Erich Hauser, 34/71, 1971

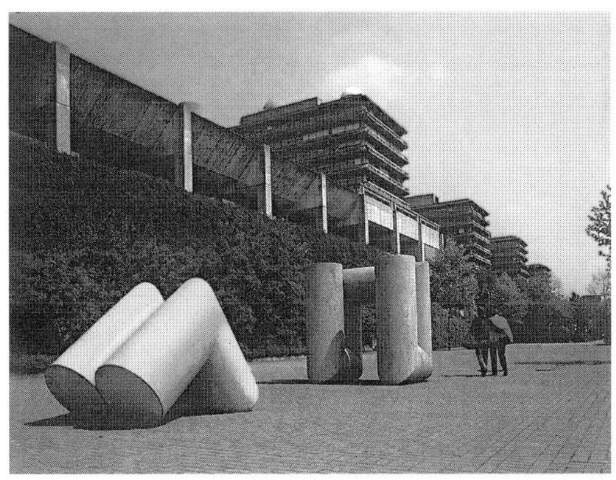

Friedrich Gräsel, Tor und Doppelwinkel, 1972

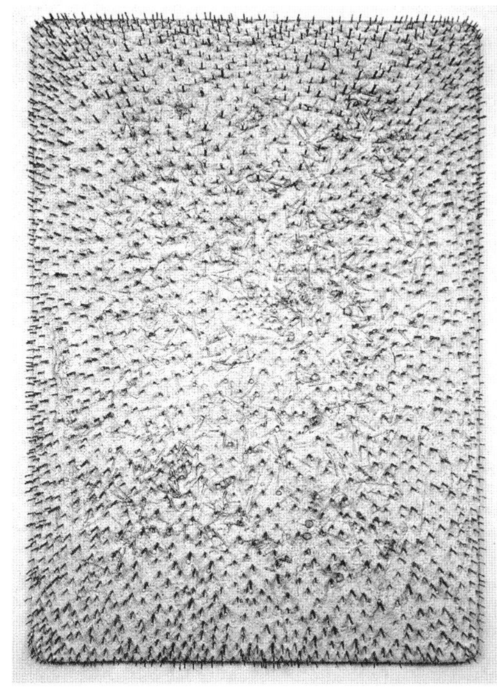

Günter Uecker, Informelle Struktur, 1957

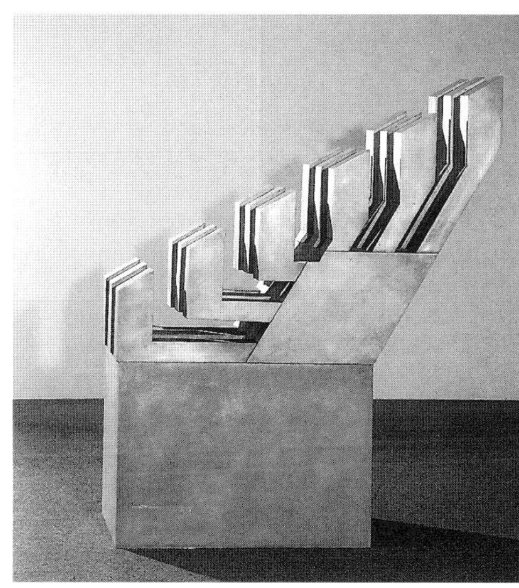

Otto Herbert Hajek, Farbwege 67/16, 1967

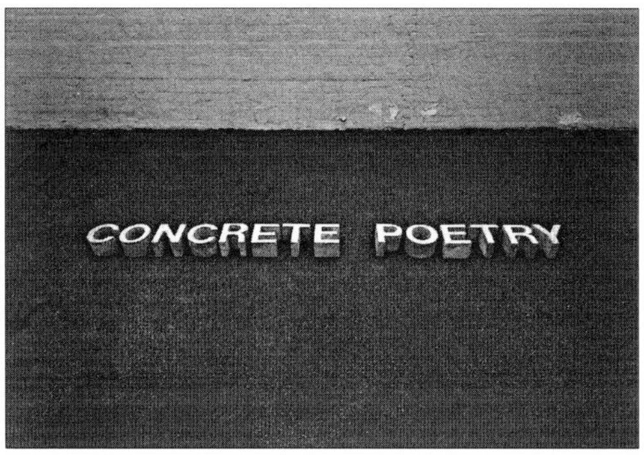

Timm Ulrichs, Concrete Poetry, 1972–73

zementgebundenen Objekten machte, führt Ansgar Nierhoff mit Eisenplatten vor. Im Prinzip ist es eine Platte, die aus vier mal vier Quadraten besteht, die er aber so ausgeschnitten hat, daß drei Quadrate fehlen, die in der Diagonalen miteinander verbunden sind. So scheint es, als ob zwei unterschiedlich geformte Metallplatten sich berühren. Während bei Richard Serra solche Arbeiten immer noch den Charakter des Zufälligen haben, was durch den stärkeren Rost der Oberfläche unterstrichen wird, ist die Arbeit von Nierhoff eleganter, unterkühlter, intellektueller.

Erich Hausers Stahlrohre, die ebenfalls eine Art überhöhter Ready-Mades darstellen, sind Beispiel für abstrakte Skulpturen. War bei Brancusi und anderen zu Beginn des Jahrhunderts die Loslösung von der realistischen Form über kubistische Elemente und abstrakte, aufgelöste Figuren erfolgt, so ist hier kein Umweg über angedeutete Körper vorhanden. Die Rohre sind nur das, was sie sind. Die Komposition, ihre polierte Oberfläche, ihre Verknüpfung sind das Eigentliche der Arbeit. Erst nach der Rezeption dieser Elemente ergeben sich Assoziationen, Gedankenverbindungen, die über Ort und Zeit der Präsentation hinausgehen.

Bewegung im Raum, wie Norbert Kricke es mit seinen Skulpturen verwirklichte, beschäftigt auch Thomas Lenk in seinen Arbeiten. Die Eigenmacht des Raumes und die Eigenmacht der Körper bedurften einer Zusammenfassung (Dieter Honisch). Thomas Lenk hat dies – gleichsam in einer Formel – geleistet. In dem Spiel mit Bierdeckeln entdeckte er die schlüssige Form der Verbindung von Fläche, Raum, Körper. Während bei Uecker und Mack gleichsam die Fläche zum Raum wird, so wird die Skulptur bei Lenk zur Fläche.

Otto Herbert Hajek hat die Kunst im öffentlichen Raum zu seinem Thema gemacht, in gewisser Weise dabei auch die Kunst am Bau und mit dem Bau. Über „Raumknoten" und „Farbwege" verknüpfte er die beiden Elemente seiner Arbeiten. Die plastischen, dreidimensionalen und die farbigen, zweidimensionalen Elemente.

Hans Peter Alvermann, durch sein Hakenkreuz-Schwein schnell bekannt geworden, steht für eine Richtung der deutschen Kunst, zu der auch Vostell und Klaus Peter Staeck gezählt werden können, die unabhängig von ihrer Ausrichtung Inhalte des Zeitgeschehens zum Inhalt ihrer Werke machten und dabei auch politisch Stellung nahmen. In diesen Arbeiten unterscheidet sich Wolf Vostell auch eindeutig von seinen amerikanischen Kollegen, die mit ähnlichen Techniken umgingen. Bei seinen Siebdrucken und Assemblagen sind eindeutige politisch-soziale Bezüge vorhanden. Ebenso eindeutig geschieht dies bei Alvermanns Illustration zu einem Song von Wolf Biermann aus dem Jahre 1966, also kurz vor dem berühmten „68er Jahr".

Ähnliche Wurzeln wie Alvermann, nämlich Dadaismus und Surrealismus, hat Timm Ulrichs. Bei allen seinen Präsentationen übernimmt er zudem Elemente der Konzept-Kunst und des Happenings. Als Ergebnis seiner „konkreten Poesie" kann sein Objekt „Concrete Poetry" gelten, wobei dem Künstler Ulrichs der Schalk im Nacken gesessen hat. Die vierzehn Betonbuchstaben sind „konkrete Kunst": Concrete ist das englische Wort für Beton. Sein Gedanke, sich selbst als Kunstwerk auszustellen, den er anläßlich der juryfreien Kunstausstellung in Berlin 1965 umsetzen wollte, wurde ihm aber verwehrt.

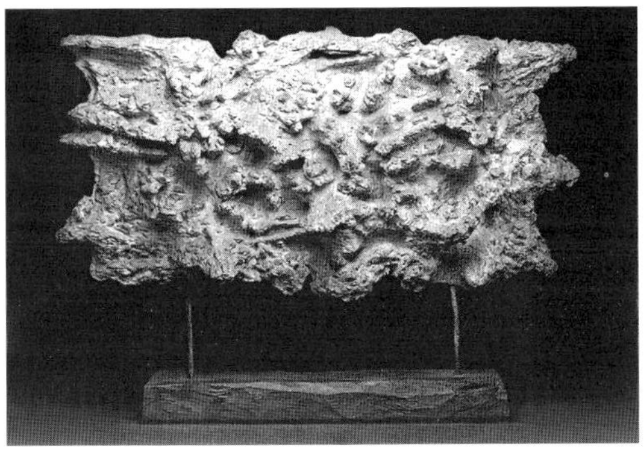

Ernst Hermanns, Relief, 1956

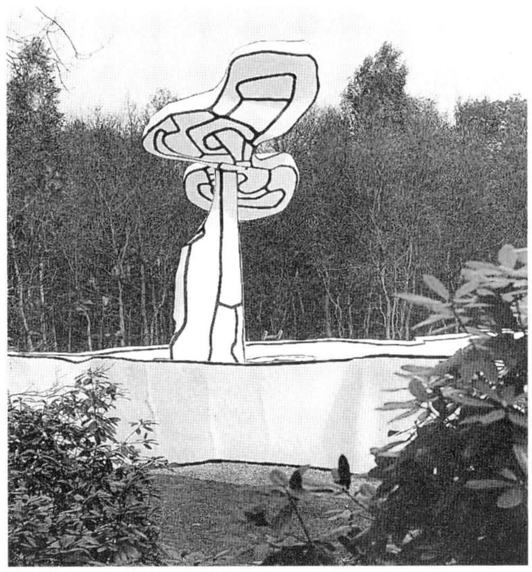

Jean Dubufett, Email-Garten, 1974

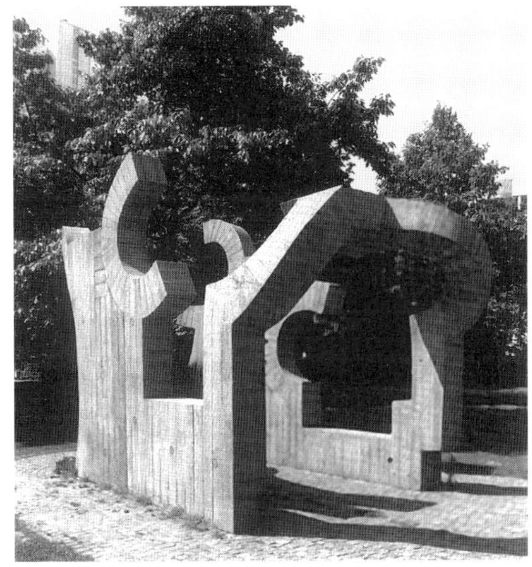

Eduardo Chilida, Ein Haus für Goethe, 1986

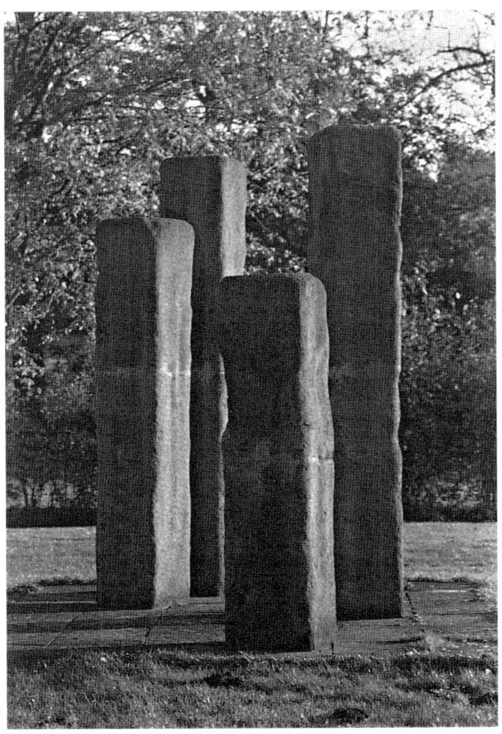

Ernst Hermanns, Ohne Titel, 1960

Wie lange braucht ein Ei, um hart gekocht zu werden?

Die Kunst mit Beton ist vielfältig. So mancher wird in der vorausgegangenen Zusammenstellung die Naiven und die Laienkünstler vermißt haben. Eventuell auch noch die ganze Schar der „Kunst am Bau"-Akteure, die Möbelmacher und Schmuckfabrikanten. All dies wird auch mit Beton hergestellt. Jeder kennt da seine Beispiele.

Das Schöne an der Kunst ist auch diese, ihre Vielfältigkeit. Die Satire steht neben dem Amüsanten. Das Hintergründige neben dem Trivialen. So soll es bleiben.

Rudolf Zwirner hat in Köln in den sechziger Jahren einmal eine Ausstellung durchgeführt, die so lange dauerte, „wie ein Ei braucht, um hartgekocht zu werden".

Die Erinnerung verwischt so manches. Fest steht, daß ein Ei in das mit einem Tauchsieder zum Kochen gebrachte Wasser gelegt wurde, als die Bilder alle an der Wand hingen. Daniel Spoerri zog sich derweil in seine Küchenabteilung zurück und brutzelte Ameisen- und Bienenlarvenomeletts. Nicht sicher ist, ob das Ei nicht mehr als hart war, als dann später, viel später – und das würde zu einer neuen Loriot-Geschichte führen – die Bilder wieder abgehangen wurden.

Sioban Coppinger bringt mit seiner Parkbank so manchen in Verlegenheit. Der Übergang zur hehren Kunst erscheint in diesem kleinen Meisterwerk zu sehr verwischt. In den Innenstädten aber sind weltweit eine Reihe solcher Ensembles aufgetaucht, seien es die schwatzenden Marktweiber, der Hirte mit den Schweinen, der Dicke und der Dünne im Streitgespräch, die planschenden Alten und Häßlichen am und im Brunnen – für alle diese Kompositionen werden hier stellvertretend der Mann und das Schaf abgebildet (Man and Ewe on a Park Bench, 1983). Vielleicht schreckt es den einen ab, vielleicht ermuntert es den anderen, nach der Lektüre der Broschüre selbst sich mit dem Werkstoff zu versuchen. Nicht nur das Material, auch die Grenze zwischen den Gattungen ist fließend:
„Jeder ist ein Künstler" (Joseph Beuys).

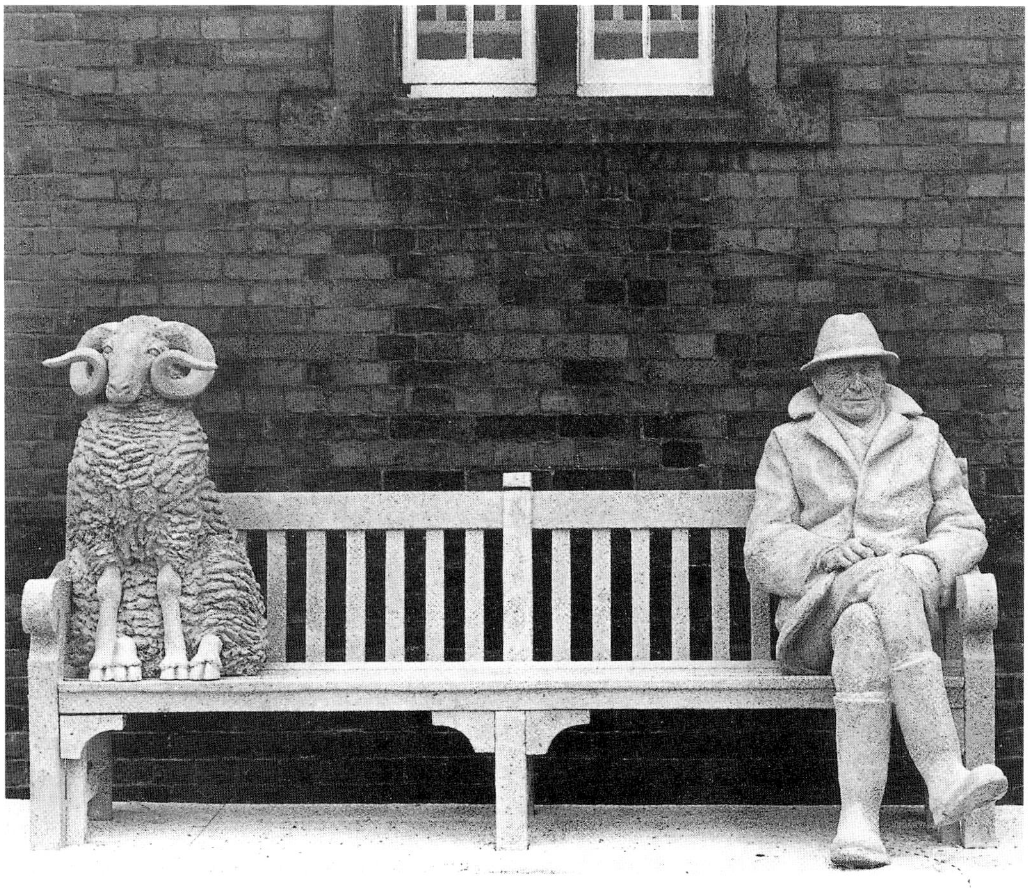

Sioban Coppinger, Man and Ewe on a Park Bench, 1983

Holger Drees

Spektrum Beton und Kunst heute

Vorbemerkung

Die nachfolgende Auswahl von Objekten zeigt das Spektrum der Kunst mit Beton heute. Elemente der Collage, der Concept-Art, des Dadaismus, der Minimal-Art, des Surrealismus sind ebenso wiederzufinden wie Aktionskunst, Ready-Made oder „realistische Kunst".

Die Künstler nutzen die Eigenschaften des Materials. Rauhe Oberflächen und glatte Strukturen, Oberflächen, die den Charakter ihrer Schalungen annehmen. Die Anpassungsfähigkeit auch in konstruktiver Hinsicht kommt voll zur Geltung. Das Kleinteilige steht neben der großen Geste, das Banale neben dem Monumentalen. Werden in den Oberflächen die Materialstrukturen freigelegt, so wird im Aufbau auch auf die Konstruktion, das Konstrukt „Beton" hingewiesen. Bewehrungseisen werden offengelegt, Betonierstufen gezeigt.

Die mannigfaltigen Ausdrucksmöglichkeiten des Betons sowohl im Figuralen wie auch in der abstrakten Gestalt – Element der Formbarkeit des Baustoffs – kommen den Künstlern entgegen. Ob Herrscherin/Sphinx oder Beethovenkopf – mit ganz unterschiedlichen Mitteln wird dem Beton ein Gesicht gegeben.

Aber auch dann, wenn der Baustoff nur Mittel zum Zweck ist, „Diener" für Ideen, Element einer Collage, wird deutlich, daß sowohl Schwere wie Schwerelosigkeit, steinerne Festigkeit oder Transparenz dargestellt werden können. Die raum- und flächenbildenden Eigenschaften des Materials, die Unterschiedlichkeit in der Ausführung der Oberflächenstrukturen und die formale Anpassungsfähigkeit des Materials machen den Beton (Kunststein, Zementguß, Eisenbeton, Stahlbeton) zum universal einsetzbaren Gestaltungsmittel.

Jörg M. Fehlhaber

Wolf Vostell

Wolf Vostell
1932 in Leverkusen geboren
Lehre als Lithograph und Kölner Werkschulen, Köln
Student an der École Superieure des Beaux Arts, Paris
Kunstakademie Düsseldorf
lebt und arbeitet in Berlin und Malpartida de Càceres/Spanien

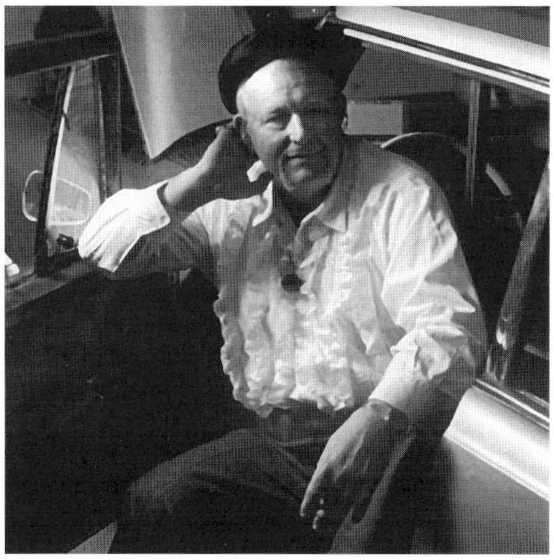

Ruhender Verkehr, Köln 1969 – einbetonierter Opel-Kapitän

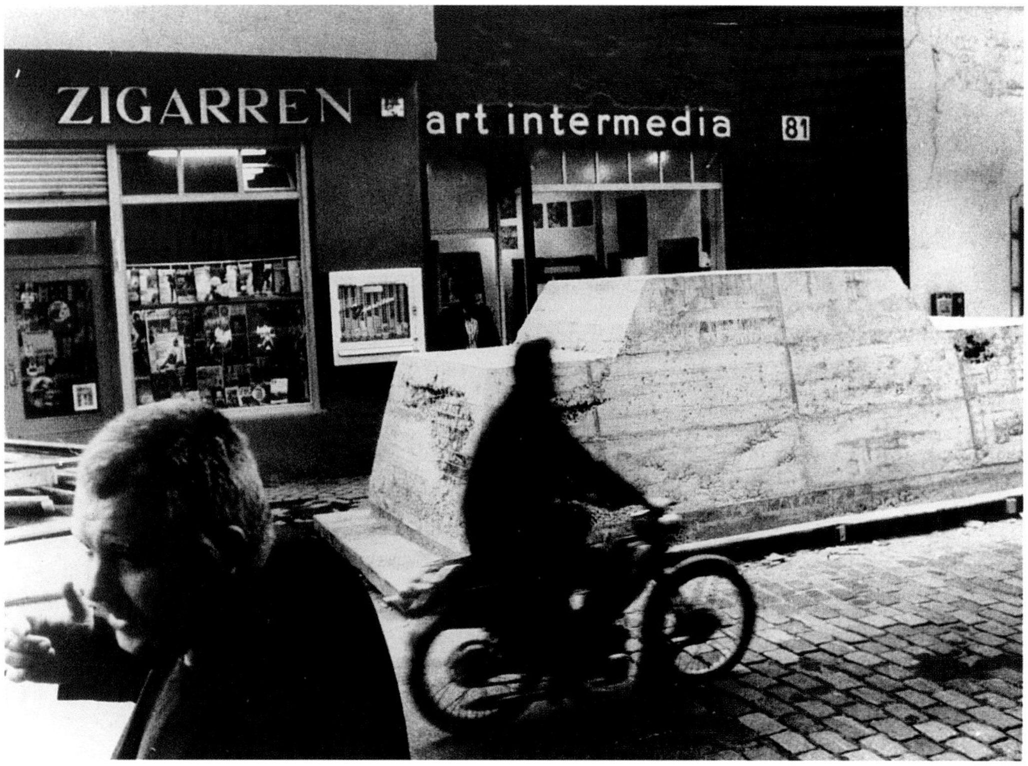

Die Kunst und das Leben

Im Juli 1996 schrieb Wolf Vostell auf die Einladungskarte seiner Berliner Ausstellung:

„In meiner 18 Meter hohen dé-coll/age-Flugzeug-Plastik mit einer MIG-21 für das 1. Festival di un altro mondo/Fluxus & Fluxus in der Villa Scheibler in Milano, Juli/August 1996, mit dem Titel: ‚Warum dauerte der Prozeß zwischen Pilatus und Jesus nur zwei Minuten?‘, sind die Lieblingsobjekte der Gesellschaft am Ende des XX. Jahrhunderts, wie TV, Automobil, Flugzeug und Musik interkommunikativ vereint und ergeben meinen Fluxus-Stil = alles mit allem zu konfrontieren!, und die Frage nach dem ‚warum‘ oder ‚warum nicht‘ existentiell an den Betrachter weiterzugeben."

1954 hatte er das Wort décollage in Paris in einer Zeitungsüberschrift über einen Flugzeugabsturz gelesen und es als Begriff für seine Kunst eingeführt. Fluxus, Happening, Aktionskunst sind weitere Begriffe für die Kunst Wolf Vostells. Seine Empörung über die allgemeine Gleichgültigkeit und die Unfähigkeit, die vom Menschen geschaffene Technik auch human zu nutzen, zieht sich durch sein ganzes Werk. Mehrschichtigkeit und Mehrdeutigkeit zeigen sich auch bei dem Aktionsobjekt „Ruhender Verkehr" 1969 in Köln. Der einbetonierte Opel Kapitän ist zum Denkmal geworden. Das einbetonierte Fahrzeug kann nicht mehr gefährlich werden. Als es wie viele andere am Straßenrand parkte, war es normal, uninteressant und fiel niemandem auf. Aber an gleicher Stelle in Beton gegossen, deutlich noch als Form eines Autos erkennbar, wird es zum Ereignis, zum Ärgernis, zum Objekt für Beschimpfungen. Natürlich liegt im Einbetonieren keine Lösung für Verkehrsprobleme. Und sein Vorschlag, überall den Schrott von Verkehrsunfällen vor Ort zu lassen, bis alles so vollgestellt ist, daß kein Verkehr

Desaster, Berlin 1972 – einbetonierter Schlafwagen mit wechselnden Aktionen im Innern

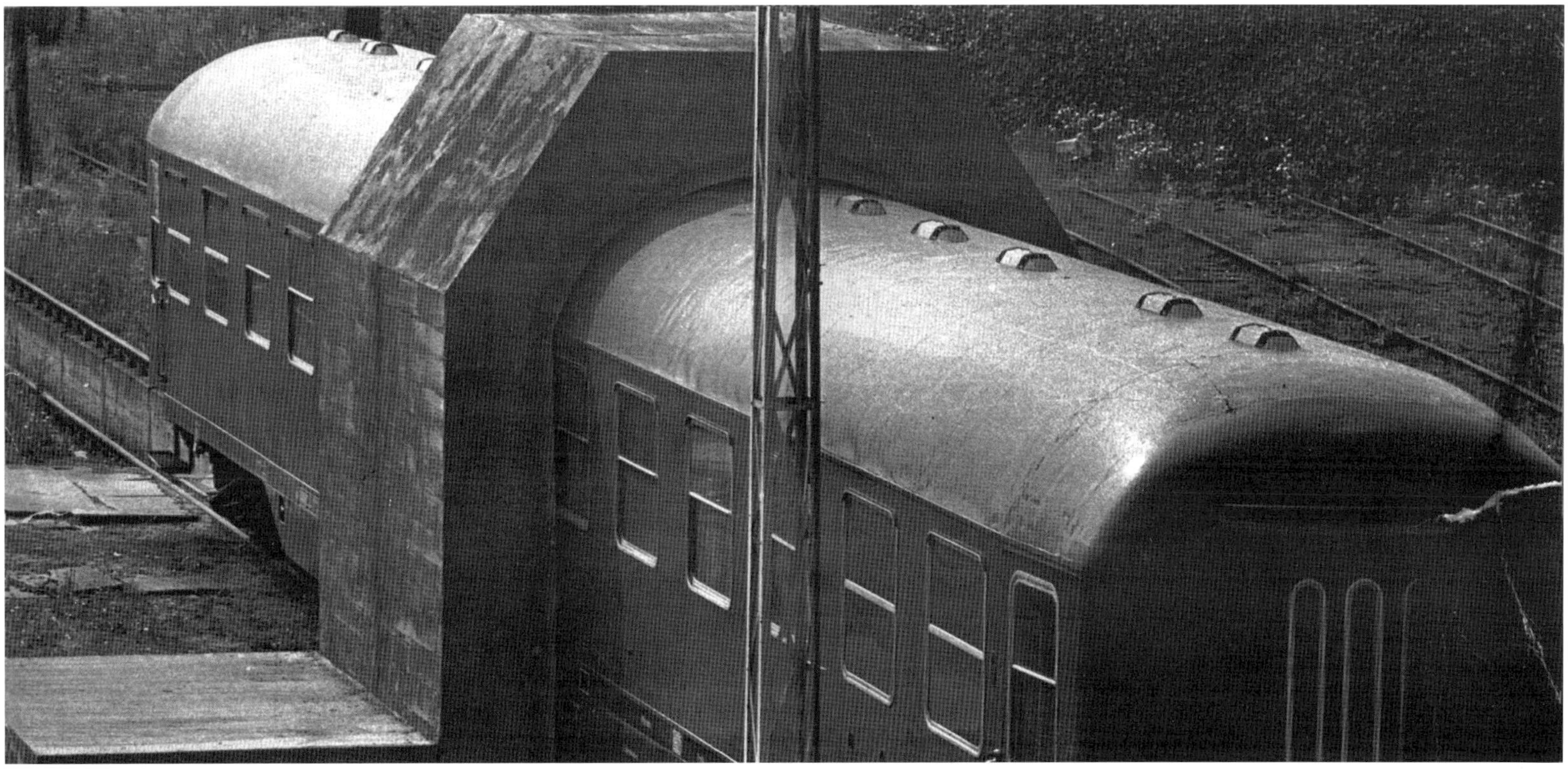

Ampola, Zamora 1986 – 86 TV-Geräte, Beton, 11 x 17 m

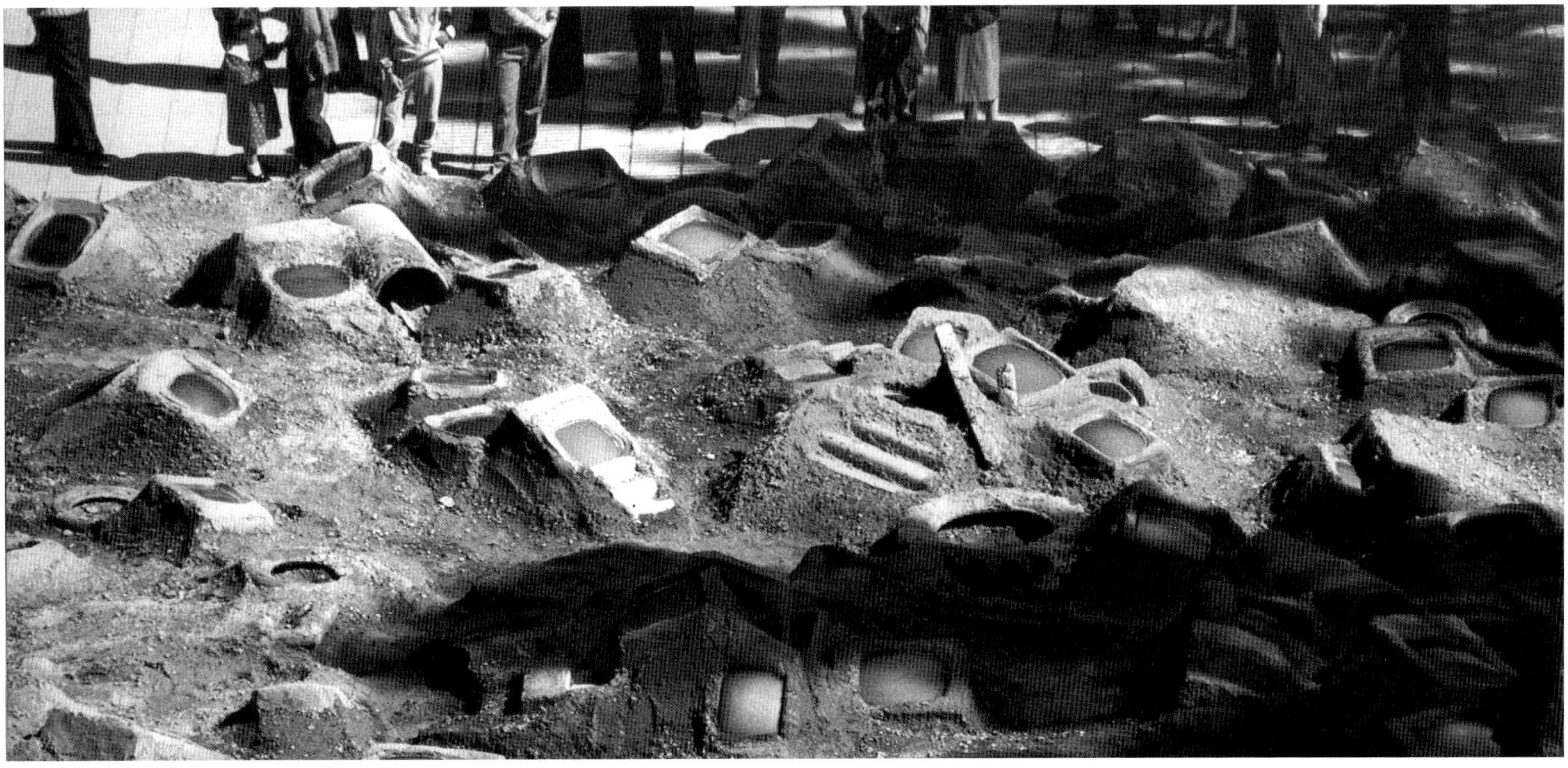

Zwei Beton-Cadillacs in Form der nackten Maya, Berlin 1987 – einbetonierte Cadillacs

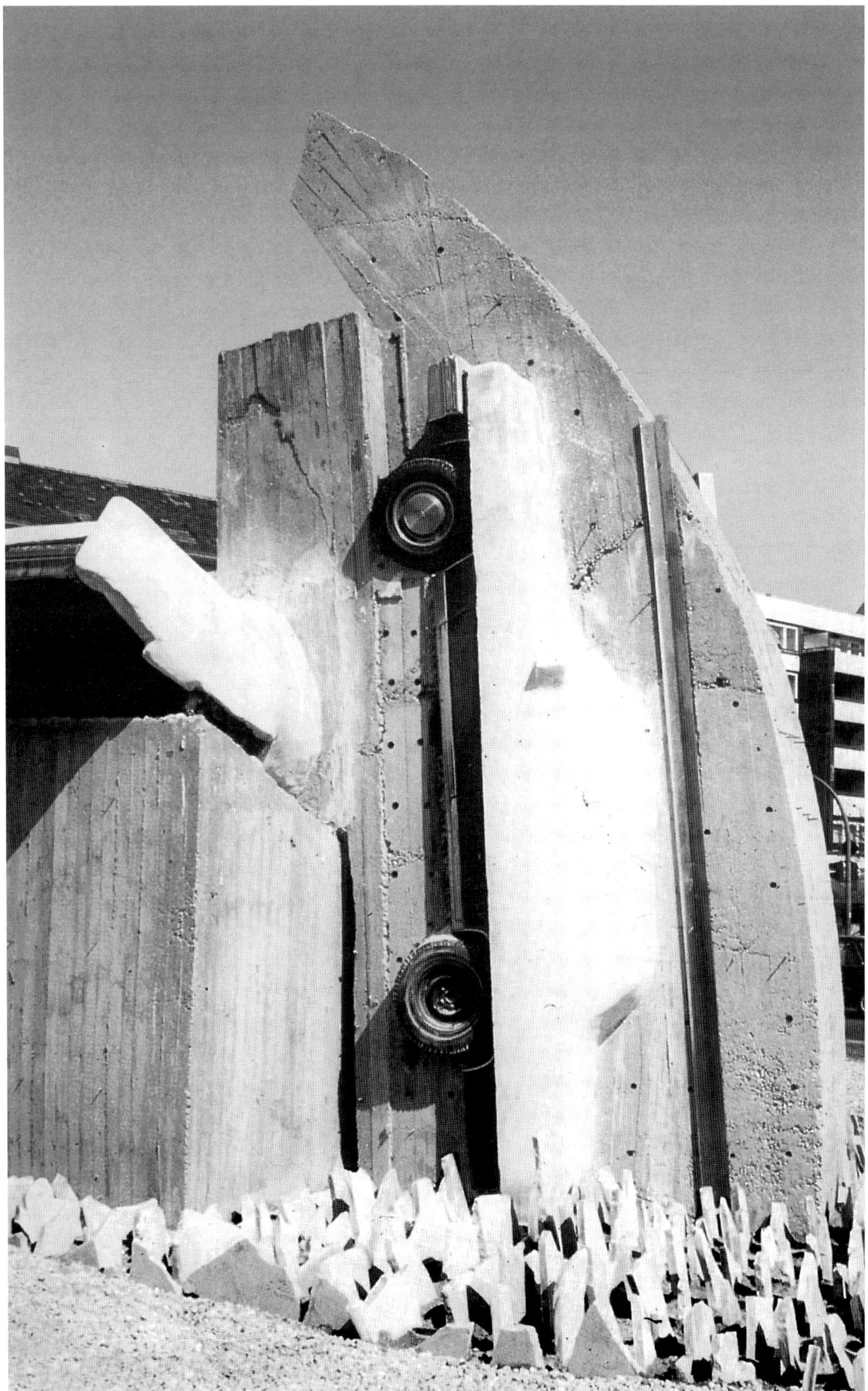

mehr möglich ist, ist mehr Provokation als Problemlösung. Aber die Empörung der Bürger über das Einbetonieren ihres liebsten Kindes, des Autos eben, zeigt, daß der Nerv getroffen wurde.

„Die künstlerische Verarbeitung der Destruktion ist eine Antwort. Dokumentation als permanente Anklage, als künstlerischer Protest und Rebellion des Bewußtseins gegen die Widersprüche und Unerklärbarkeiten im Leben!" (Wolf Vostell, 1966)

Daß sich in den folgenden Jahren nichts an der Notwendigkeit, mit der Kunst zu rebellieren, geändert hat, zeigen die recht ähnlichen Reaktionen auf Vostells 1987 in Berlin auf dem Rathenauplatz einbetonierten Autos „2 Beton Cadillacs – in Form der nackten Maja". Ein Auto steht hier senkrecht, bogenförmig einbetoniert, das andere führe durch ein Tor hindurch und eine Rampe hinunter, wenn es nicht vom Beton festgehalten würde. (Über das Bild der „nackten Maja" von Goya war übrigens seinerzeit auch heftig geschimpft worden.)

Bei seinen Bildern und Collagen hat Wolf Vostell immer wieder „Beton" als von ihm benutztes Material angegeben. Oder der Baustoff war Bestandteil der Titel solcher Arbeiten wie „Basel in Beton" 1971, „Lower Manhattan in Beton" 1970 und bei der drei mal fünf Meter großen Collage „Paris in Beton" 1970. Dort hatte er über einem Luftbild Scheiben aus Beton als Objekt in Form des Stadtgrundrisses angeordnet. Der Lebensraum ist für Menschen verschlossen. Nur der Lauf der Seine ist als gewundener Einschnitt freigelassen.

In seiner Collage „Golfplatz" stecken schräg verkantete Fotografien von Autos des Typs Golf in einer mit „Beton" gemalten, sockelartigen, massiven Struktur.

Auch das Modell der „2 Cadillacs – in Form der nackten Maja" ist neben Metall und Holz aus Beton angefertigt.

Ein Thema, das von Wolf Vostell in immer anderen Versionen dargestellt ist, ist die „Endogene Depression". Dort werden Fernsehgeräten Betonteile angegossen, oder Fernseher schauen wie Augen aus einem erstarrten Betonhaufen heraus, und manchmal sind die TV-Geräte auch ganz in Beton eingegossen. In Installationen begegnen den manipulierten Fernsehern auch Tiere. Essen Fernseher Truthähne? Auch hier liegt die Dialektik in der Gegenüberstellung von an und für sich Unvereinbarem. Einerseits sind die Geräte nicht mehr wie gewohnt benutzbar, nur zum Teil geben sie noch Geräusche von sich oder zeigen verzerrte Bilder. Und doch sind sie durch den hinzugefügten Beton individuell ausgeformt und zu wertvollen Skulpturen geworden.

Wolf Vostell will zur Humanisierung beitragen. Sein zentrales Thema „Das Miteinander oder das Gegeneinander" kann tiefe Betroffenheit auslösen. Daß „Kunst gleich Leben" ist, heißt für ihn, sich mit dem Leben selbst auseinander zu setzen. Durch die Manipulation des Alltäglichen erfindet er irrationale Aktionen, Objekte, Collagen oder Decollagen, die alle Sinne erfordern und zu kritischem und komplexem Denken und Handeln auffordern.

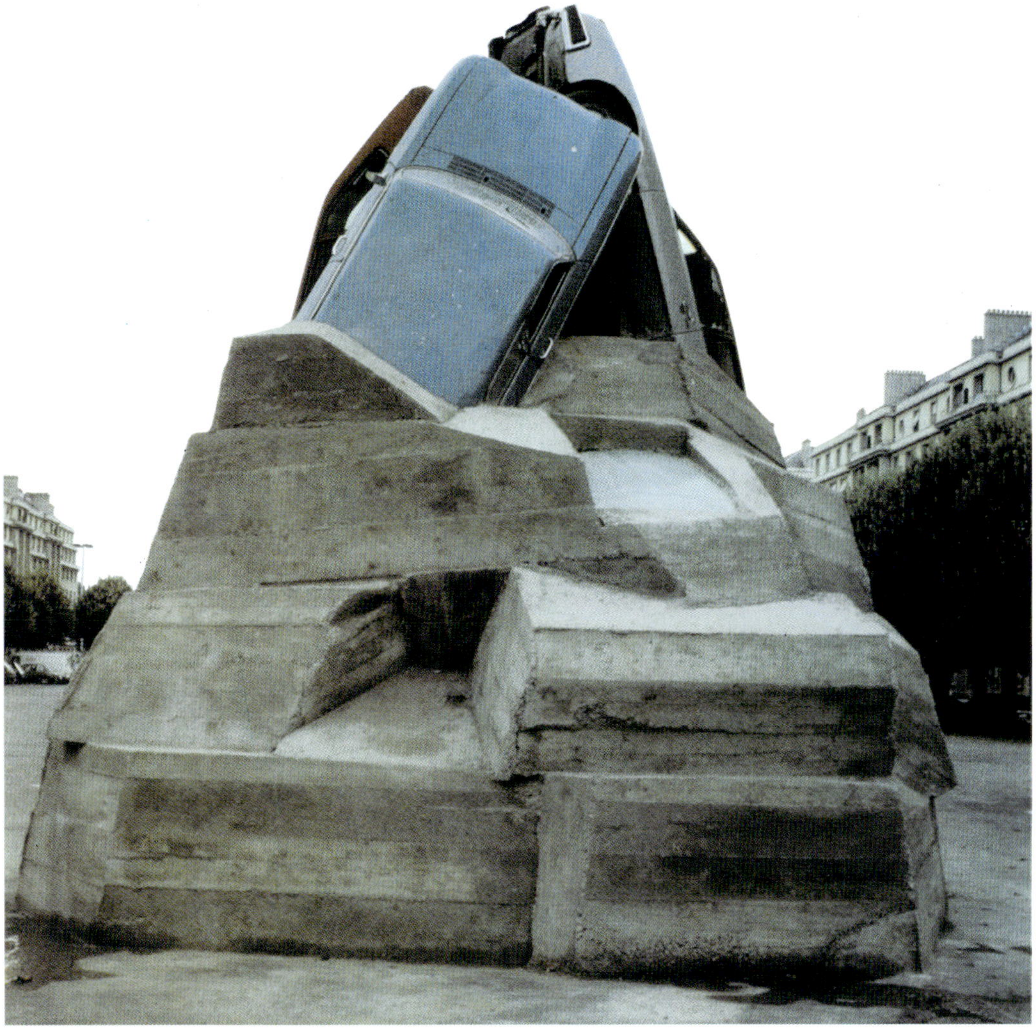

Auto-Barricade, Belfort 1987 – 12 einbetonierte Automobile

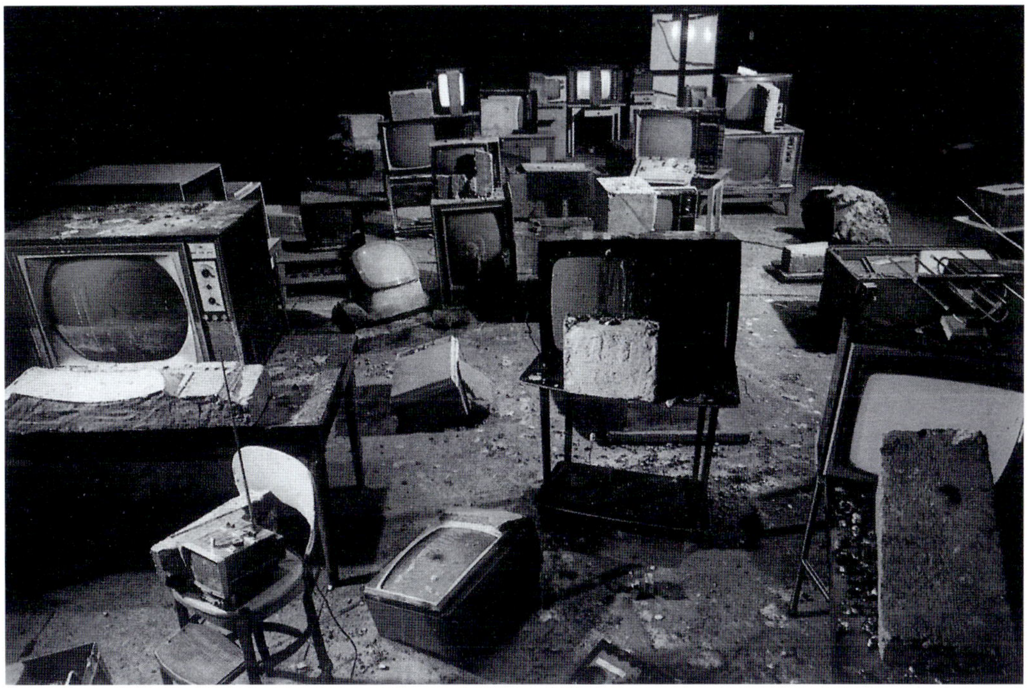

Endogene Depression, Paris – TV-Geräte, Beton und Tische

Arman

Arman
1928 in Nizza, Frankreich geboren
Diplom in Philosophie und Mathematik
Ecole National d' Art Dedoratif de Nice
Ecole du Louvre, Paris
seit 1970 amerikanischer Staatsbürger
lebt in New York, Vence in Frankreich und in Paris

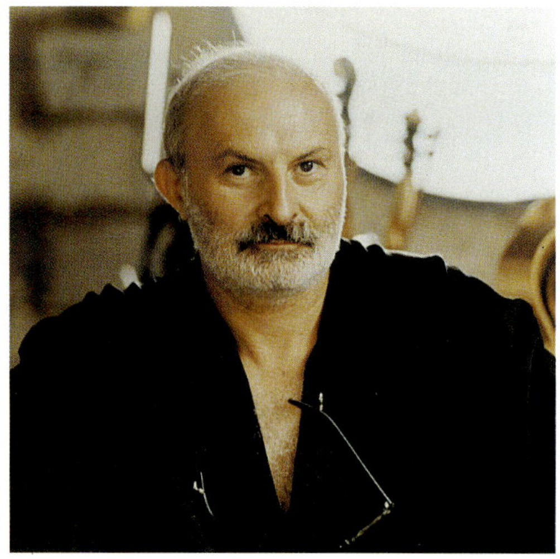

Hope for peace, Beirut 1976/1995 – Militärfahrzeuge in Beton, 30 m hoch

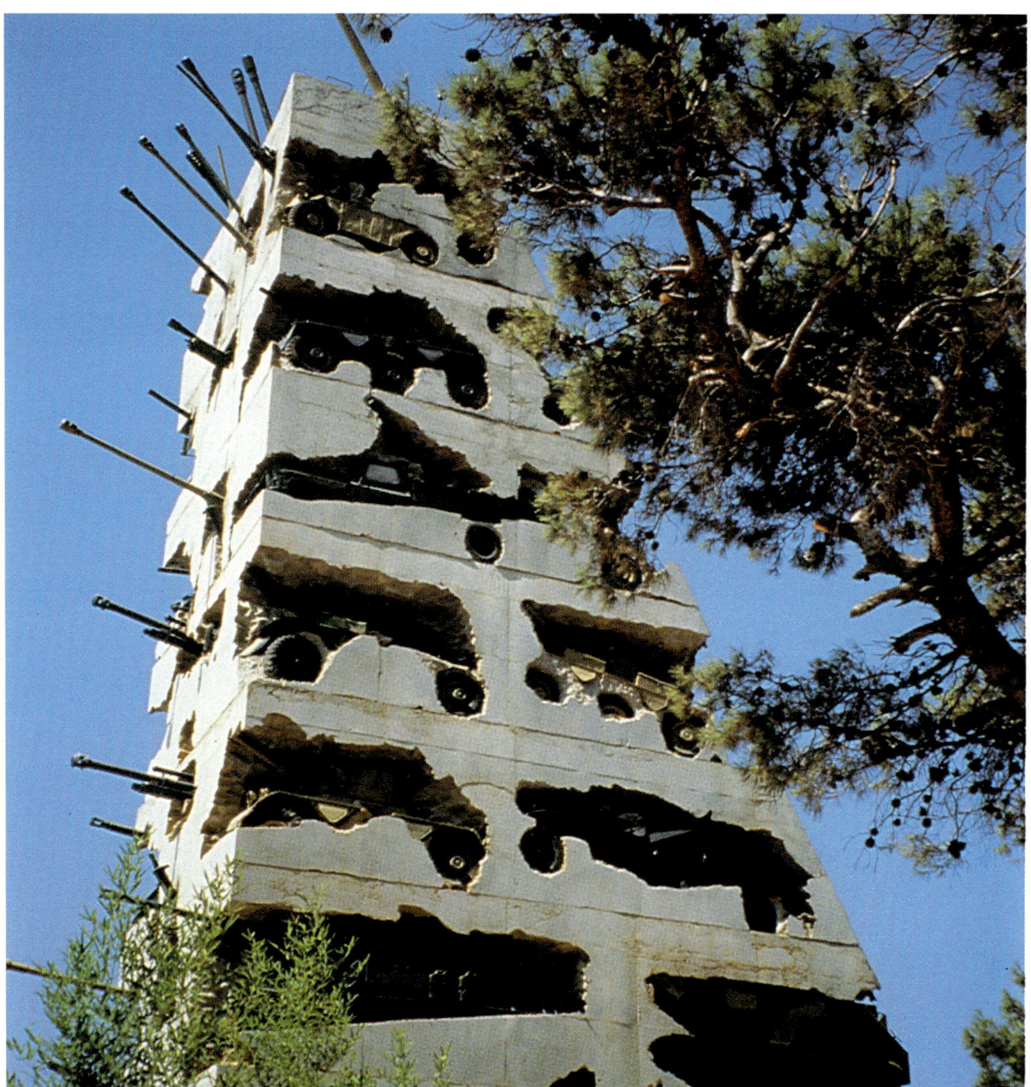

Frieden

Schwere Waffen, die das eigene Land im Bürgerkrieg zerstört haben, sind hoch aufgetürmt, einbetoniert, stillgelegt, kampfunfähig geworden. In sechstausend Tonnen Beton hat Arman achtzig Panzer, Fahrzeuge für den Truppentransport und Fahrzeuge mit aufmontierter Artillerie in einen über dreißig Meter hohen Turm eingegossen.

Die Fundamentplatte ist drei Meter dick. Darüber verjüngt sich der Turm pyramidenförmig nach oben, als Grab für den Krieg.

Schwere Kräne und hundert Menschen haben geholfen, diesen Turm zu bauen. Er besteht aus fünfundachtzig übereinander gegossenen Schichten. Die Fahrzeuge wurden an ein Stahlrohrgerüst angeschweißt. Es hat sieben Monate gedauert, bis er emporgewachsen war. Vor die jetzt noch sichtbaren Teile der Kriegsfahrzeuge wurden beim Einbetonieren Sandsäcke gestapelt.

Die Fahrzeuge und Waffen wurden in Rußland, China und England hergestellt, im Bürgerkrieg benutzt und dann Arman von der libanesischen Armee zur Verfügung gestellt. Auch Soldaten haben bei der Arbeit an „Hope for Peace" mitgeholfen.

Für alle Zeiten kriegsuntauglich, friedlich geworden sind die Waffen jetzt in ein nicht zerstörbares Monument eingegossen. Über zehn Stockwerke hoch steht es auf einem Hügel in Yarze, einem Vorort von Beirut, nah beim Präsidentenplatz, bei Ministerien und Militärkasernen.

Die gigantische Skulptur von Arman ist pazifistisch und kriegerisch. Sie erinnert an das Sammeln von Kriegsbeute, an die Errichtung von Triumphbögen und Siegessäulen oder an den Abfall, den Schrott der Gewalt. Sie versinnbildlicht gleichzeitig Exhumierung und Beerdigung. Eingesargtes wird deutlich sichtbar wie

Long term parking, Jouy-en-Josas (Paris) 1982 – 60 Automobile in Beton eingegossen, 18 m hoch

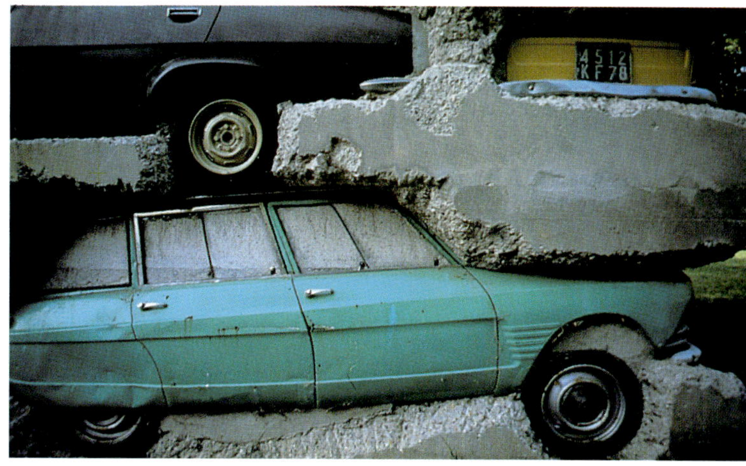

Long term parking, Jouy-en-Josas (Paris) 1982 – 60 Automobile in Beton eingegossen, 18 m hoch

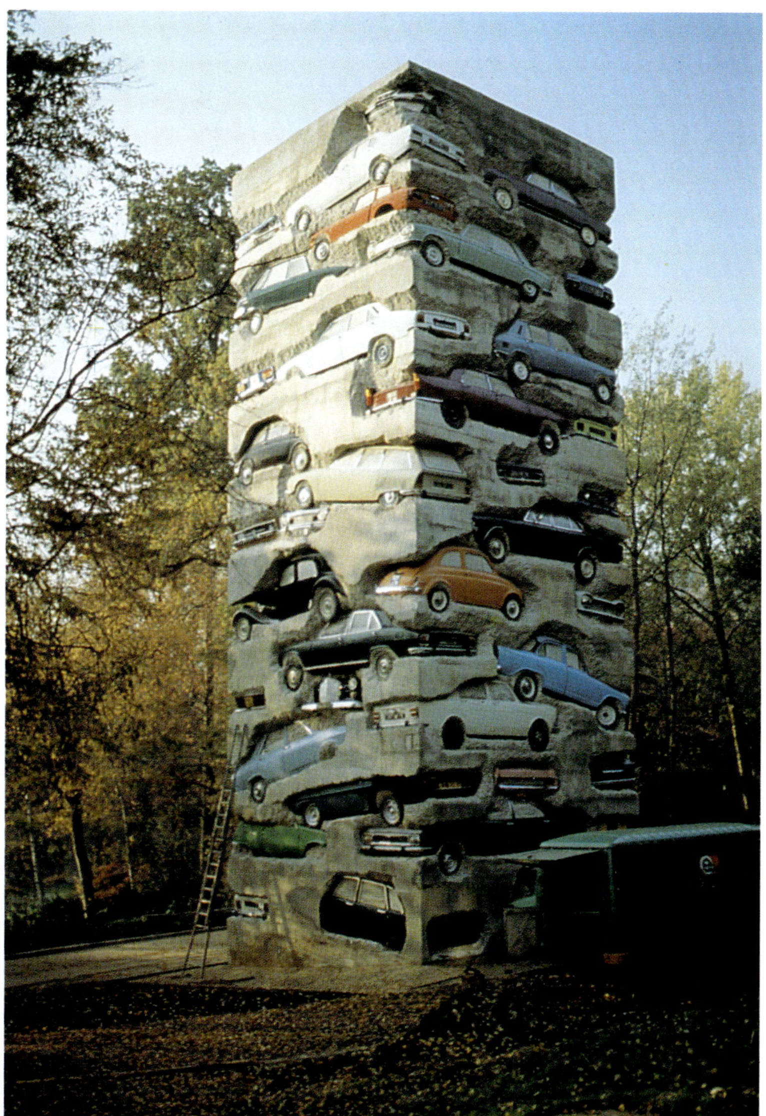

Long term parking, Jouy-en-Josas (Paris) 1982 – 60 Automobile in Beton eingegossen, 18 m hoch

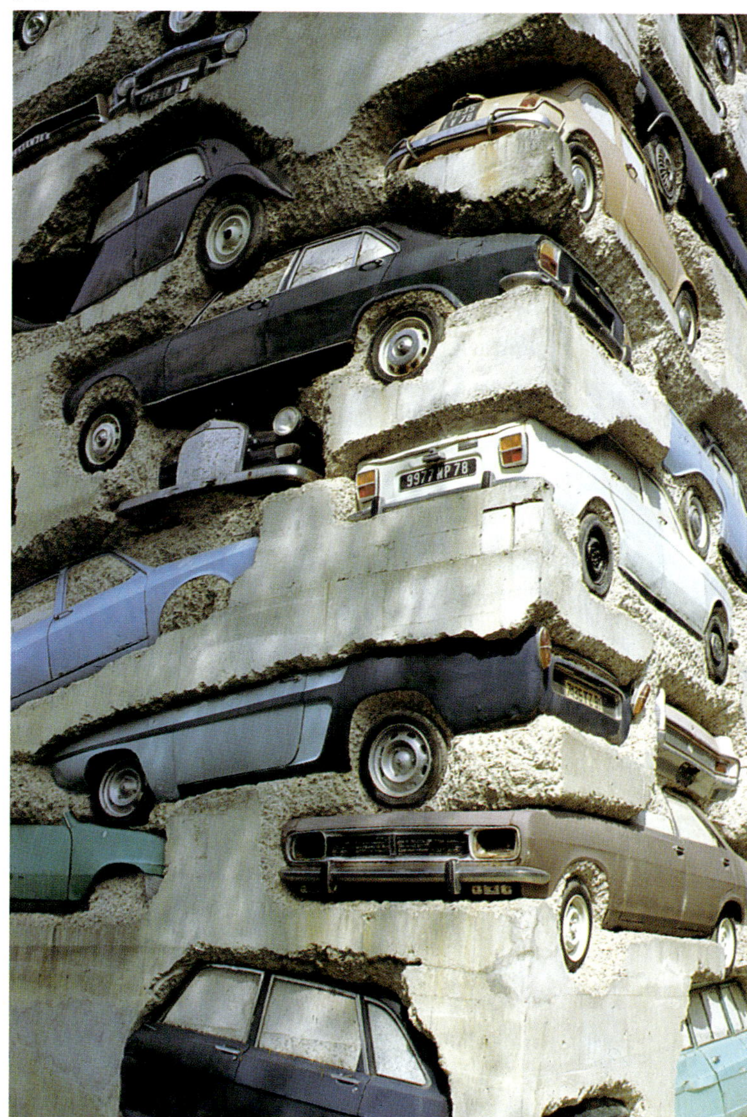

Télécommunication, 1970 – Telefonteile in Beton

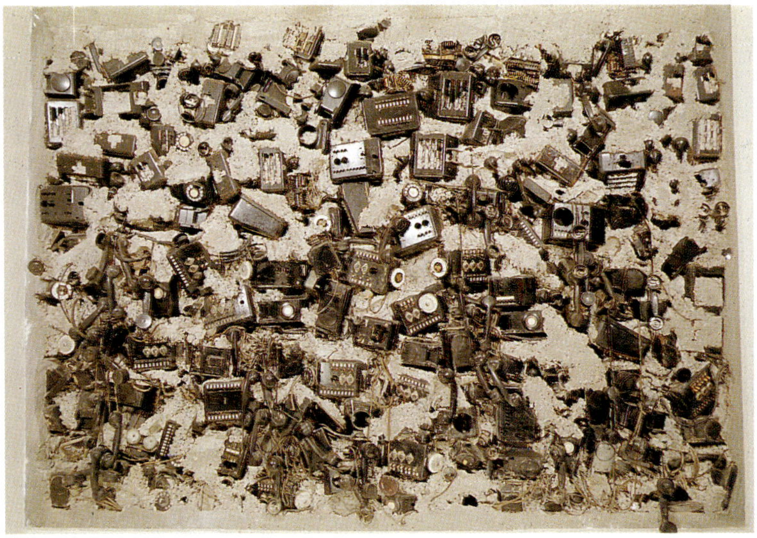

Bishop's Catastrophe, 1974 – zerteilte Geige in Beton

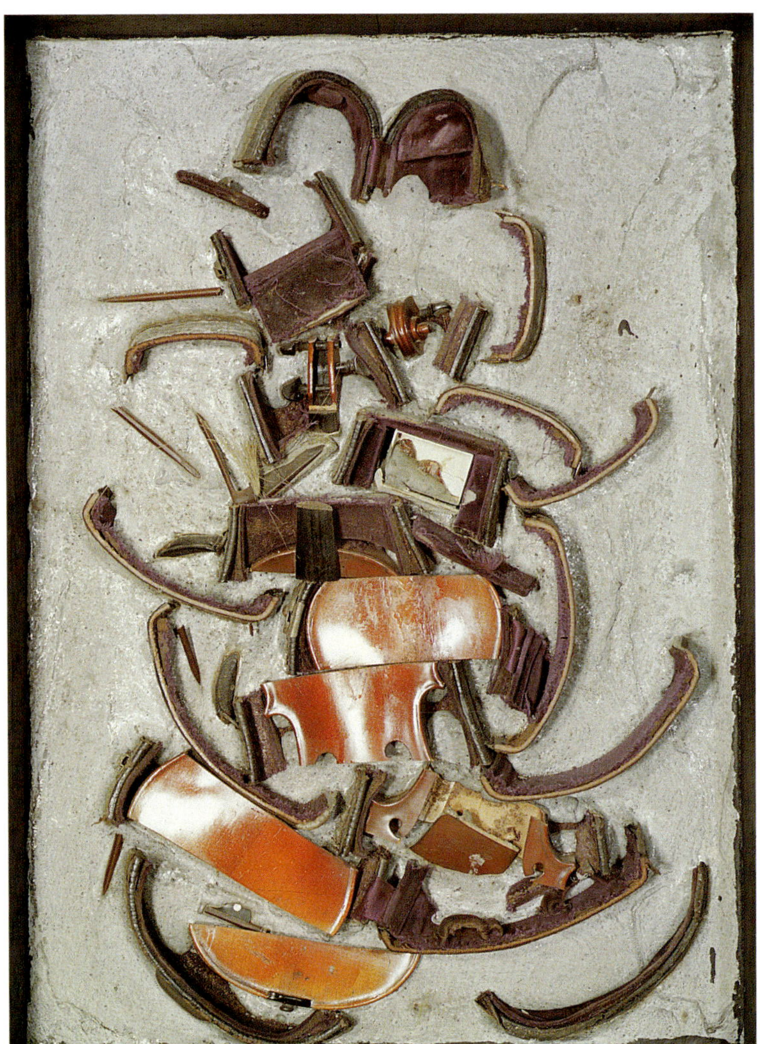

die Kanonenrohre, die alle in eine Richtung zielen. Es sei Zufall, daß sie nach Syrien zeigten, sagt Arman.

„Diese Skulptur ist in erster Linie ein Kunstwerk. Wenn sie eine Botschaft enthält, dann als Kunstwerk. Für mich ist sie die Verkörperung von „das Kriegsbeil begraben". Vielleicht ist dies alles nur Wunschdenken in bezug auf Frieden, auf einen lang anhaltenden Frieden. Im Augenblick erinnert mich der Libanon an Europa nach dem Zweiten Weltkrieg. Jeder baut, macht Geld und restauriert. Zum gegenwärtigen Zeitpunkt finden auf der ganzen Welt etwa zwanzig „kleine" Kriege statt – einige werden gar nicht zur Kenntnis genommen, wie der in Sri Lanka. Ich sage nicht, daß Krieg notwendig ist, sondern Frieden ist notwendig. Und müssen wir erst Kriege führen, um Frieden zu haben? Es ist schrecklich, so zu denken. Eine Gesellschaft, die reich an Kunstwerken ist, hat eine bessere Chance zu überleben und zu gedeihen als eine, die das nicht ist." (Arman)

„Das Einbetten eines Objektes in etwas anderes bewirkt die Veränderung seines Bezuges zur Zeit. Anstelle eines Objektes in der Gegenwart haben wir das Fossil eines Objektes, wie man auch ein organisches Fossil in einer Gesteinsformation findet. Ich stelle Fossilien von Gegenständen her, indem ich diese in Beton oder etwas anderem einbette. Ihrem Wesen nach sind Gegenstände ziemlich vergänglich, das mag ich, und ich mag ebenfalls Fossilien.

Die Monumentalität der großen Projekte vergrößert die Wirkung ihrer Aussage. Als Spezies haben wir ein Interesse an Hierarchien, an Dominanz und ein sehr großes Werk hat eine Wirkung, die sehr zufriedenstellend ist, wenn man etwas zum Ausdruck bringen möchte. Ich benutze gern Gegenstände, die man leicht wiedererkennt, wenn sie eingebettet sind. Nehmen wir zum Beispiel: Wenn ich

Ohne Titel, 1971 –
Zahnbürsten in Beton

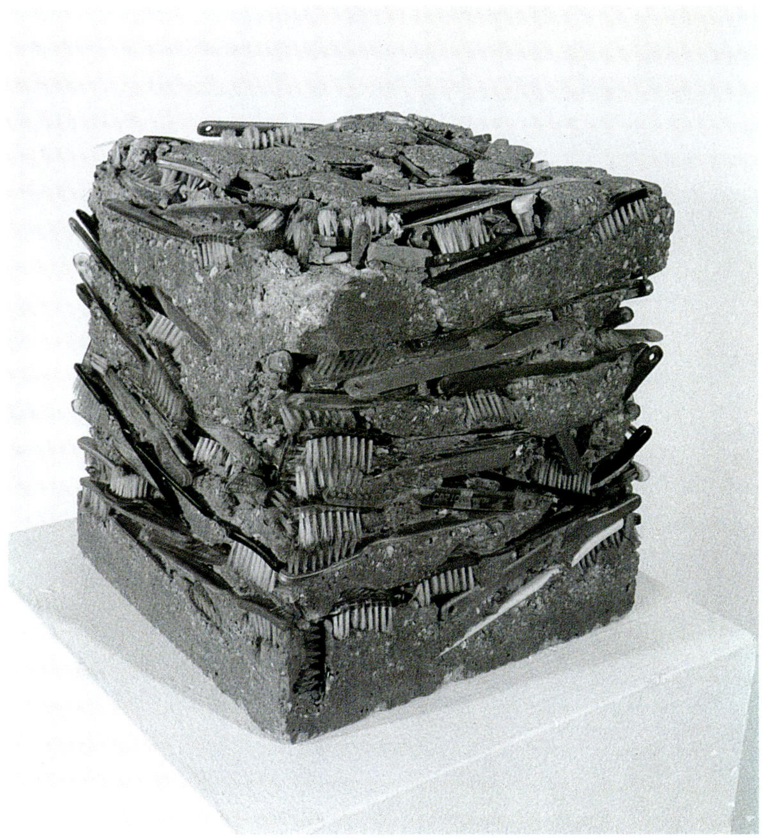

Eisenbahnschienen einbette, würde die Sache sehr abstrakt, wenn man nicht wüßte, um was es sich handelte. Ich benutze Gegenstände, die ihre visuelle Kraft behalten, selbst wenn sie in Fossilien umgewandelt werden." (Arman)

Eine achtzehn Meter hohe Plastik mit Personenkraftwagen hat Arman 1982 für den Park des Museums in dem Pariser Vorort Jouy-en-Josas errichtet. Für eine lange Frist abgestellt, „Long Term Parking", sind hier sechzig gebrauchte Pkw in einen Betonblock eingegossen. Es sind Autos unterschiedlicher Marken in verschiedenen bunten Farben. An einigen ist noch das Nummernschild angeschraubt. Die Autoscheiben sind beim Einguß des Betons ganz geblieben.

Diese Autos werden keine Straßen mehr verstopfen, mit ihnen werden keine Unfälle mehr passieren. Es ist ein Monument mit Kritik am Auto, aber gleichzeitig feiert es das Auto auch. Doch die Autos werden im Laufe der Zeit verrosten, zerfallen, manche Teile werden herunterstürzen. Dann werden nur noch die Abdrücke der Autos wie Fossilien im Beton übrig bleiben.

Mit „Peace of Hope" und „Long Term Parking" verfolgt Arman konsequent – wenn auch ins Gigantische vergrößert – das Prinzip der von ihm entwickelten „Accumulationen" weiter.

In seinen „Anhäufungen" fügt Arman gleiche oder ähnliche Gegenstände, oft sind es einfache Gebrauchsgegenstände, zu Arrangements zusammen. Zusammengeschweißte Hämmer oder zusammengelötete Posaunen erstarren in Bewegungszuständen. Die Farbe aus den Farbtuben auf seinen Reliefs fließt nicht mehr. Gebrauchte Türgriffe zeigen ihre Abnutzungsspuren in Farbnuancen. Manchmal hat Arman diese Gegenstände vorher auch schon zersägt oder zerschlagen. Sie werden in Behältern eingeschlossen, auf Platten montiert oder eben auch in Beton eingegossen.

Sous le signe de la
contre-balance,
1972 – zerteilte
Baßgeige in Beton

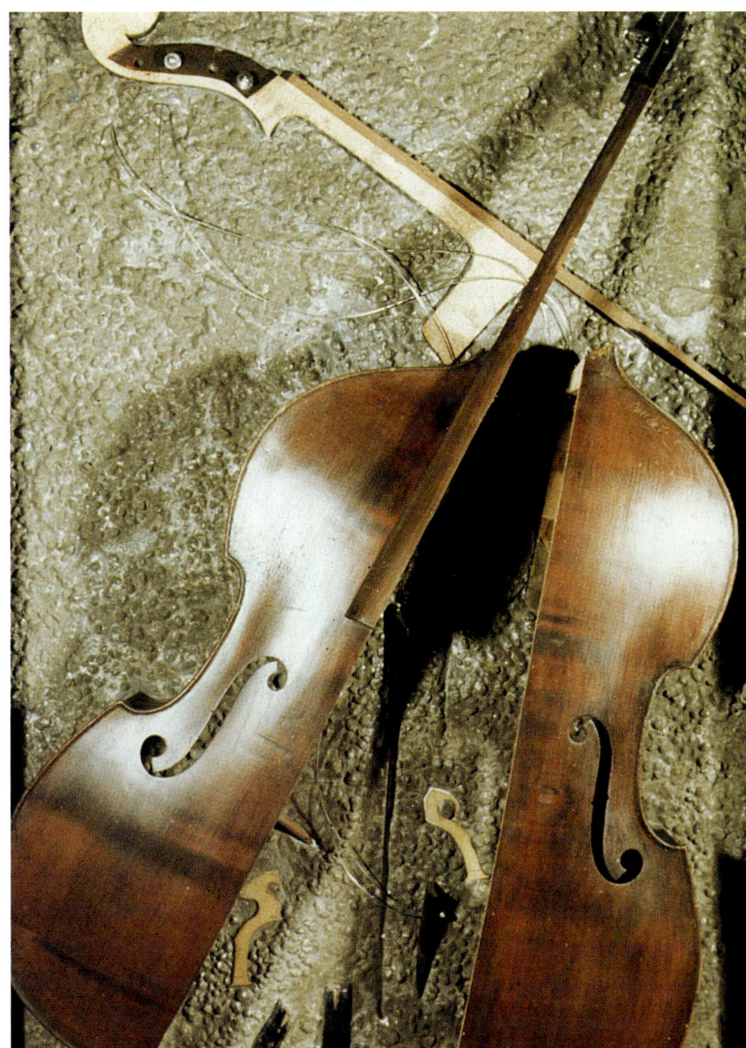

Jårg Geismar

Jårg Geismar
1958 in Burgsvik/Gotland, Schweden als Sohn deutscher Eltern geboren
Kunstakademie Düsseldorf – Meisterschüler
The New School of Social Research, New York – MFA
lebt in Düsseldorf

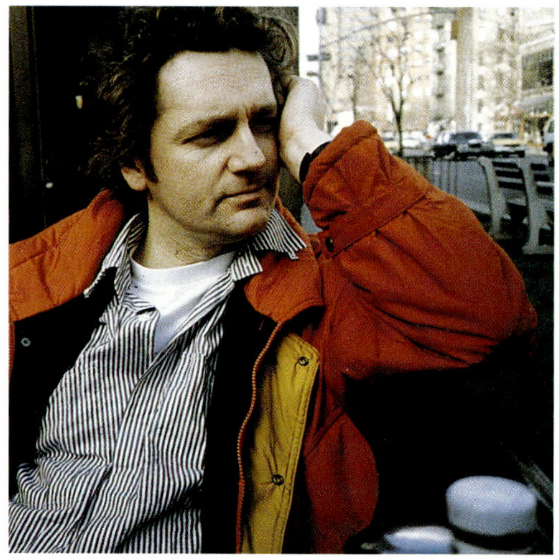

Food, 1990 – Zeitung und Beton

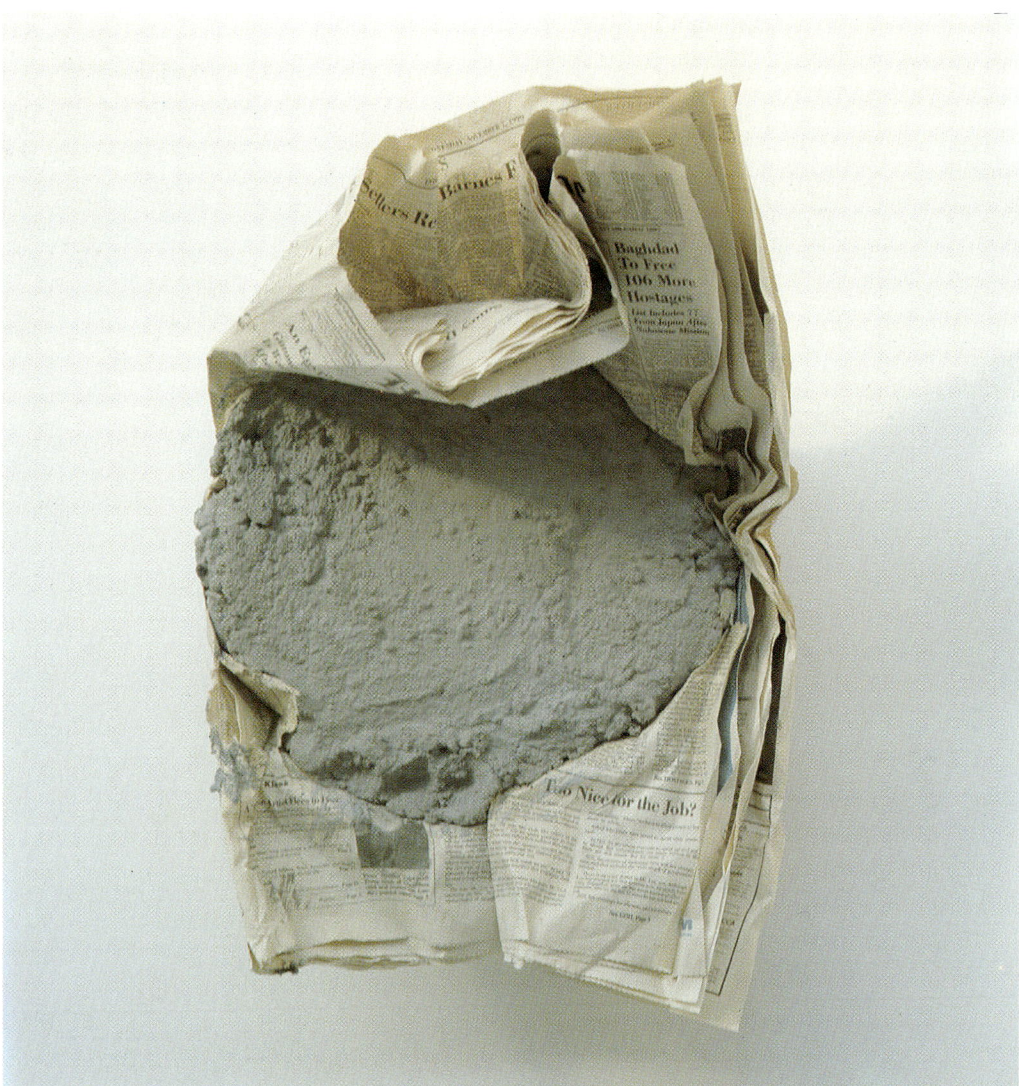

Behausungen

Zwischen dicht nebeneinander gestellte, graue Hohlblocksteine aus Bimsbeton ist Wellpappe gesteckt. Sie hängt ein wenig schief über den Steinen. „I sell this for a living" ist die Unterkunft eines Obdachlosen, zusammengesetzt aus gefundenem Abfallmaterial. „I sell this for a living" steht auf den Zetteln, die die obdachlosen Bettler in New York den Passanten entgegenstrecken, um dafür Geld zu bekommen, damit sie überleben können.

Drei Bimsbetonsteine hat Jårg Geismar senkrecht übereinander gestellt. Ihre Hohlräume hat er nach hinten teilweise ausgestemmt. Zwei Lampen stecken in Hohlräumen und werfen Licht auch auf die Rückwand. „Skyscraper", Wolkenkratzer heißt diese Arbeit.

Mit dem selben Stein sind symbolisch die minimale Behausung der Ärmsten und die maximale Behausung des Kapitals dargestellt, aber in recht unterschiedlichen Maßstäben, der Wolkenkratzer modellhaft klein, der Unterschlupf der Armen im Maßstab eins zu eins.

Beim „Skyscraper" ist neben der Bearbeitung der Steine noch die Beleuchtung hinzugekommen. Deutlich sichtbar verbinden die Elektrokabel das Gebaute mit Energie.

Elektrokabel setzt Jårg Geismar immer wieder in seinen Skulpturen als Zeichen für den Energiefluß oder den Informationsfluß ein. Da fließt Energie durch die mit Kabeln umschlungene Matratze, hier werden schließlich auch geheime Informationen weitergegeben. Oder er hat um eine Schnapsflasche ein Kabel geknotet und noch eine Blume dazwischen gesteckt. Alkohol, Liebe, Information oder Desinformation, Gefühl und Verstand bilden eine komplexe Skulptur. In seinen Installationen benutzt er die Kabel auch direkt zur Stromversorgung seiner Ventilatoren oder Projektoren. Und natürlich verbrauchen auch seine Videoinstallatio-

No name, Hannover 1989 – Teppiche, Betonscheiben und Stromkabel

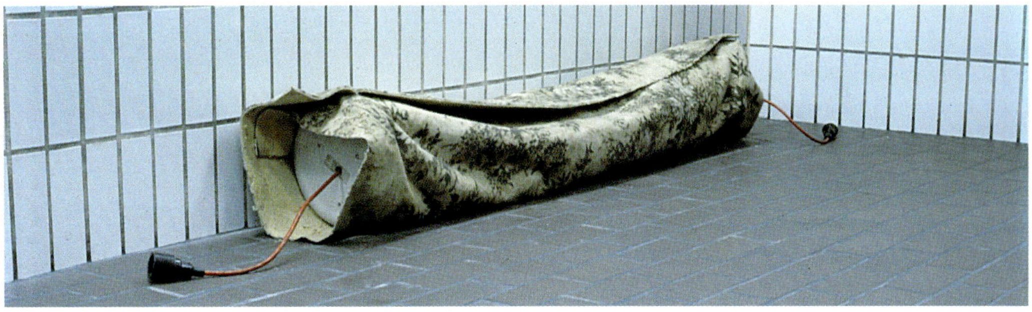

I sell this for a living, Köln 1987 – Bimsbetonsteine und Pappkartons

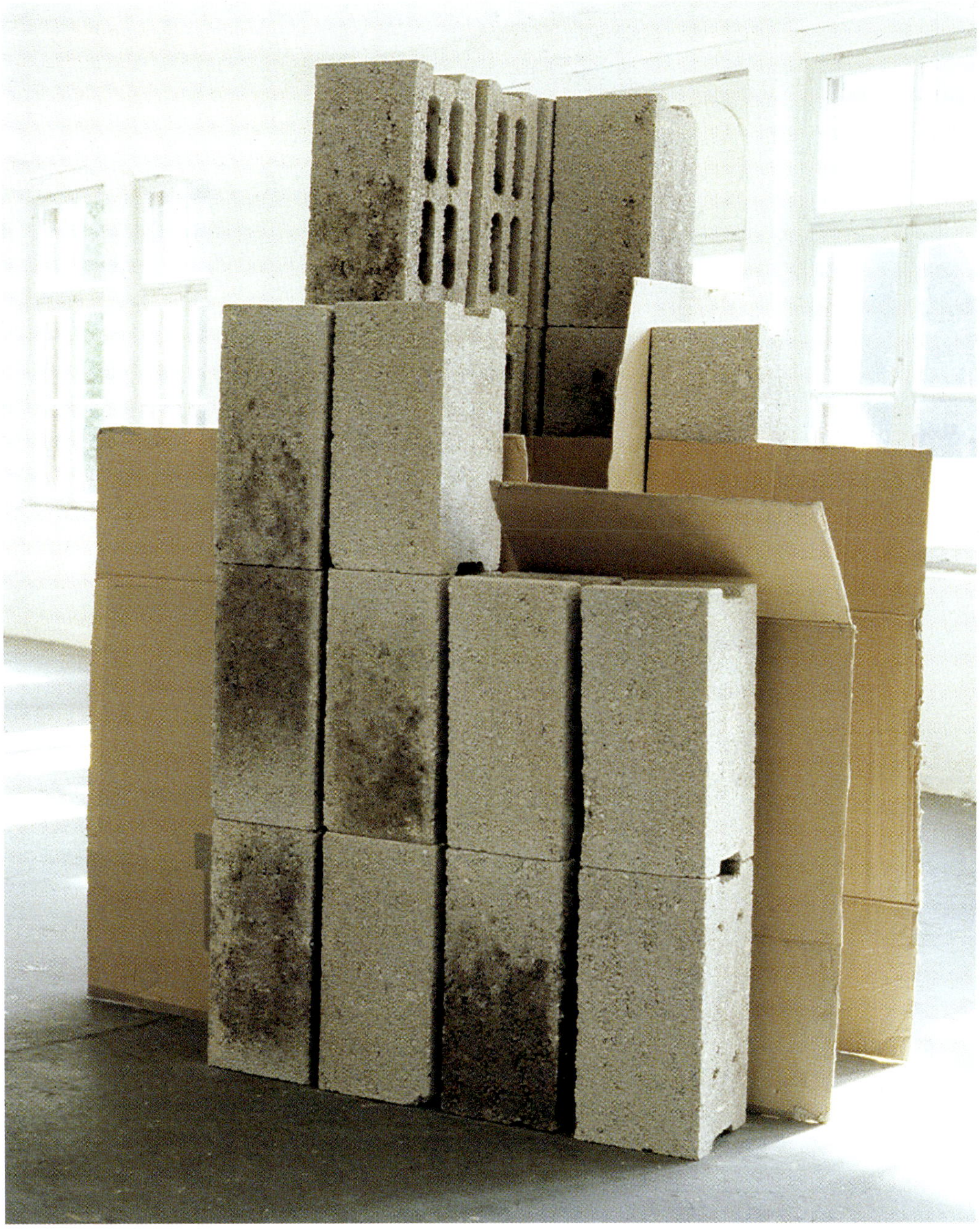

Hidden gifts, Venedig 1993 – Puppenkopf, Stromkabel, Beton

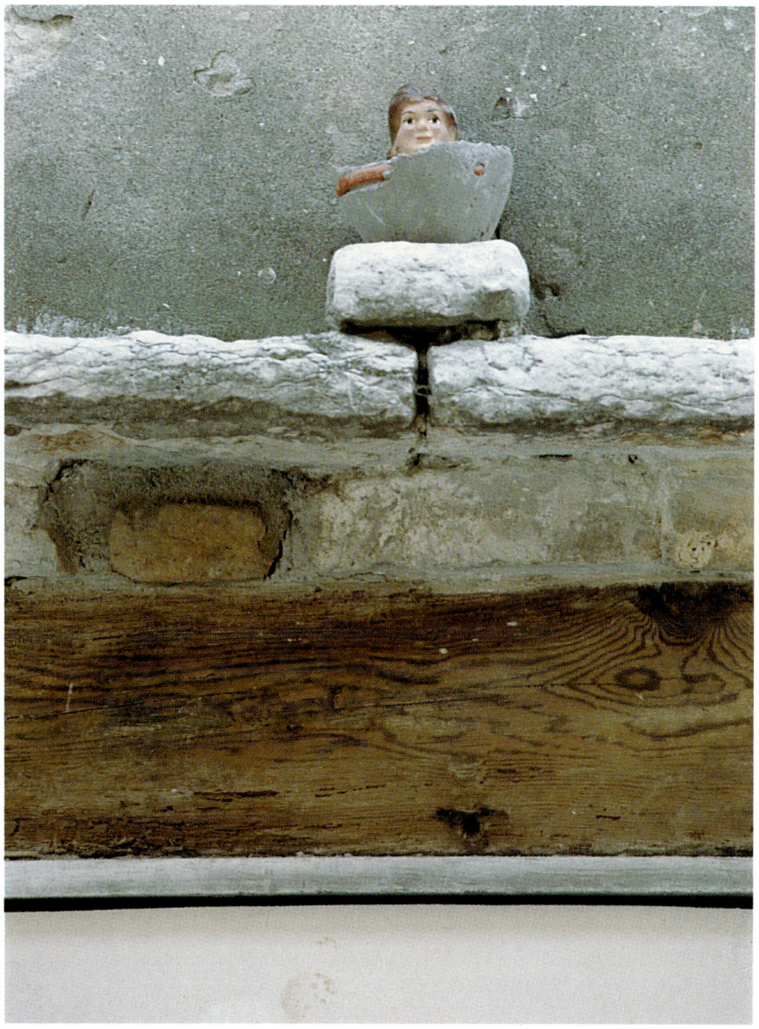

No name, Hannover 1989 – Teppich, Betonscheiben und Stromkabel

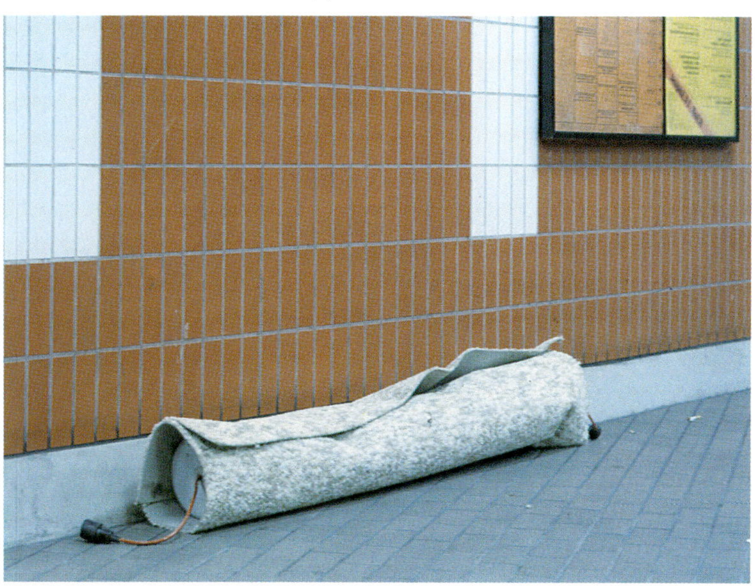

nen oder seine Ausstellung im Internet direkt den elektrischen Strom aus der Steckdose.

Obdachlosigkeit ist auch das Thema der „No Names", seiner 19-teiligen Installation „New York – Istanbul" in den U-Bahnhöfen Kröpcke und Aegidientorplatz in Hannover. In Nischen und Ecken, unter Treppen liegen Teppichrollen, aus denen an beiden Enden Elektrokabel aus Betonscheiben heraushängen. An einer Seite ist ein Stecker, an der anderen eine Kupplung vorhanden. Angeschlossen könnte wieder Energie durch die erstarrten, in Beton eingegossenen Menschen fließen. Es ist die Sehnsucht der Ausgeschlossenen nach dem Anschluß an das richtige Leben. Der Passant erwartet eigentlich geradezu, hier Menschen vorzufinden, er ist enttäuscht, aber vielleicht auch erleichtert, hier ein Stück Kunst vorzufinden und nicht mit der Realität konfrontiert zu sein. Vielleicht wird er beim nächsten Mal, wenn er wirklich einen Menschen in Lumpen, Decken oder einen Schlafsack eingewickelt herumliegen sieht, nicht so achtlos vorbeieilen. Auf jeden Fall hat diese Installation von Jårg Geismar Irritationen ausgelöst, Aggressionen, Zerstörungswut, aber auch Neugier und Mitleid. „Geismars Arbeiten sind die Versinnbildlichung des Lebens in der Großstadt, sie zeigen das Ineinandergreifen von Glanz und Abfall, demonstrieren angespannte Dialogsituationen, Balanceakte und Gratwanderungen" schrieb Hans-Werner Schmidt zu diesem Werkkomplex von Jårg Geismar und „Geismars Arbeiten haben durch das Arrangement eine soziale Dimension."

Das Zusammenfügen von unterschiedlichsten Gegenständen und Materialien sieht bei Geismars Skulpturen oft leicht, fast spielerisch, ad hoc zusammengefügt aus. Aber beim genauen Hinsehen entpuppt sich das Spiel als beängstigende Situation, die gerade noch im Gleichge-

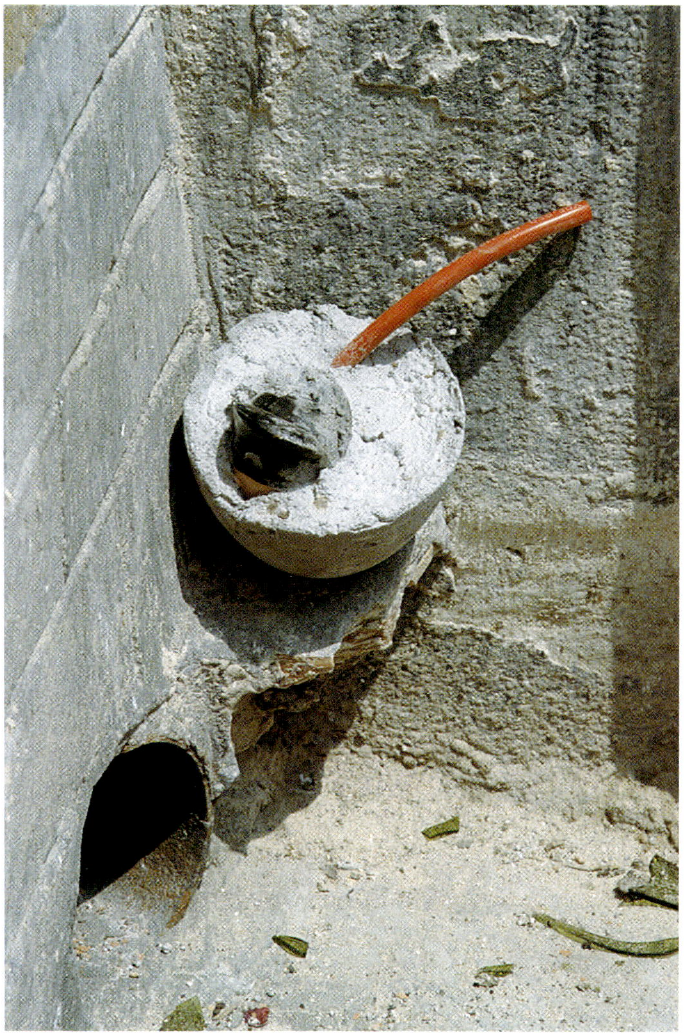

Hidden gifts, Venedig 1993 – Puppenkopf, Stromkabel, Beton

wicht gehalten wird, und dies ist bei seinen Arbeiten mit „Verspannungen" auch wörtlich zu nehmen.

„Tongue in Face" heißt eine Arbeit Geismars, bei der ein Stück Teppich in einer Schüssel in Beton gegossen wurde, jetzt hängt der rotbunte Teppich gierig wie eine Zunge aus dem Klotz hervor. „Fullmoon" heißt die zweizüngige Arbeit, bei der ein kleiner Teppich, ganz in Beton eingegossen, auf zwei Seiten aus einer kreisrunden Form herausschlappt.

Bei „Food" hat Geismar Tageszeitungen in Beton eingegossen. Sie sind inzwischen wieder getrocknet, aber man kann nur noch einen Teil abreißen, um zu lesen, um sich geistige Nahrung einzuverleiben.

Parallel zum offiziellen Biennalebeitrag in Venedig 1993 hat Geismar ein gutes Dutzend kleiner Skulpturen aus Beton, den Köpfen von Handpuppen und Elektrokabeln angefertigt und als versteckte Geschenke, als „Hidden gifts", in der Stadt verteilt. Eine der Figuren steht jetzt in einer vergitterten Nische, in der vielleicht einmal eine Heiligenfigur gestanden haben mag. Eine andere setzt er auf den veralgten Stufen am Rio dell' Arsenale aus. Das rote Kabel sieht hier wie ein Schnorchel aus. Die Wellen der vorbeifahrenden Boote wirbeln die kleine Skulptur herum, sie versinkt im Kanal. Der einzige kleine Frauenkopf steht souverän, mittig über einem zerbröselten Türgesims, das Kabel ist in den Beton gerollt. Tief in den Beton versteckt hat sich die Figur in der hell von der Sonne beschienenen Kirchenecke neben den Glasscherben einer zerbrochenen Flasche. Das rote Kabel scheint als Antenne auf Nachrichten zu hoffen. Die bunten Puppenköpfe, die einmal Kinder zum Lachen gebracht haben, sehen hier in den Beton eingedrückt ein wenig wie der Karneval, aber auch wie der Tod in Venedig aus.

Fullmoon, Hannover 1990 – Teppich, Beton

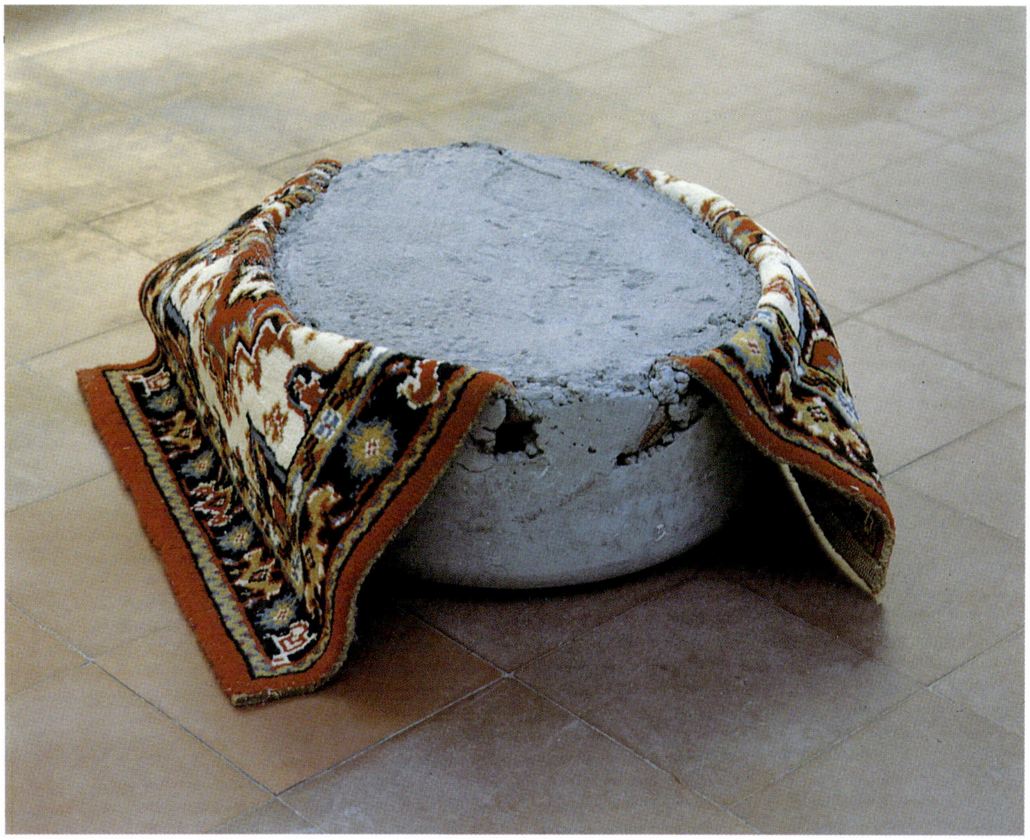

Sery C.

Sery Christian
1959 in Linz, Österreich geboren
Studium an der Hochschule für künstlerisches und industrielles Gestalten in Linz
lebt und arbeitet seit 1984 in Düsseldorf

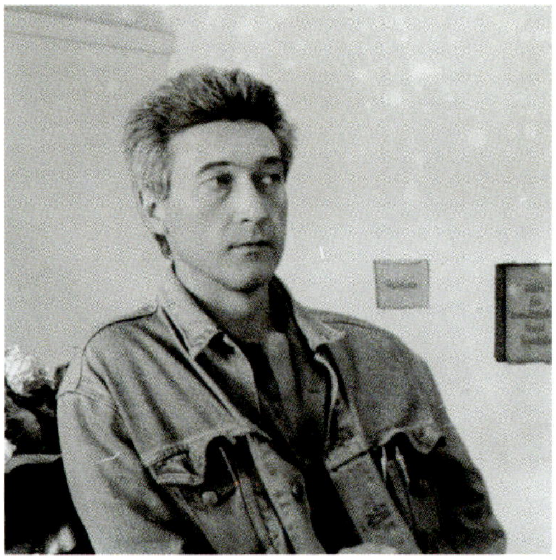

Sekante-Gläserner Appendix, Münster 1995 – 7 Abstichkanäle aus Beton, Bitumen, 90 m lang

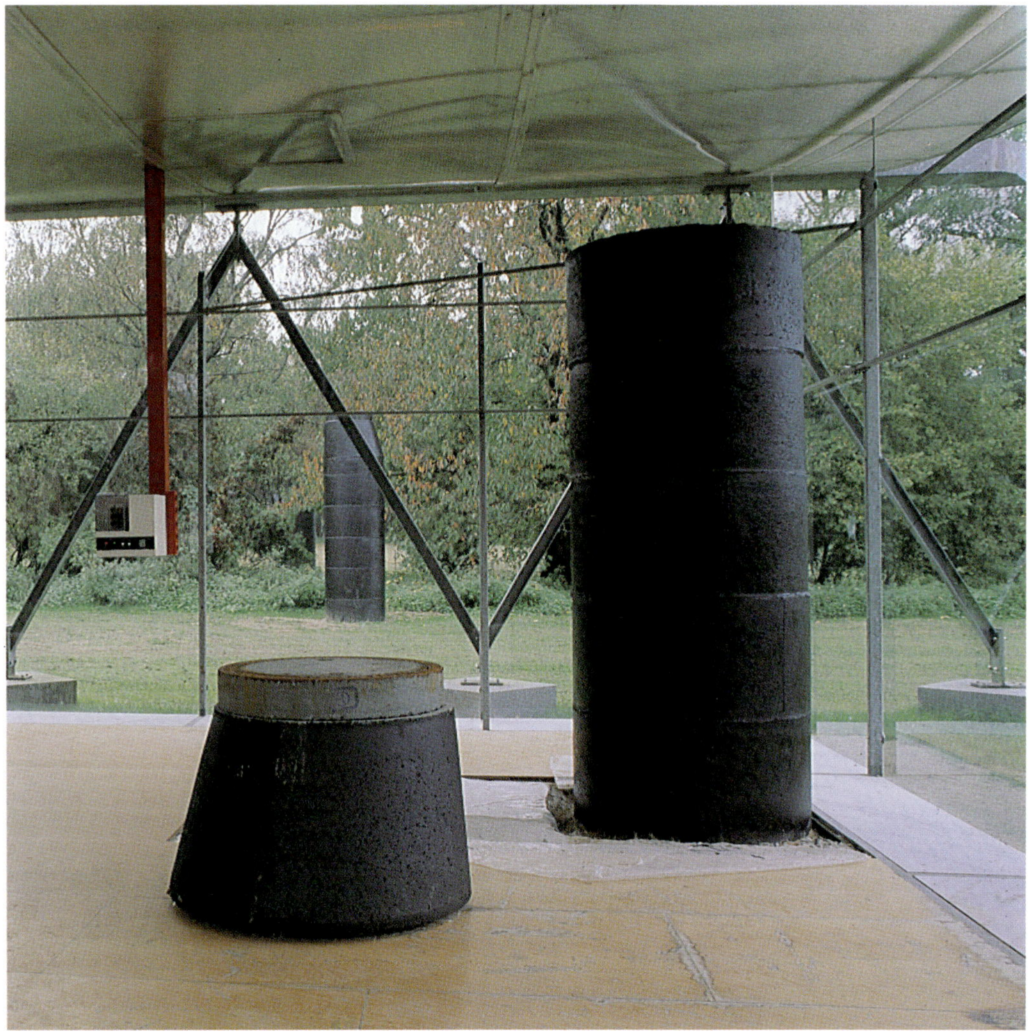

Der Schnitt durch den Park

Auf der Wiese, zwischen Bäumen und Sträuchern, wachsen schwarze Röhren aus dem Boden hervor. Es könnten Abluftschächte, Schornsteine, Teile einer gigantischen, unterirdisch verborgenen Maschine sein.

Aber es sind Abstiegschächte für die Kanalisation, die Sery C. hier in den Aawiesenpark in Münster gestellt hat. Sie sind aus vorgefertigten Betonrohren zusammengesetzt, auf den obersten konischen Rohren liegen die Deckel. Ringsum sind sie schwarz mit Bitumen angestrichen. Weil der obere Abschluß aller Schächte auf einem Niveau liegt, das Gelände aber etwas abgeböscht ist, sind sie in verschiedenen Längen sichtbar.

Normalerweise sind diese Schächte nicht zu sehen. Sie werden unter den Straßen eingebaut. Nur die runden Einstiege aus Beton und Gußeisen sind dann im Straßenbelag noch sichtbar.

Hier im Park wirken die schwarzen, in einer geraden Reihe aufgestellten Röhren bedrohlich. Sie könnten die Vorboten einer bereits einnivellierten Straße sein, bei deren Bau der Park dann meterhoch zugeschüttet würde. Der Park würde zerstört, die Schächte unter der neuen Straße wieder unsichtbar sein.

Gleichzeitig ist die Reihe der schwarzen Schächte die „Sekante", die den Wewerka Pavillon schneidet. Eigentlich ist diese „gläserne, strukturale Vitrine" der zentrale Ausstellungsraum, in dem sonst Kunst ausgestellt wird. Sery hat diesen üblichen Rahmen erweitert und den Pavillon nun als „gläsernen Appendix", als Anhängsel in seine 90 Meter lange Installation mit einbezogen.

Und er hat auch einen Eingriff in die Bausubstanz des Pavillons vorgenommen.

An einer Stelle ist das Parkett ausgebaut und liegt jetzt lose herum. Durch den Betonfußboden hindurch bohrt sich der

Schacht bis ins Erdreich hinab. Das obere Abschlußelement steht noch daneben, kann noch nicht aufgesetzt werden, weil die Raumhöhe dazu nicht ausreicht. Es müßten erst Teile der gläsernen Decke entfernt werden. Aber im Innenraum braucht der Schacht auch nicht gegen den Abstieg Unbefugter gesichert zu sein.

Diese von Sery in die Landschaft gestellte Arbeit hat starke Bezüge zu seinen großen Bildern und Bemalungen mit flüssigem Kautschuk oder Silikon. Seine Bilder, die „Vertikal-Sektionen" sind Schnitte durch Innenräume wie Museen oder Ausstellungshallen. Die Form dieser Räume bildet die Kanten der Bilder, Unterzüge bilden rechteckige oder auch trapezförmige Einschnitte in die Bilder, unterschiedliche Raumhöhen werden zu Sprüngen in den Oberkanten. Die untere Kante ist üblicherweise wie die normale Bodenfläche waagerecht. Hier im Park ist die Raumbegrenzung nach oben offen, aber auch hier bildet die Oberkante der Schächte eine Waagerechte. Die untere Bildkante, der Geländeverlauf bewirkt eine unterschiedliche Höhe und die vorgefundenen Formen des Wewerka Pavillons bilden sich in der Gesamtkomposition ab. Die von Sery C. hier hinzugestellten Schächte wirken wie tiefe Einschnitte.

Bei den monochromen Schnittbildern streicht Sery die Ölfarben mit breiten, ausladenden Strichen grob auf seinen Untergrund aus hölzernen Platten. Dadurch reflektieren die blauen, grünen, roten oder orangefarbenen Flächen das Licht zugleich dominierend intensiv und nuanciert lebendig. Seine Bemalungen mit Kautschuk oder Silikon sind ebenfalls einfarbig weinrot oder olivgrün oder ockerfarben und uneben, haptisch aufgetragen. Und auch hier im Park reflektiert der grob aufgetragene Bitumenanstrich das Licht nicht total gleichmäßig schwarz. Die grüne Natur und die Kleidung der Besucher, die zwischen den Schächten hindurchgehen, geben der Installation ihre wechselnde Farbigkeit. Es ist ein mit schwarzem Bitumen in den Park gemaltes Bild, das Sery C. aber nicht wie sonst loslösen, mitnehmen und an einem anderen Ort wieder zeigen kann.

Sekante-Gläserner Appendix, Münster 1995 – 7 Abstichkanäle aus Beton, Bitumen, 90 m lang

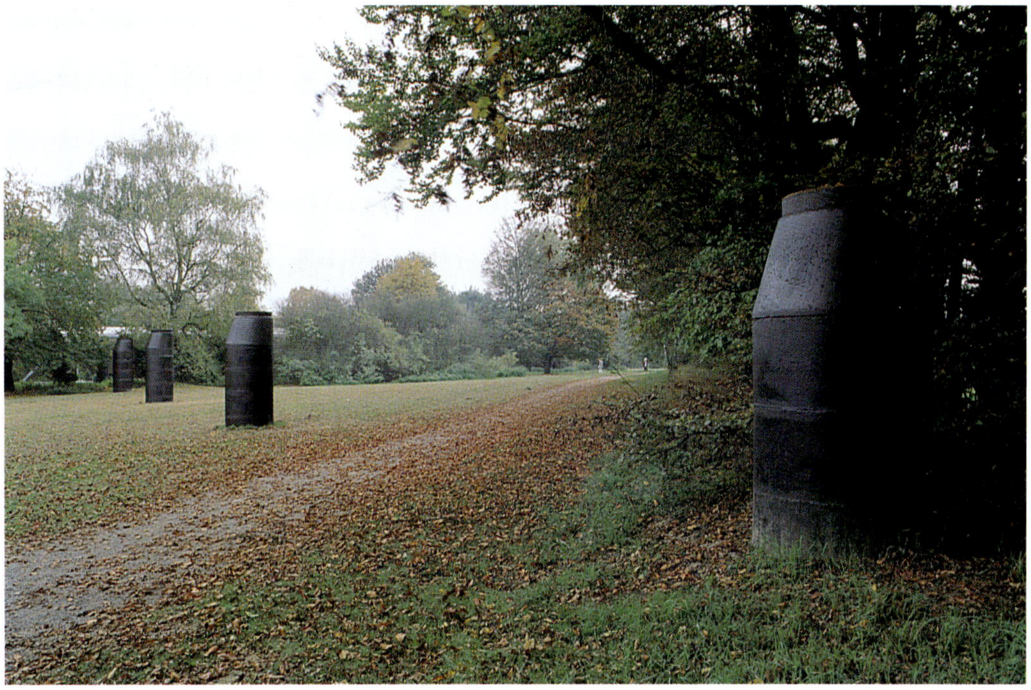

Sekante-Gläserner Appendix, Münster 1995 – 7 Abstichkanäle aus Beton, Bitumen, 90 m lang

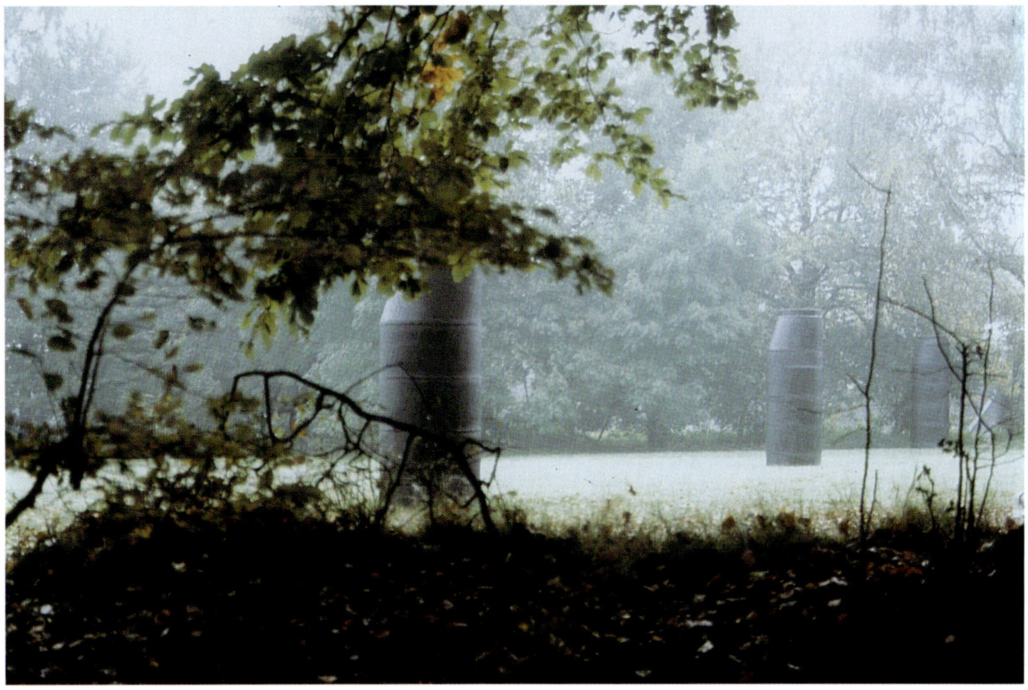

Rüdiger Preisler

Rüdiger Preisler
1945 in Santiago de Chile geboren
Akademie für Grafik, Druck und Werbung, Berlin
lebt in Berlin

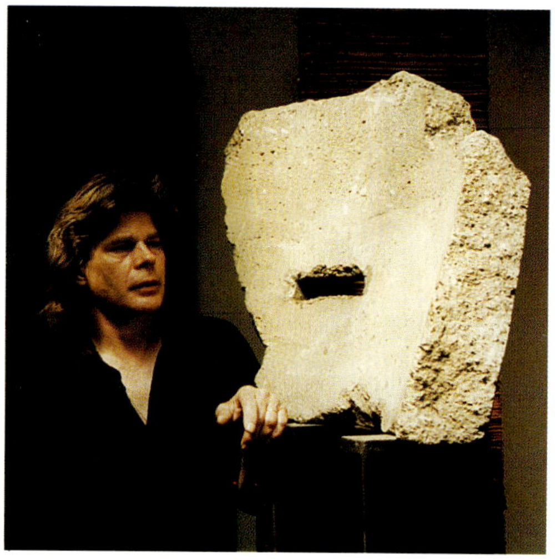

Das Tafelbild, 1987 – Stahlskulptur mit 30 Tafeln aus Beton

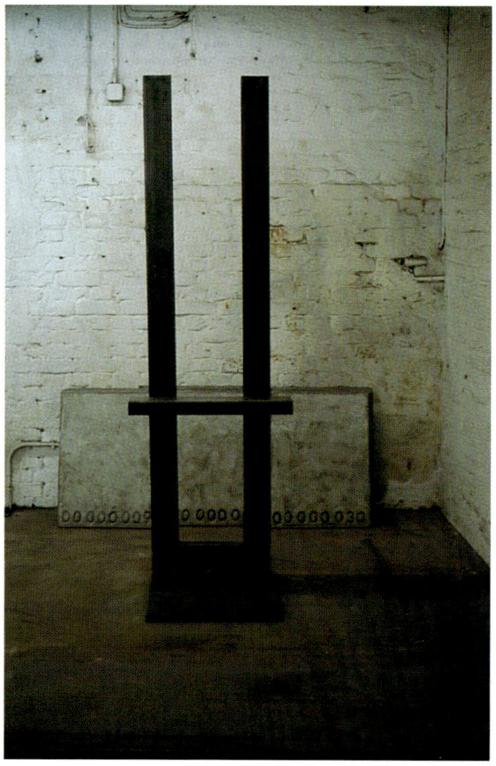

Bilder aus Beton

Die Auseinandersetzungen mit seiner Umwelt lassen sich im Werk Rüdiger Preislers nachvollziehen. Gegenstände, Räume, Fassaden, die er für sich entdeckt hatte, kehren in eigenen Arbeiten wieder. Zuerst waren es Objekte aus Abrißhäusern wie Klingelknöpfe, Dielenbretter, Scheuerleisten, die er sich aneignete und im Atelier mit Abbildungen der ursprünglichen Umgebung ergänzte, bis er den eigenständigen Kunstwert dieser Objekte für sich erkannte.

Aus seinem Interesse an Gedrucktem, an Radierungen mit ihren Schwarzweißeffekten, entwickelte sich eine Vorliebe für Zeitungen, Zeitungsblätter.

Waren für den Einsatz von Beton noch bestimmte Nachrichten ausschlaggebend für die Verwendung einzelner Seiten, so löste sich mit der Zeit die schöpferische Umsetzung von der Bedeutung der Worte zur reliefartigen Verwendung von ganzen Zeitungsbündeln. Papierstößen, die mit Polyester- und Zementstaub dann zu Türmen geschichtet, versteinert wurden.

Ein Schlüsselerlebnis für sein Interesse, mit Beton zu arbeiten, war die Auseinandersetzung mit dem Baustoff beim Projekt „Aneignung einer Wunde". Bombenspuren an einem Bunker beim Anhalter Bahnhof inspirierten ihn zu einem Objekt, bei dem er den vorgegebenen Einschlag durch Umrahmung zu einer „Wunde" verwandelte. „Ich hatte diese innere Sprache des Betons und seiner Bewehrung als ein wichtiges Element erlebt, das durchaus auch nach außen sichtbar werden kann, weil es ganz logisch zusammenhängt."

Dieses Erlebnis hatte Folgen. „Ich wurde fast vom Beton überrumpelt. Beton im Atelier zu verarbeiten, war eigentlich gar nicht die Situation, an die ich bis dahin gedacht hatte." Aber er stellte sich schnell auf die Besonderheiten des Baustoffs ein und entwickelte ein Materialgefühl, das ihm auch die korrekte Verwendung fachspezifischer Bezeichnungen erleichterte. „Ich spreche nie davon, daß ich Beton gieße, ich bringe ihn ein. Es ist für mich wichtig, daß ich tatsächlich jeden Quadratzentimeter mit einer Kelle auftrage und daß ich das Gefühl habe, daß ich den Beton wirklich gestalte und ihn nicht als eine fließende Masse einfach erstarren lasse und dann dieses Ergebnis zwangsläufig akzeptiere."

Schon früh macht er sich die ästhetischen und optischen Reize des Betons zunutze, Bücher aus Beton, Tagebuchaufzeichnungen auf Betonplatten gekritzelt, „Rausreißungen" genannte Arbeiten, bei denen Stahlbänder nach dem Abbindungsprozeß aus dem Beton herausgerissen werden, sind Zeugnisse dieser Auseinandersetzung mit dem Material, an dem den Künstler die „poröse, gleichzeitig geschlossene Oberfläche interessiert", die Tiefe, „das Verborgene unter der Außenhaut".

Betonwerke werden zu Bildern. Sie erzählen von der Sinnlichkeit des Materials, zeigen die charakteristische Härte auch der Bruchkanten. Kein Bild gleicht dem anderen, jedes Objekt hat sein eigenes Leben. „Sein Werkstoff zeigt eine neue Schönheit auf", berichtet eine Zeitung von seiner Ausstellung im süddeutschen Raum. Und: „Rüdiger Preisler versetzte die Besucher mit seinen Betonkunstwerken in Erstaunen." Daß ihm das mit einfachen Mitteln gelingt, liegt sicher daran, daß ihm Beton gefällt und weil er überzeugt davon ist, daß der Baustoff „eine wirklich eigene Sprache hat".

Jörg M. Fehlhaber

Rausreißungen, 1987 – Beton und Stahl

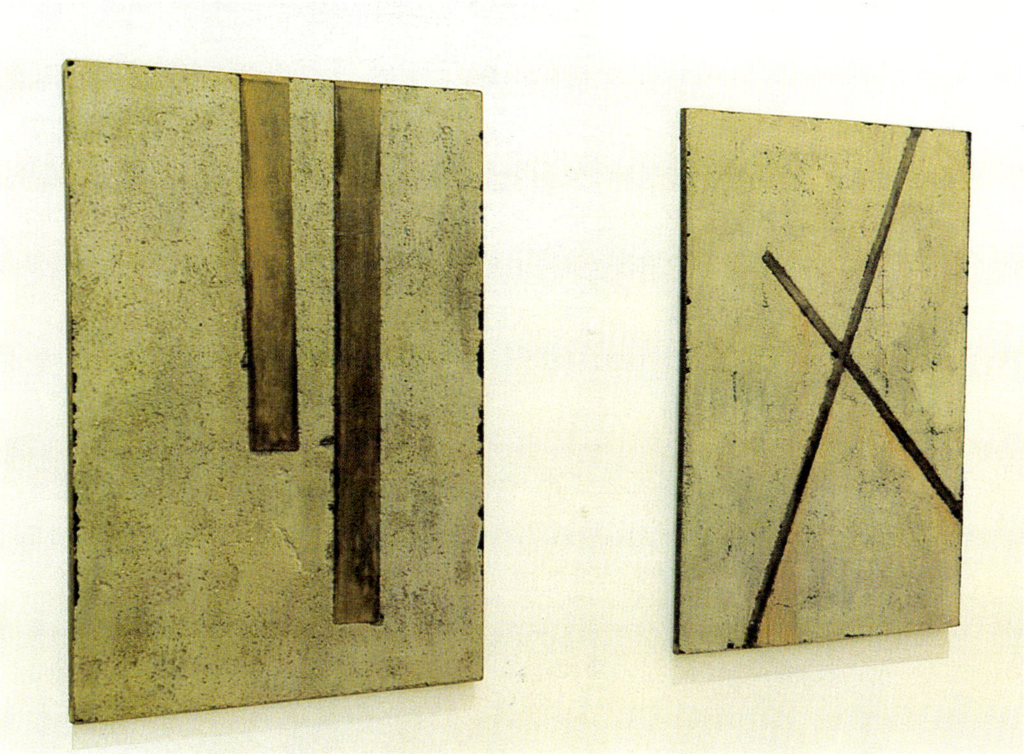

Triptychon, 1987 – Beton und Stahl

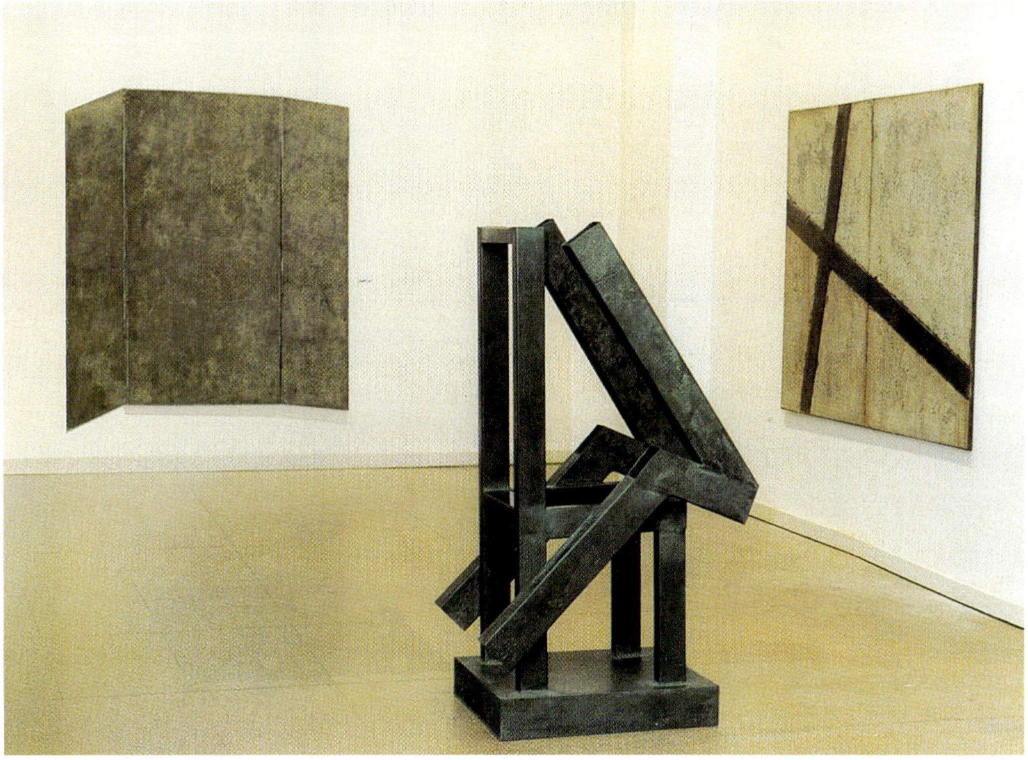

Marcel Hardung

Marcel Hardung
1958 in Düsseldorf geboren
gelernter Stahlbautechniker
Gaststudium der Architektur an der Kunstakademie Düsseldorf
lebt und arbeitet in Düsseldorf

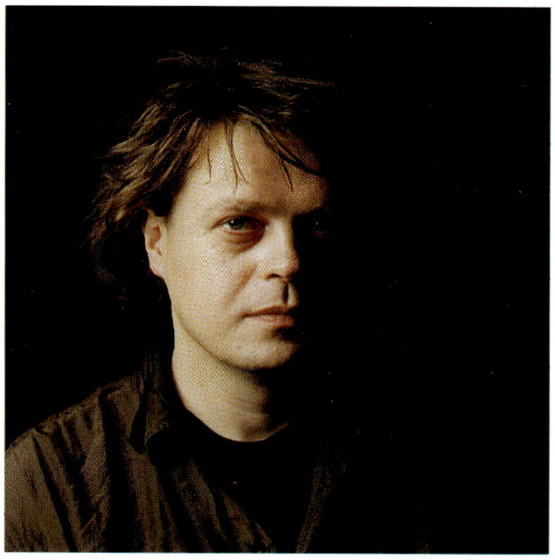

Waschen – Nullmedium, 1989 – Betonabgüsse

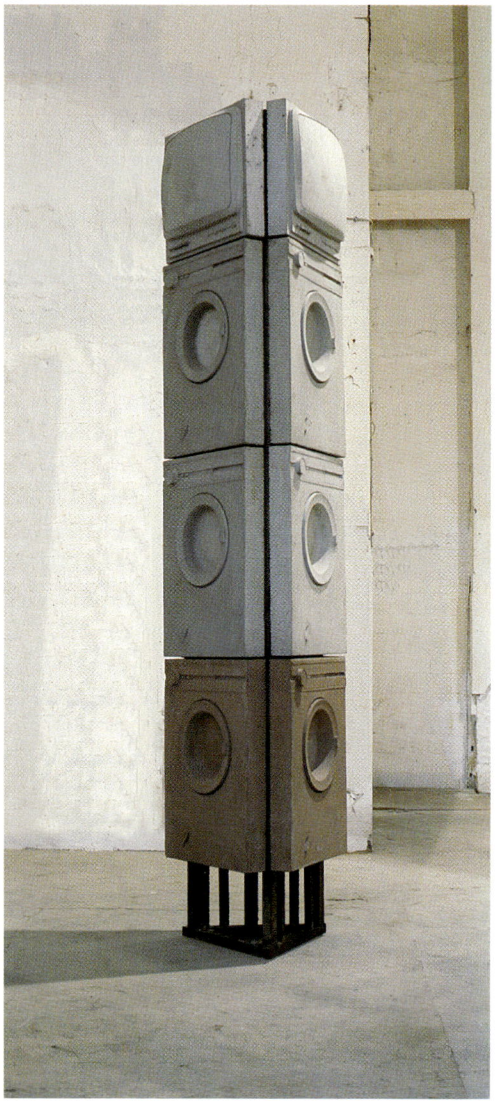

Raum und Zeit

Kulturelle Epochen und unterschiedliche Kulturkreise kommunizieren in Marcel Hardungs Werkzyklus „Rotation" miteinander. Neben räumlichen und zeitlichen Komponenten kommt dabei auch politisch-sozialen Aspekten besondere Bedeutung zu.

In der Mitte der Arbeit „Rotation – Völkerwandern bildet" stehen kantige, eicherne Stelen auf einer runden Bleiplatte. Ringsum stehen Betonabgüsse noch oder schon halb auf dieser Bleiplatte, ihre andere Hälfte steht daneben auf dem normalen Fußboden. Es sind Abgüsse von zumeist kleinen technischen Teilen, die mit elektrischem Strom, mit Energie zu tun haben. Im Guß ist ihnen ein ihre Größe verbreiternder Sockel mit angegossen worden. Es sind Abgüsse eines Klingelbrettes, einer elektrischen Schaltanlage, eines kleinen TV-Monitors, eines Tonbandgerätes, eines Lichtschalters und auch einer Gummiwärmflasche. Die Abgüsse sind schnell und eindeutig zu identifizieren. Holz, ein Stück Natur und zugleich ein Symbol für die dritte Welt, wird von den Errungenschaften der ersten Welt umringt. Der Abguß dieser einfachen technischen Teile in Beton konserviert sie, macht sie wertvoll.

Diese versteinerten Formen erwecken aber auch Erinnerungen an geschichtliche Formen, an Tempelwände, an Rudimente aus längst vergangenen Epochen der Menschheitsgeschichte. Aber die hier abgegossenen Formen sind auch nicht unbedingt High-Tech-Formen aus unserer Zeit. Sie sind im Informationszeitalter mit immer kleiner und leistungsstärker werdenden Chips schon obsolet. Die Zeichen der Technik sind überholte, versteinerte Relikte geworden.

Das Rotationsprinzip zeigt das Werden und Vergehen der historischen Kulturen und damit das Wechseln von materiellen und politischen Vormachtstellungen.

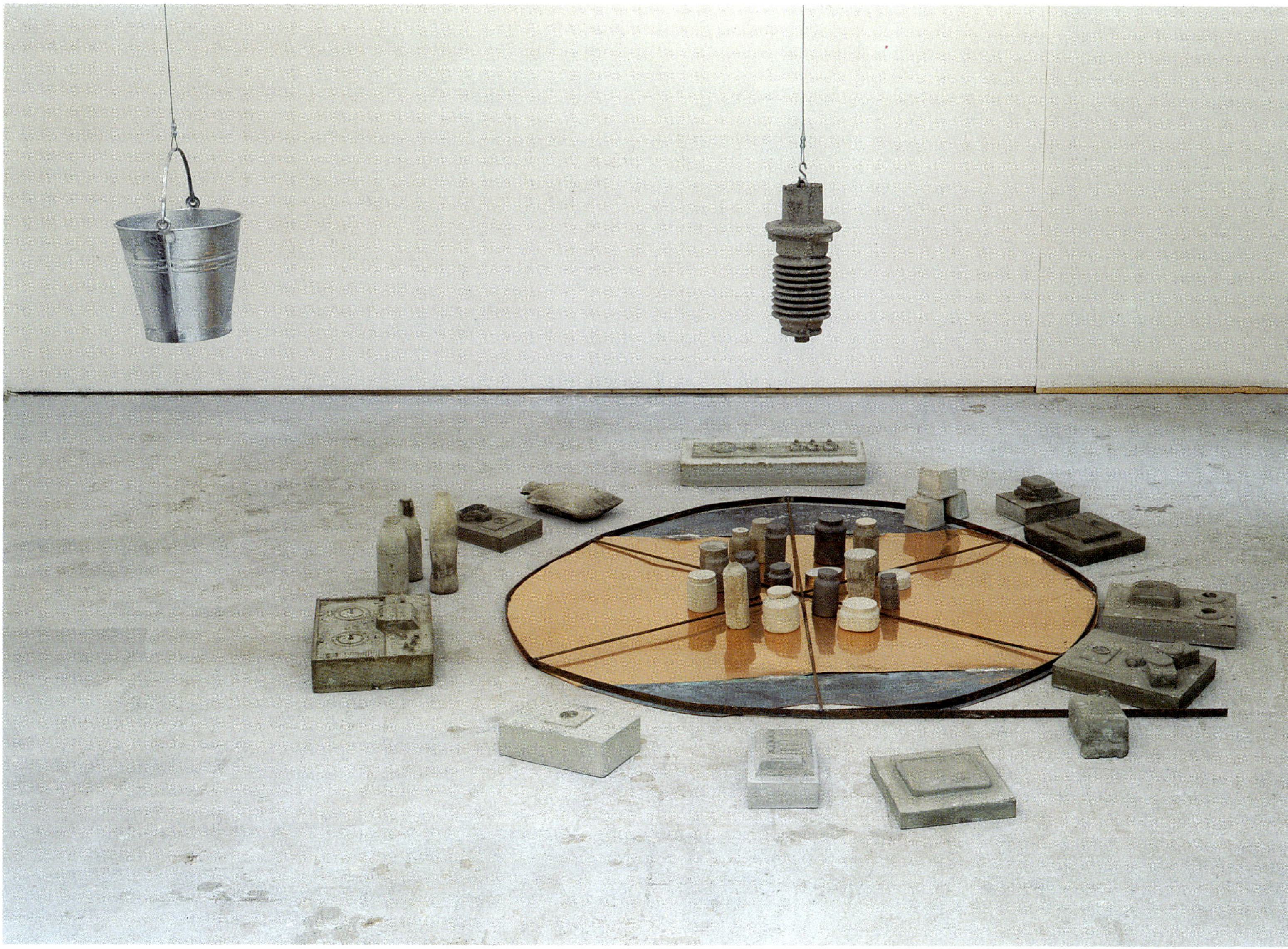

Rotation – Die soziale Frage, 1993 – Kupferplatte, Wassereimer und Betonabgüsse

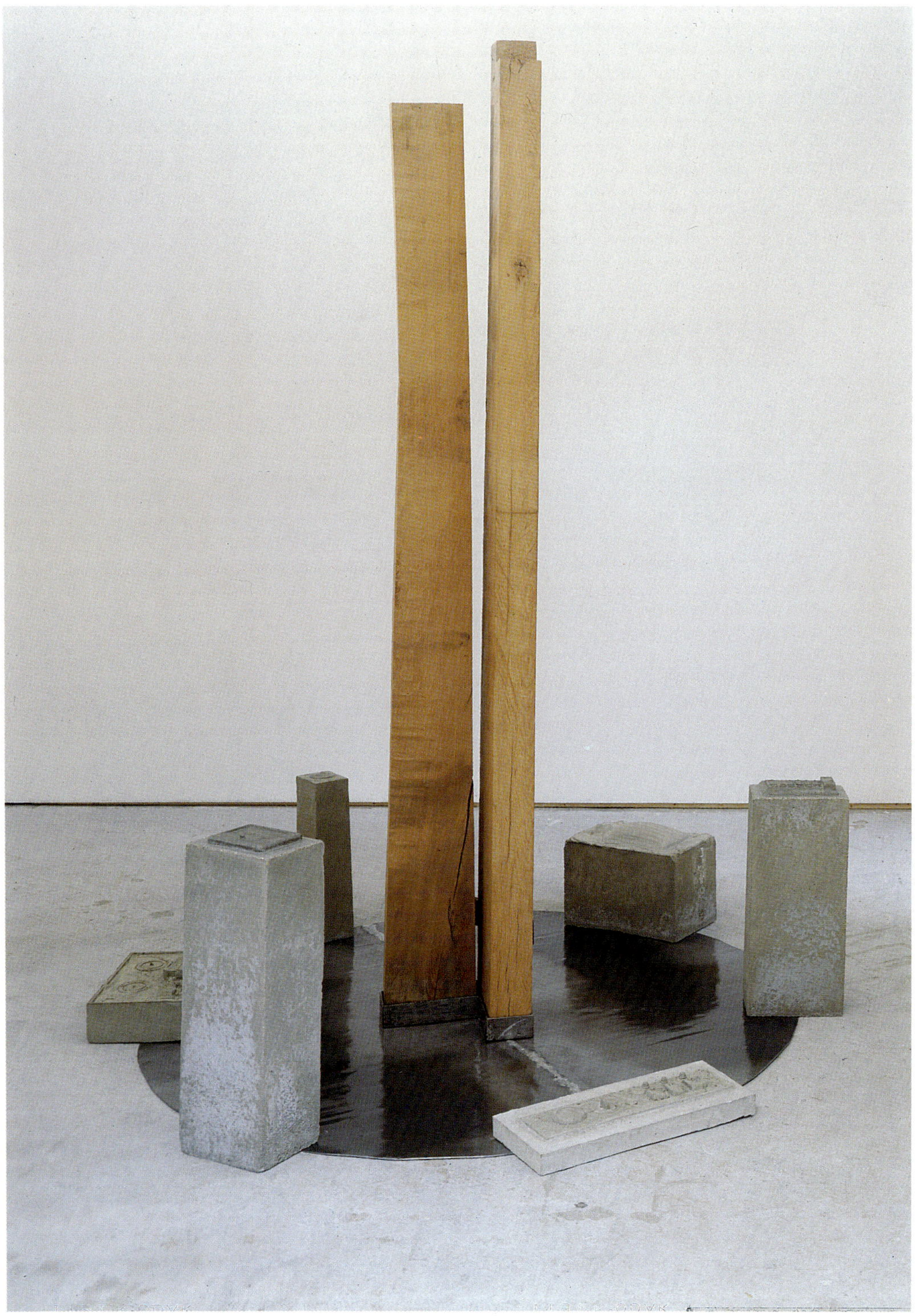

Rotation – Völkerwanderung bildet, 1993 – Bleiplatte, Eichenholz und Betonabgüsse

Gegenwärtiges Gestern und vergangenes Heute relativieren sich.

Bei seiner Arbeit „Rotation – Die soziale Frage" konkretisiert Marcel Hardung die Relation von Natur, Technik und Zeit noch bedrohlicher. Zentral über einer runden Platte aus Kupfer und Zinn, die wie die alten Altäre der Hopi-Indianer in die Himmelsrichtungen Norden und Süden, Nordosten und Südwesten und Nordwesten und Südosten unterteilt ist, hängt der Isolator einer elektrischen Hochspannungsleitung in Beton nachgegossen. Dieser Isolator wird über ein Drahtseil und zwei Rollen von einem mit Wasser gefüllten Eimer im Schwebezustand gehalten. Wenn das Wasser, die Grundlage allen Lebens, verdunstet, verbraucht ist, wird der Isolator wie eine Bombe in den Altar einschlagen, die Zylinderformen, die wie Flaschen und Tiegel die Vergangenheit auf dem Altar bewahren, auseinandersprengen. Er wird sie in die ringsum aufgereihten Abgüsse der technischen Geräte unserer Zeit werfen. Vergangenheit und Gegenwart werden entweder zerstört oder vermischen sich miteinander. Gegenwart und Vergangenheit werden eins. Die Zeit wird ausgelöscht. Und damit stirbt auch alles Leben.

Die Beschäftigung mit geschichtlichen Vorgängen – zum Beispiel in der frühen Sowjetunion – gab Marcel Hardung auch die Anregung zu seinen Arbeiten „Der Club der Drucker" (1984/85), „Der Club der Energie" (1989) und „Das Klubhaus der Straßenbahner" (1986/87).

Im „Klubhaus der Straßenbahner" nimmt er Motive des 1927/28 von Konstantin Melnikow in Moskau gebauten Clubs auf. Über einer Bodenform aus einem abgebrochenen, dreizackigen Stern steht eine spitzwinklige Betondecke. Oben ist daran der Abguß einer kugelförmigen Lampe angebracht, so daß eine menschenähnliche Figur entstanden ist. Die Lampe scheint noch mit einem Kabel verbunden, noch zum Leuchten zu bringen sein. Ein rechtwinklig geformter Absperrstab trennt Zackenform und Figur.

Technische Geräte, wie sie heute überall wie selbstverständlich benutzt werden, so auch Fernsehgeräte, hat Marcel Hardung schon vor vielen Jahren in Beton gegossen. Er hat die Vorderseite von Fernsehgeräten direkt mit Beton begossen, so daß sich bei der fertigen Arbeit dann die Frontscheibe nach hinten hin wegwölbt und die Schaltknöpfe zu kleinen Hohlräumen werden. Oder er hat die Geräte über den Zwischenschritt mit Negativformen zu wirklichen Abgüssen gemacht. Bei größeren Geräten wie Fernsehern oder Waschmaschinen hat er von den Vorderseiten plattenförmige Reliefs abgegossen, die er auch zu großen Skulpturen wie „Waschen-Nullmedium" auftürmt.

Indo III, 1990 – Holz, Stahl und Beton

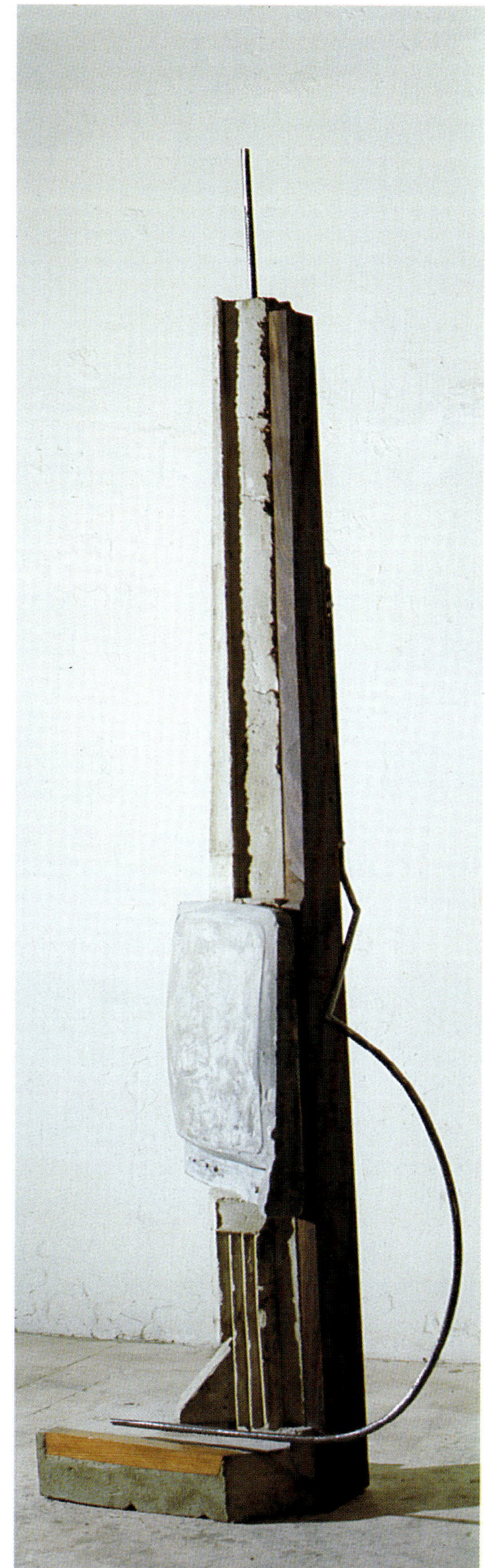

Club der Straßenbahner, 1986 – Holz, Stahl und Beton

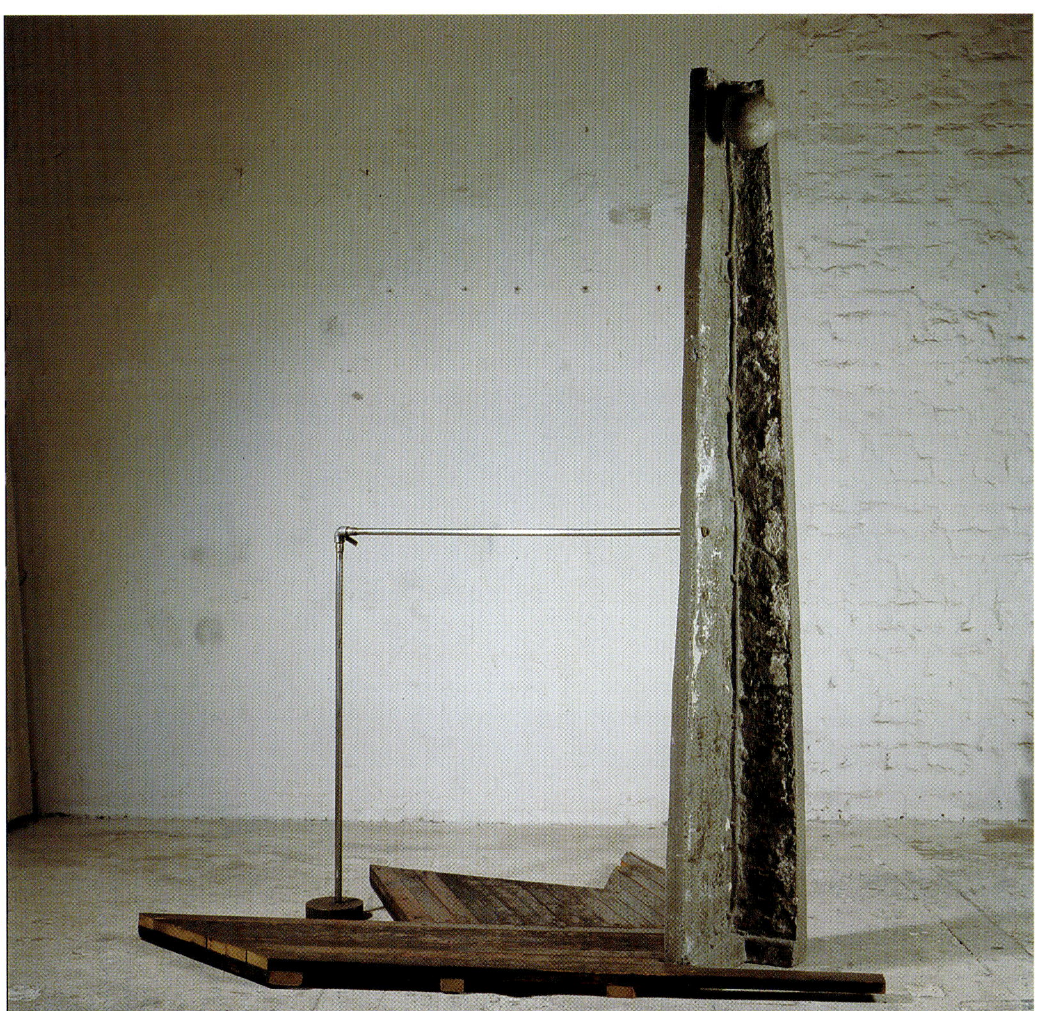

Susanne Windelen

Susanne Windelen
1959 in Warendorf geboren
Studium an der Kunstakademie Münster
lebt und arbeitet in Münster

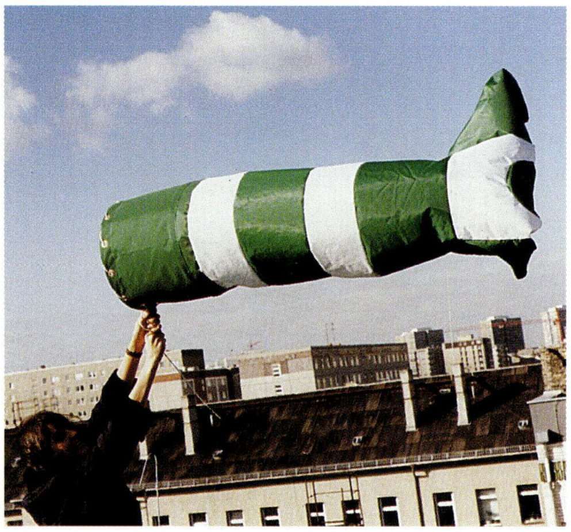

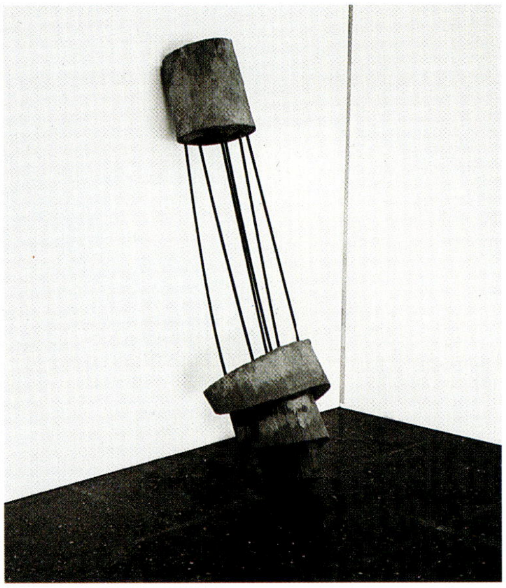

Ohne Titel, 1991 – Beton und Baustahl

Ohne Titel, 1991 – Beton und Baustahl

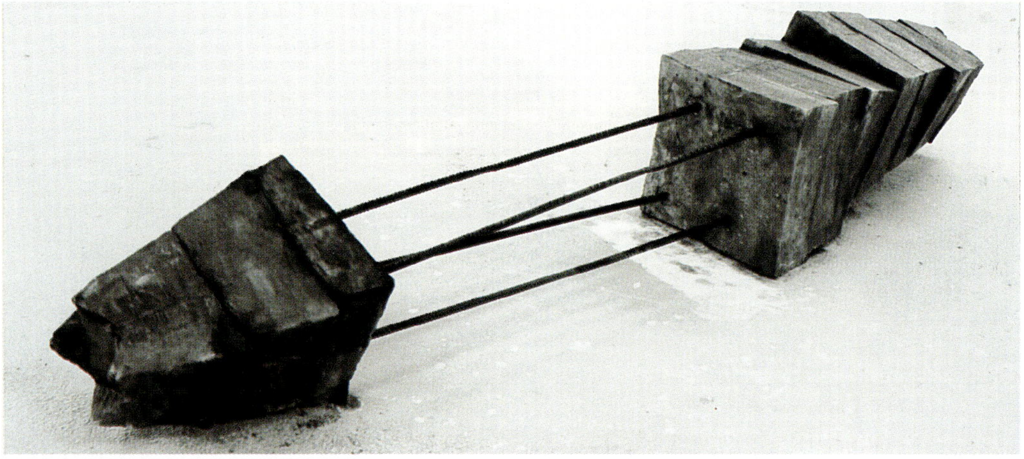

Der Schein der Form

Die mit vier Bewehrungseisen verbundenen Betonkörper sehen wie Pyramidenstümpfe oder wie unregelmäßig geformte Platten aus, die sich zwischen den beiden Kronenendstücken über die Stäbe verschieben lassen könnten. Sie sind auch ein wenig verdreht zueinander angeordnet. Diese Drehbewegung wird bei der Arbeit mit den runden Formen schon durch die Verdrehung einiger der sechs Bewehrungseisen impliziert und durch die spiralförmige Betonform noch verstärkt. Die filigranen Bewehrungseisen als Stäbe und das Volumen des Betons sind auch Sinnbild für Druck und Zug, für Entstehungsprozesse beim Bauen mit Stahlbeton. Dort wartet das Geflecht aus Bewehrungseisen in einer Schalung auf seinen vollständigen Einguß in den Beton. Es wird von unten nach oben betoniert, ein Gebäude wächst empor.

Susanne Windelen geht in diesen Arbeiten von 1991 den Betonierungsvorgang jedoch von den Seiten an, von vorne und hinten oder von oben und unten. Sie läßt den wichtigen mittleren, zentralen Bereich offen. Vielleicht könnten die Skulpturen beim Abtransport zerknicken.

Im Rahmen des Projektes „Binnen-Hafen-Zeit" hat Susanne Windelen im Duisburger Hafen sieben Boote in Beton gegossen. Auch hier sind Bewehrungseisen sichtbar. An den Haken könnten die Boote wie Fertigbauteile auf einer Baustelle emporgehoben und versetzt werden.

Die Boote liegen wie hingeworfen auf den rauhen Uferböschungen. Empfindliche, mit Stoff bespannte Paddelboote oder hölzern beplankte Ruderboote würden nicht so achtlos hingelegt werden. Es sind Bauteile und keine Boote mehr. Trotz ihrer Größe und trotz ihres stabilen Materials wirken die Bootformen mit ihren harten und weichen Kanten mit

Stilleben für Morandi, 1992 – Kunststein und Betonguß in Vitrine

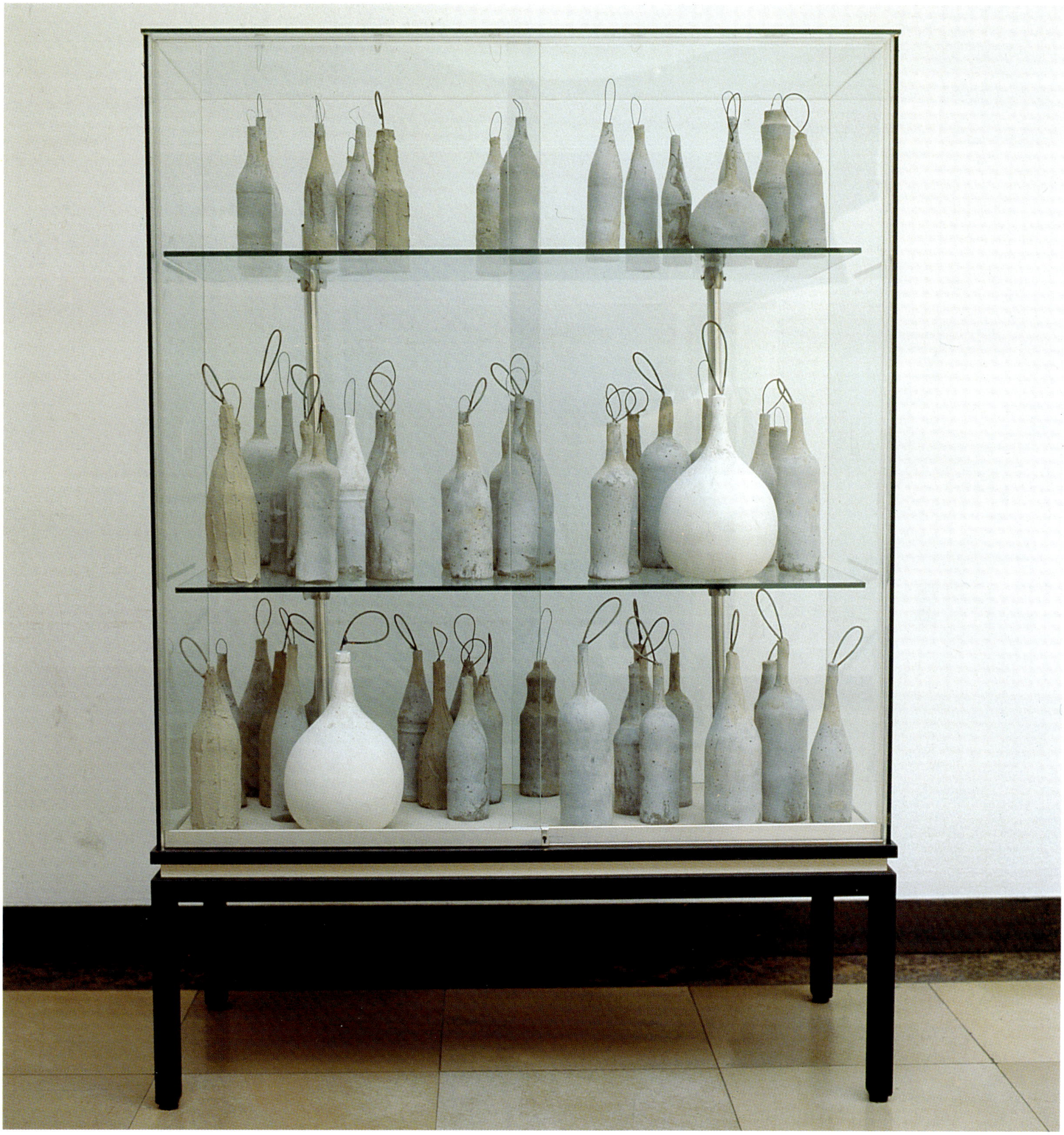

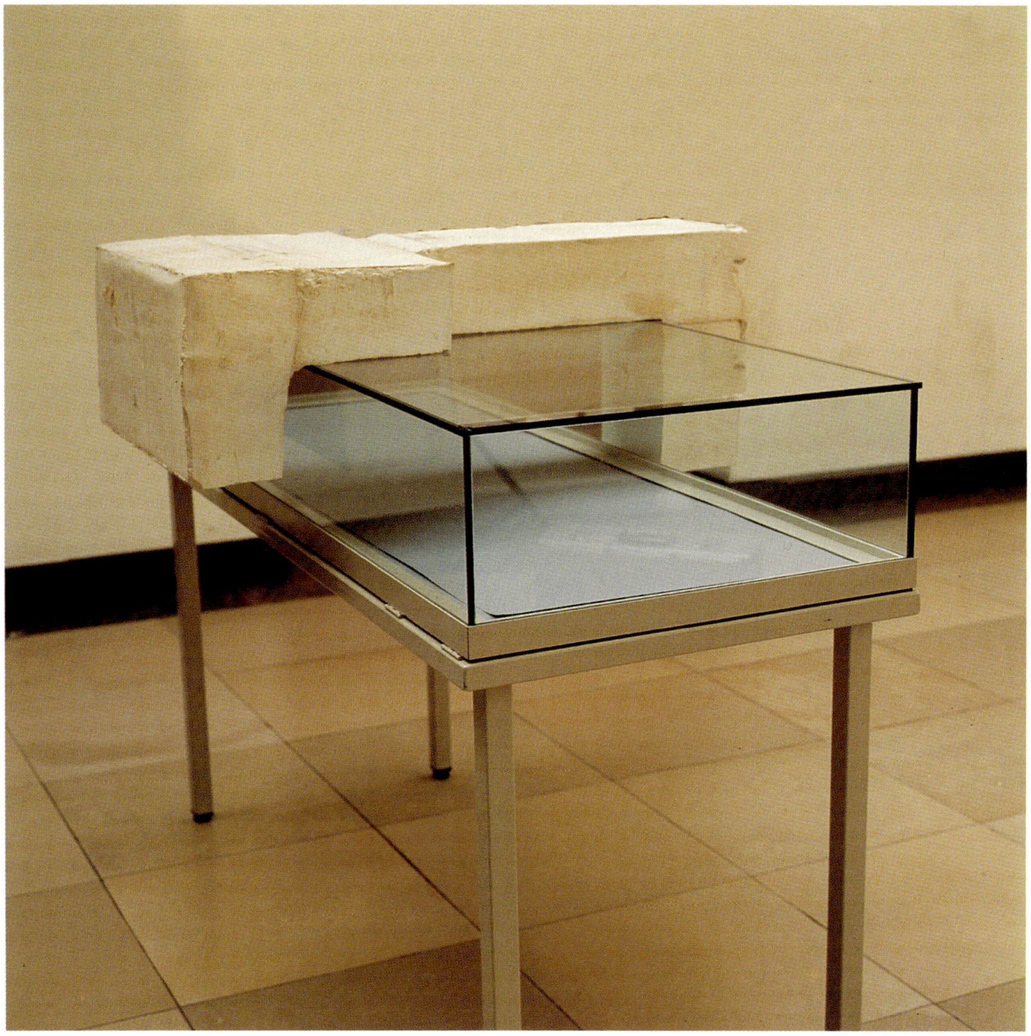

Ohne Titel, 1992 – Kunststeinguß auf Glasvitrine

ihren spitz zulaufenden Enden zerbrechlich vor der gewaltigen steinernen Kulisse des Hafens.

„Vitrinen-Schaukästen-Collagen" hieß Susanne Windelens Ausstellung im Kunsthistorischen Institut Bonn 1992. Die vorhandenen Vitrinen und Schaukästen benutzt sie dabei auf verschiedene Art. Mit einem kantigen Kunststeinguß umklammert sie mittig den Glaskörper eines Vitrinentisches von oben und von zwei Seiten. Das Innere des gläsernen Ausstellungsmöbels bleibt bis auf einen kaum zu bemerkenden Bogen Papier leer.

In die gleiche Vitrinentischform nebenan legt sie eine trichterförmige, gußeiserne Skulptur in einen mit kleinen Stufen und Einschnitten symmetrisch ausgehöhlten Gipskubus. Sie nutzt diese kantigen Glasbehälter sowohl als umlagerten wie auch als bergenden Raum.

In einen Vitrinenschrank stellt Susanne Windelen ihr Ensemble aus Flaschenskulpturen „Stilleben für Morandi". Es sind Formen von mit grauem bis weißem Beton oder Kunststein ausgegossenen Flaschen, aus denen oben jeweils eine Bewehrungsschlaufe hervorragt. Das alltägliche Massenprodukt, die Flaschen, die als Gußformen dienten, sind zerschlagen und entfernt worden. So wird nicht der banale Gegenstand selbst, sondern dessen innere Form als erhaltenswert betrachtet. Hier hinter Glas erhalten diese seriellen Formen den Charakter einer wertvollen, musealen Sammlung.

Ohne Titel, Duisburg 1994 – Sieben Boote aus Beton

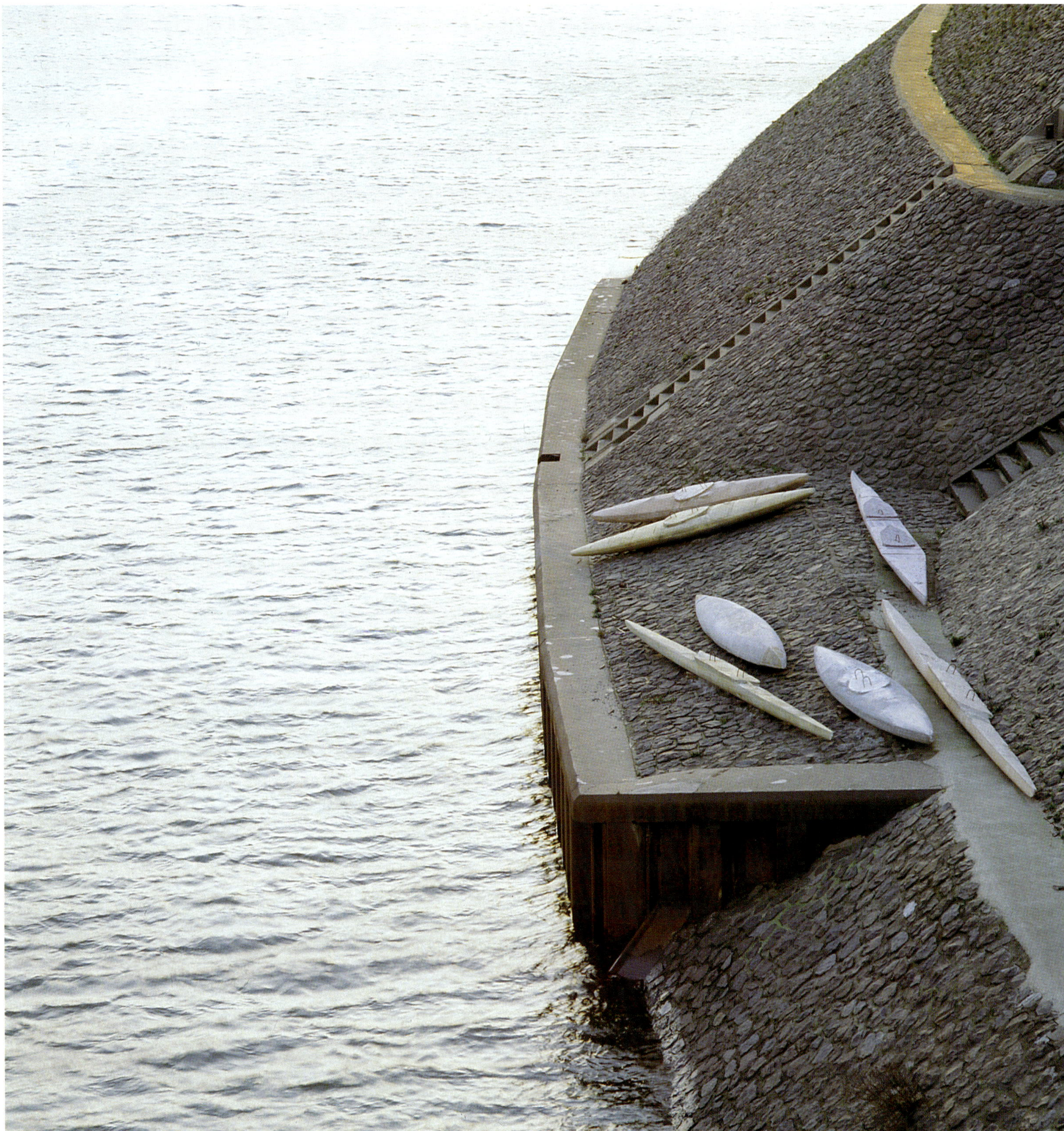

Tim Thyzel

Tim Thyzel
1966 in Hamburg geboren
Ausbildung: San Francisco Art Institute
New York Studio School
Studium an der Hochschule für
bildende Künste, Hamburg
lebt in Hamburg

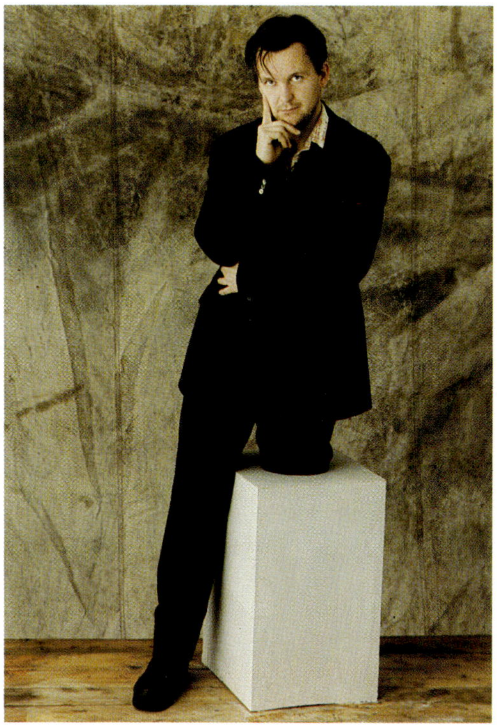

Installation mit Betongüssen, Berlin 1995 – Beton

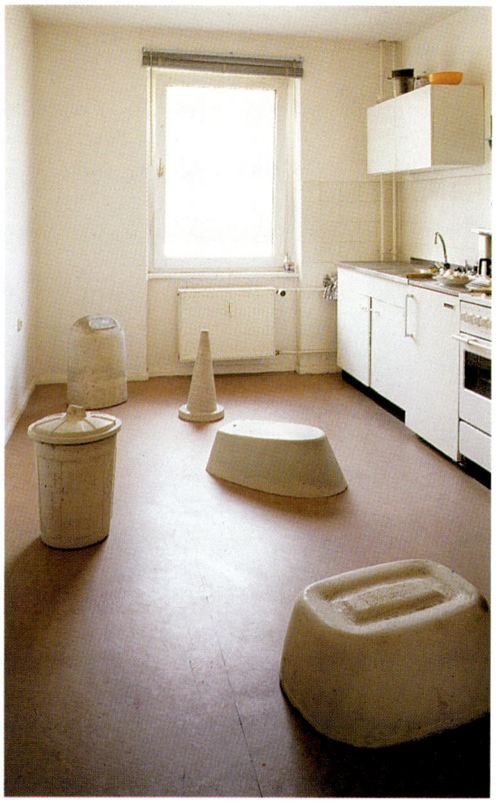

Das Innere der Schuhe

Es sind keine Betonschuhe, keine Abgüsse von Schuhen, es sind Eingüsse in Schuhe, in abgetragene, zu klein gewordene oder aus der Mode gekommene Schuhe, die Tim Thyzel macht. Nach dem Ausfüllen der Schuhe mit Beton schält er die ursprünglichen Schuhe behutsam ab und zerstört sie so. Ihre Innenform mit den Ausbuchtungen der Zehen, mit den Spuren von Bewegung und Form unterschiedlicher Füße wird sichtbar.

So läßt Tim Thyzel Skulpturen entstehen, die gleichzeitig Fußform und Schuhform sind.

Da immer ein Schuhpaar das Ausgangsmaterial liefert, gibt es auch jeweils einen rechten und einen linken „Betonschuh". Deren Form wirkt wie gespiegelt, doch sie unterscheiden sich um Nuancen, denn schließlich ist die Symmetrie des Schuhträgers auch nicht vollkommen gewesen. Leder oder Textilien hinterlassen Färbungen auf dem Beton.

Wenn die „Betonschuhe" ihre Spitzen besonders hoch strecken, sind es die Eingüsse in Frauenschuhe, denen jetzt die hohen Absätze fehlen. An den Versen hochgehoben, würde die frühere Fußhaltung wieder deutlich. Aber auch alle anderen Schuhe recken sich vorne ein wenig in die Höhe, auch sie sind hinten ohne Absätze zu flach.

Einige der Schuhe für seine Eingüsse findet Tim Thyzel auf der Straße, im Müll. Dann bleiben die früheren Träger trotz ihrer ablesbaren Eigenheiten anonym. Andere ausgediente Schuhe bekommt er von Freunden, denen er dann auch noch später die Betoneingüsse zuordnen kann.

Es sind Männer-, Frauen- und Kinderschuhe, Halbschuhe oder Stiefel, mal eleganter, mal total ausgetreten. Eine anatomische und kriminalistische Spurensicherung ist entstanden, denn seine Schuheingüsse erinnern auch an das

Ausgießen von Fuß- oder Reifenabdrücken durch die Polizei.

Paarweise und meist ordentlich geordnet mit den Fersen zur Wand stellt Tim Thyzel seine immer umfangreicher werdende Installation „Betonschuhe" zusammen.

Seine ausbetonierten Koffer sind jetzt 80 bis 100 kg schwer und kaum noch zu heben. Reste der tragenden Rahmen und auch die ursprünglichen Koffergriffe sind noch enthalten, der eigentliche Leder- oder Stoffbehälter ist entfernt.

Früher schützten und zierten die Schuhe die Füße, ermöglichten Mobilität. Im Koffer wurde das Gepäck, auch ein zweites Paar Schuhe, mit auf die Reise genommen. Jetzt sind die Eingüsse schwer, gut verpackt und werden von Ausstellung zu Ausstellung getragen.

Betonkoffer, 1994 – Beton

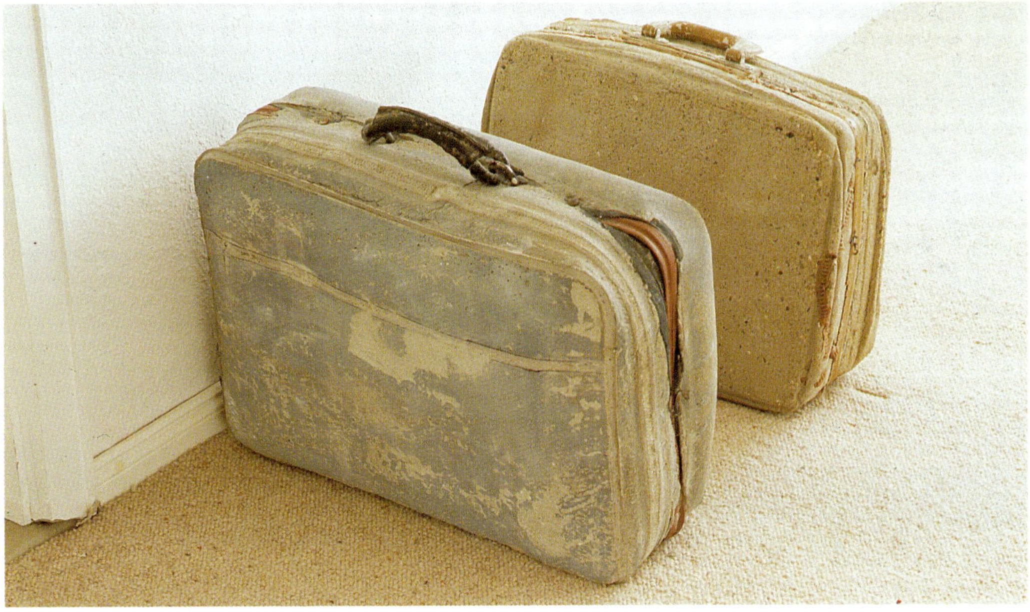

Betonschuhe, 1992–1995 – 60 Schuhpaare aus Beton

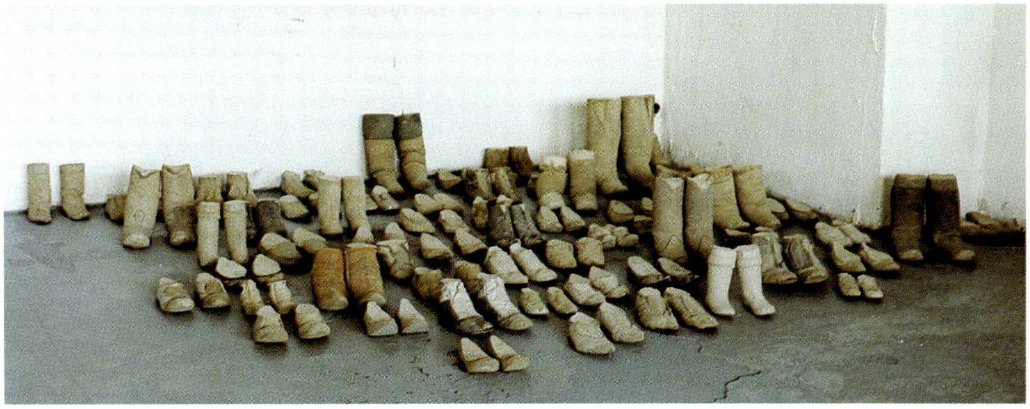

Betonschuhe, 1992–1995 – 42 Schuhpaare aus Beton

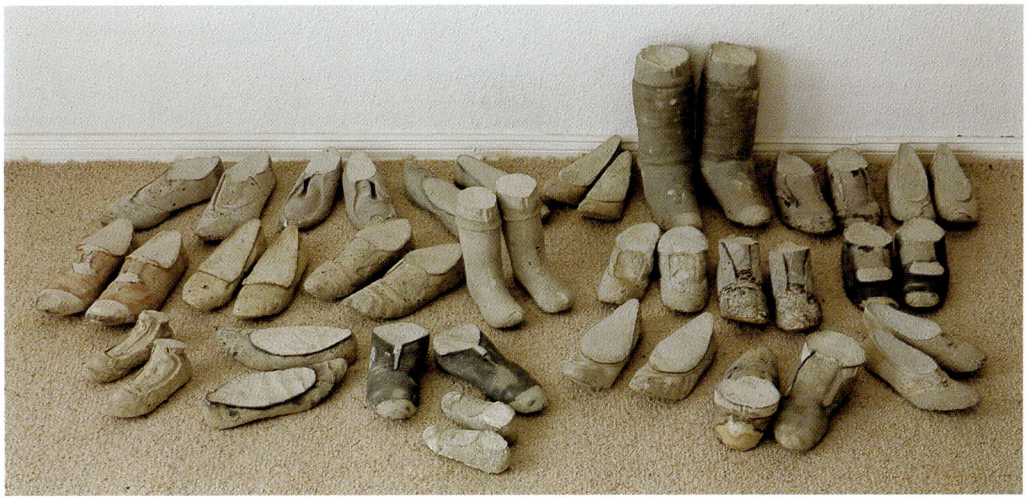

Claude de Soria

Claude de Soria
1926 in Paris geboren
Studium der Gravur und Malerei
an der Beaux-Arts in Paris
lebt und arbeitet in Paris

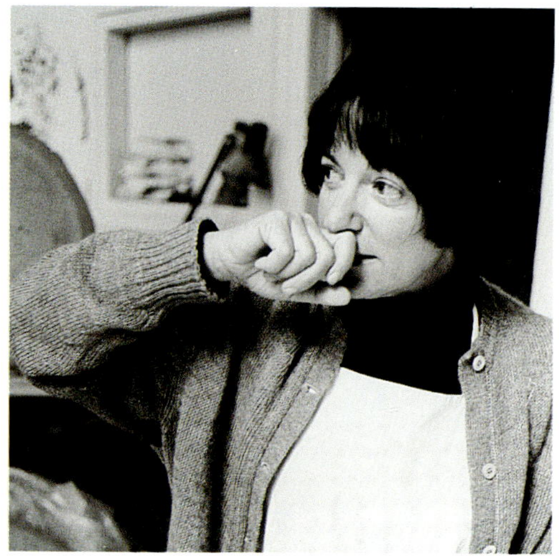

Lebendige Flächen

Die Oberflächen der Skulpturen von Claude de Soria sehen nicht nach Beton, nicht nach Zement aus. „Sie sprühen vor Leben, sie sind wie der Himmel voller Sterne oder der Meeresgrund," sagt sie, wenn sie davon erzählt, daß sie 1973 ganz zufällig anfing, mit Zement zu arbeiten. Damals hatte ein Handwerker im Haus eine Mauer repariert und dann ganz einfach einen noch fast vollen Sack mit Zement und einen Haufen Sand zurückgelassen. Ihre Concierge wußte nicht wohin damit und war froh, daß Claude de Soria das Material mit in ihr Atelier nahm. Ihre ersten Versuche, Zementplatten herzustellen, mißlangen. Alles war voller Mörtelschlamm. Die einzige noch saubere Fläche war eine Glasplatte, auf die sie dann den noch übrig gebliebenen Mörtel goß.

Lame, 1985 – Beton

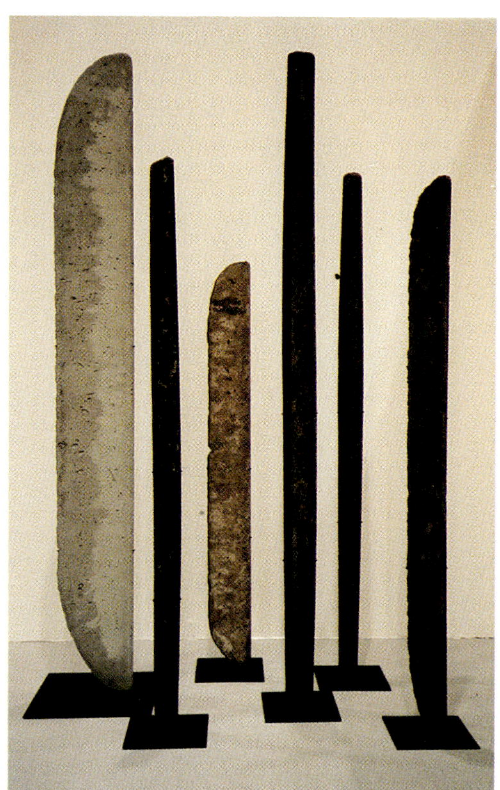

Am nächsten Tag wollte sie den Zement eigentlich von der Scheibe ablösen, um ihn wegzuwerfen, denn die Scheibe brauchte sie noch zum Rahmen einer Zeichnung. Aber als sie dann die getrocknete und losgelöste Zementplatte hochhob und umdrehte, sah sie, daß der Zement glänzend und glatt geworden und von einem ungewöhnlichen Leben mit kleinen Blasen und verschiedenen Tonabstufungen erfüllt war. Für sie war dies wie ein Wunder und sie bekam „Lust", auf diesem Weg weiter zu arbeiten. Aber um große Skulpturen zu schaffen, benutzt sie nun verschieden dicke, weiche Plastikfolien. So kann sie den getrockneten Zement besser entfernen, denn damals war ihr die Glasplatte zerbrochen.

Noch heute ist sie von Zement fasziniert und spricht mit Bewunderung und Begeisterung von dem Material, das sich materiell im Trocknungsprozeß so sehr verändert: „Wenn der Zement hart wird, wird das flüssige, chaotische Material glatt. Ich lasse die Formen sich selbst definieren, in

Plaque ronde, 1975 – Beton

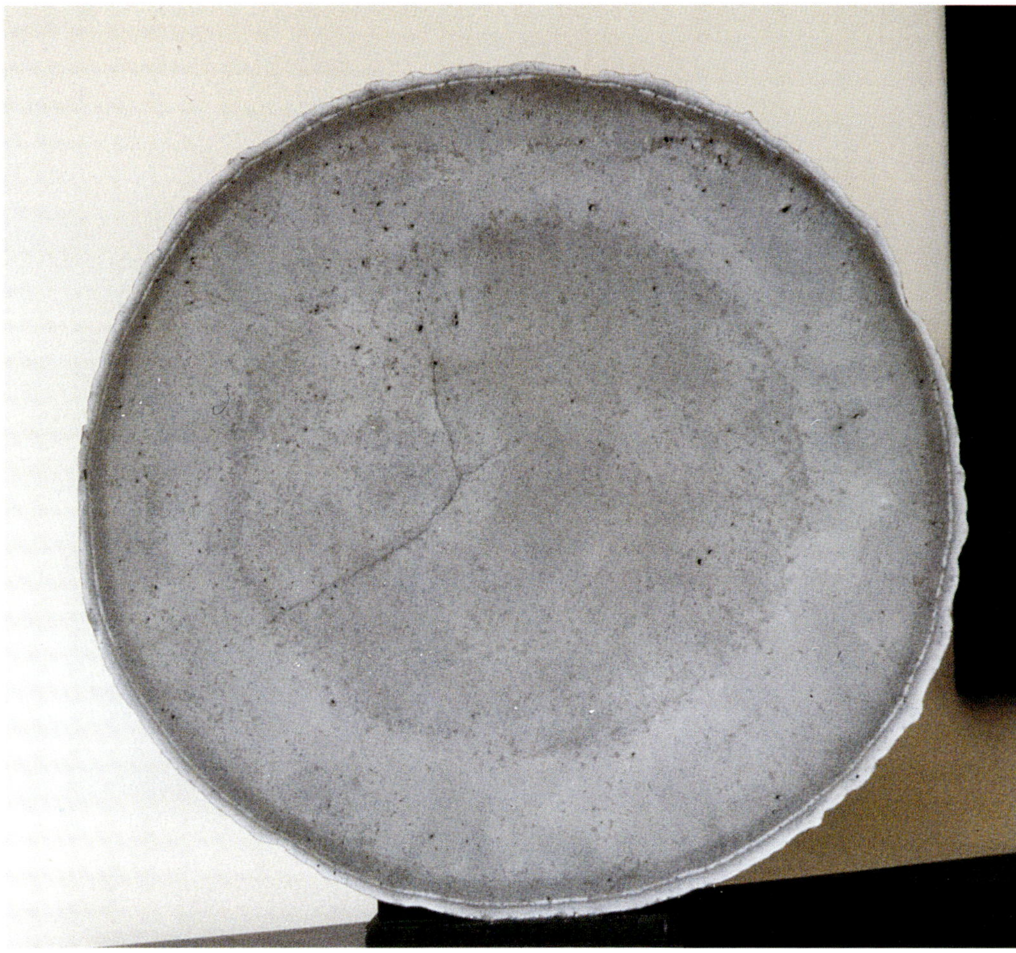

ihren Spannungen, in der Schwere und im Gleichgewicht. Ich lasse das Material selbst auf Zufälle antworten, die ich auslöse. Ich lasse zu, daß die Materie mir das offenbart, was ich heimlich von ihr erwarte." Claude de Soria denkt und fühlt sich bis in die molekulare Zusammensetzung ihrer Skulpturen hinein. „Der komplexe chromatische Reichtum und die Plastik der Fläche" und der Materialisierungsprozeß selbst spornen sie zu immer neuen Serien zum gleichen Thema an und vermitteln ihr dabei das Gefühl, privilegiert zu sein. Daß ihr die Oberfläche, die Haut ihrer Objekte das Wichtigste ist und weniger die Form, wird für den Betrachter fast fühlbar, wenn er ganz nah an ihre „provozierten Zufälle" herantritt.

Boule, 1977 – Beton

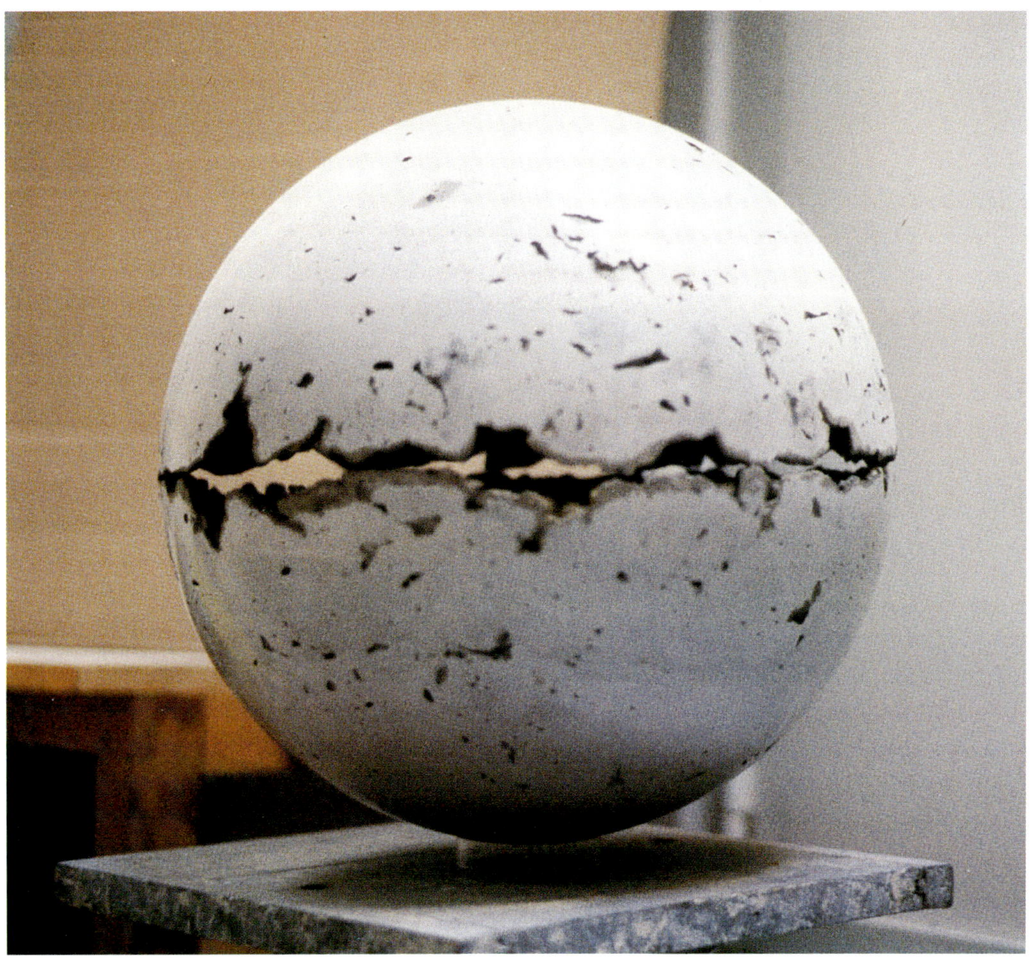

Ouvertüre, 1988 – Beton

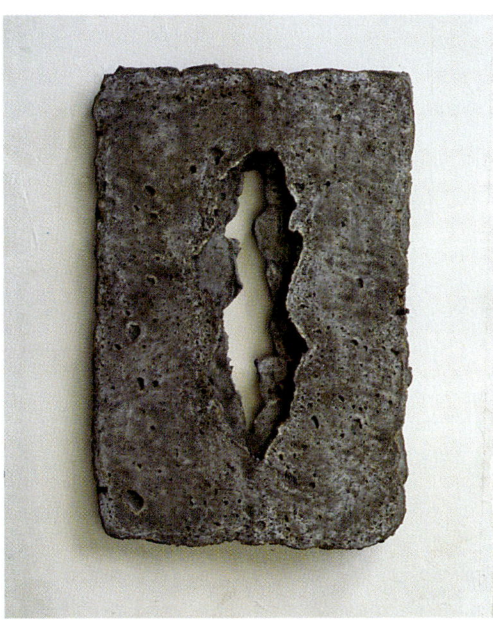

Elke Judith Wagner

Elke Judith Wagner
1953 in Koblenz geboren
Studium and der Hochschule der Künste in Berlin
lebt und arbeitet in Berlin

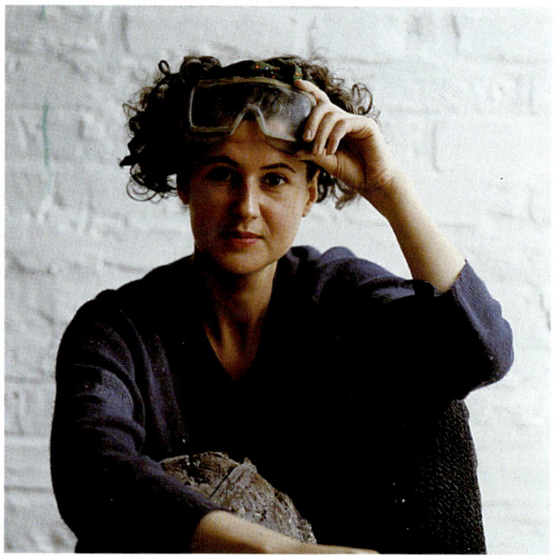

Ohne Titel, 1986 – Beton

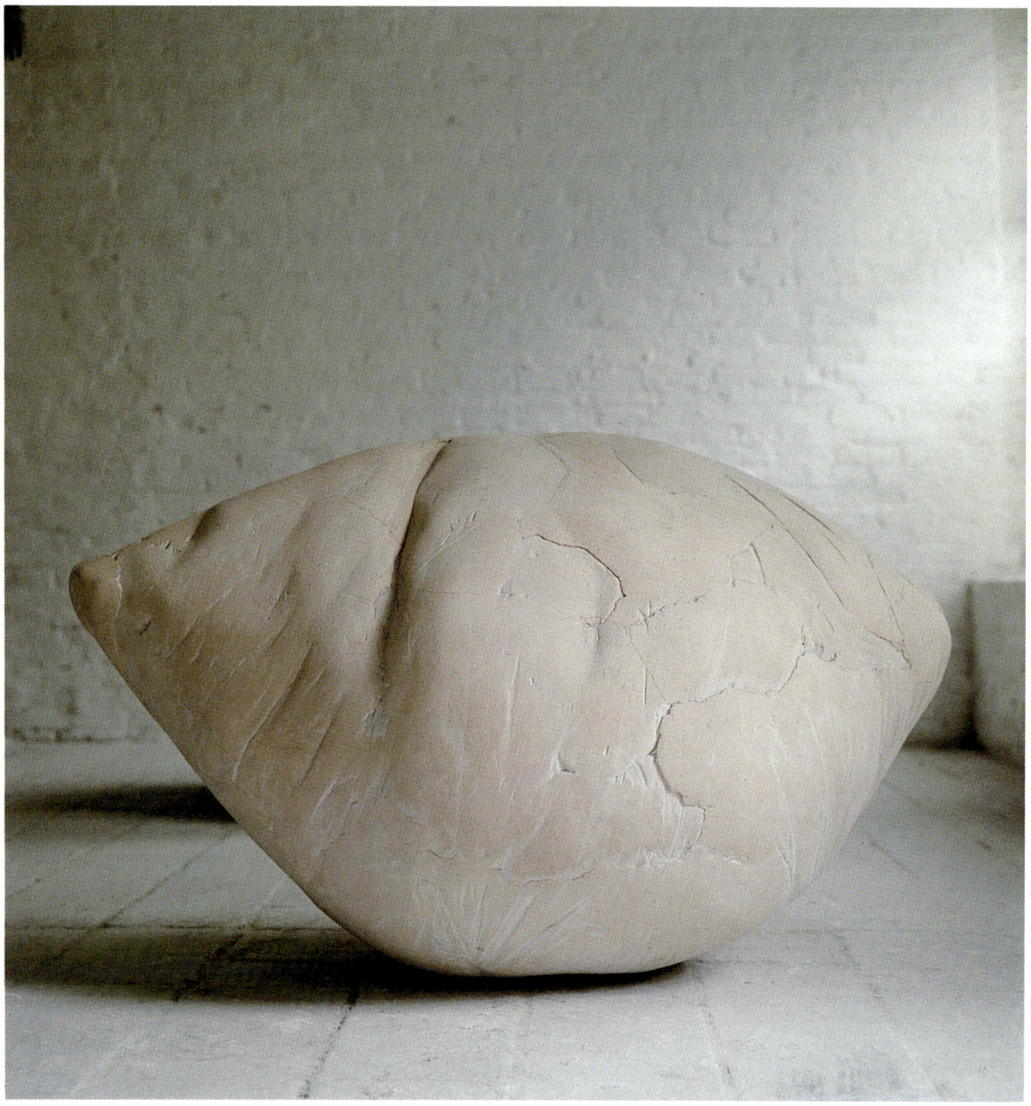

Schwebende Schwere

Wie etwas Lebendiges unter einer zerbrechlichen Haut, schon atmend, aber noch zusammengekauert, das gleich geboren wird, kann die Arbeit „o.T." (rosa) von 1986 interpretiert werden. Sie kann aber auch wie eine rosa Wolke, wie ein großes Kissen oder wie ein riesiger Haufen Marzipan wirken. Sie ist massig und zugleich leicht und glatt, fast wie glasiert. Sie reizt den Betrachter, sie sanft zu berühren. Es ist eine große, über vier Zentner schwere Arbeit voller Poesie – wenn der Betrachter es denn so will.

Elke Judith Wagner verweigert sich einer eigenen Interpretation ihrer Arbeiten: „Ich mache Formen, Dinge. Sie sind real, weil Plastik real ist. Sie sind nicht der Natur entnommen und erzählen keine Geschichte. Sie sind das, was sie sind." Sie betont, daß sie den Betrachter bewegen will, seine Gedanken, seine eigenen Erinnerungen und Erfahrungen eine Beziehung zu dem eingehen zu lassen, was er sieht. Michael Glasmeier schreibt in einem ihrer Kataloge unter der Überschrift „Fragment und Erinnerung" unter anderem: „Die Plastiken sind fragmentarische Verkörperungen, Zustände und Situationen von Menschen, nicht individuell, aber einmalig, nicht faßbar, aber gefaßt, nicht abstrakt und nicht realistisch."

Auch die blaue Betonskulptur „Verwandlung" scheint trotz ihres Materials und ihrer Größe leicht zu sein und wirkt fast transparent. Je nach eigener Erlebniswelt ruft sie beim Betrachter die verschiedensten Assoziationen hervor.

In anderen Arbeiten wie „Memory" (1987) oder „Rückenakt mit Baby" (1986) realisiert Elke Judith Wagner die Themen Leben, Geburt direkter, scheinbar augenfälliger.

Zwei gewölbte Platten, Bruchstücken ähnlich, scheinen sich bei ihrer Skulptur „o.T." (zwei Teile) von 1989 in- oder

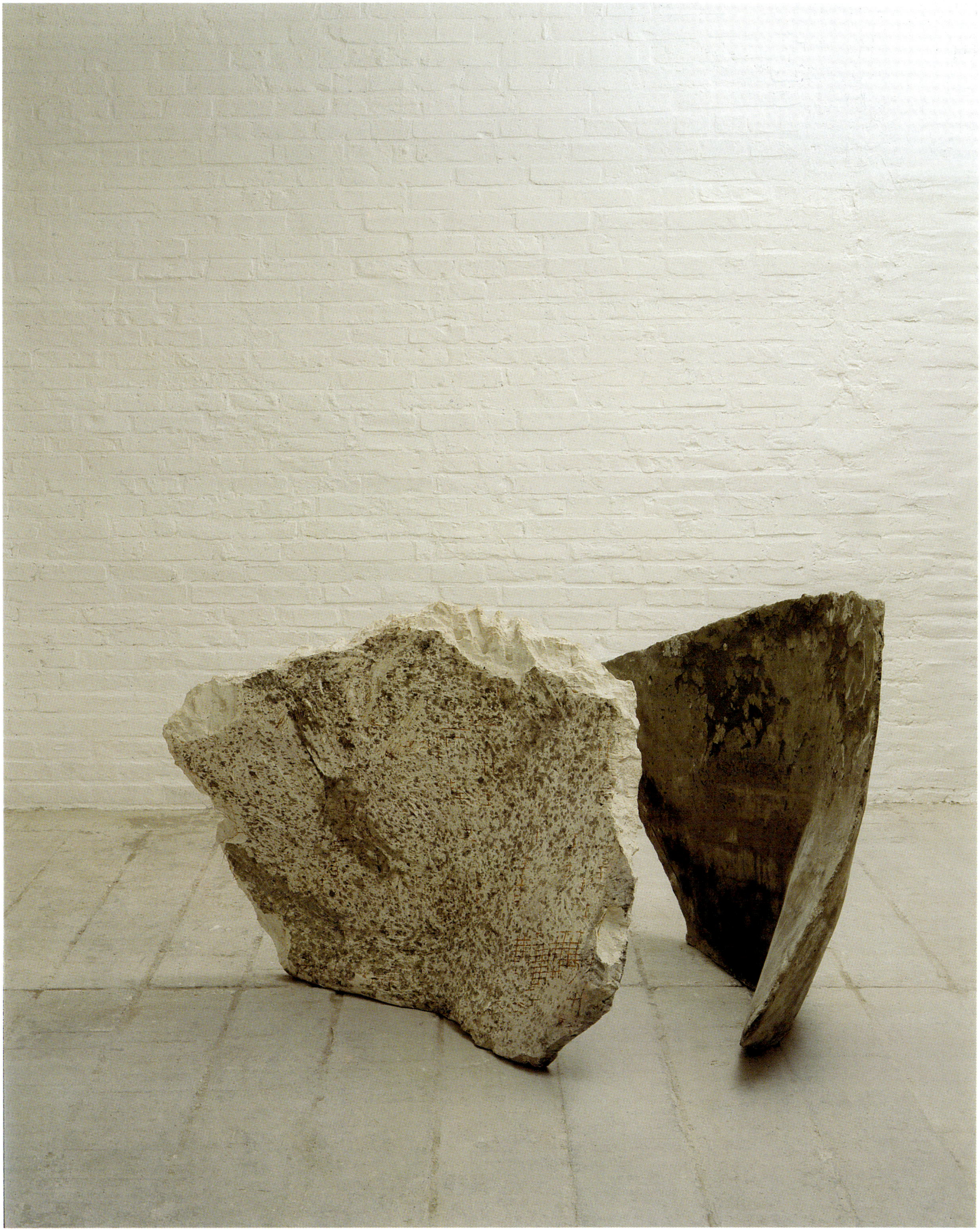

Ohne Titel, 1989 – Beton und Gips

auseinander zu drehen. Weil die Platten nur auf schmalen Graten balancieren, wirken sie leicht, fragil. Sie können Hinter- und Vordergrund, Helligkeit und Dunkelheit, Gut und Böse sein.

Vielleicht regt gerade die subtile Ausgewogenheit der scheinbar zufälligen Formen den Betrachter zu persönlichen Interpretationen an.

In ihrem neuen Werkkomplex, dem sie den Titel „Marriagen" gegeben hat, fügt sie konkrete, eckige oder runde, geometrische Teile, die unterschiedlich eingefärbt sind, zu Skulpturen zusammen, die „Souvenir" oder „Gelenk" heißen.

Ohne Titel, 1986 – Beton

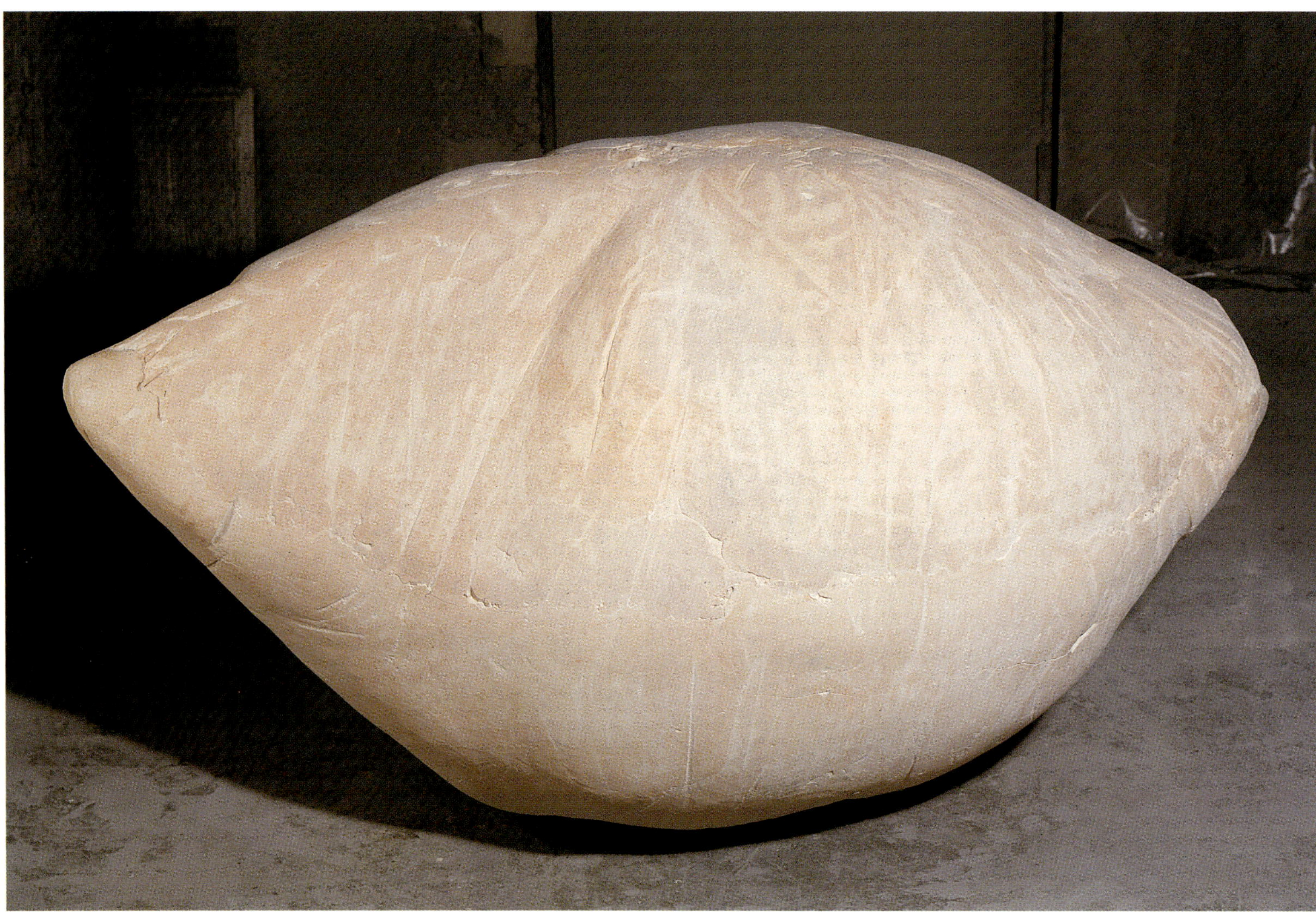

Marriagen – Souvenir, 1995 – Beton eingefärbt

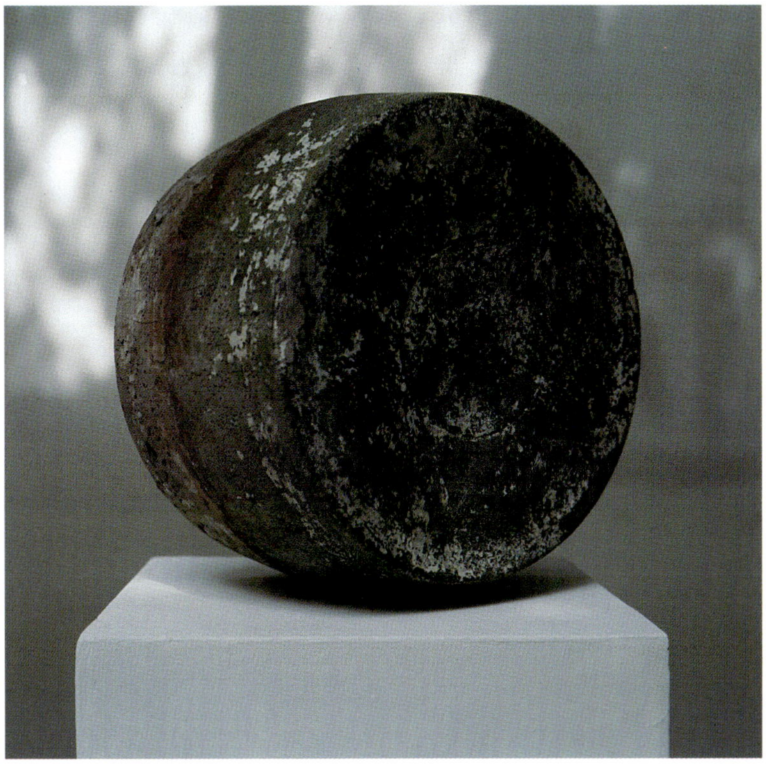

Marriagen, 1994 – Beton eingefärbt

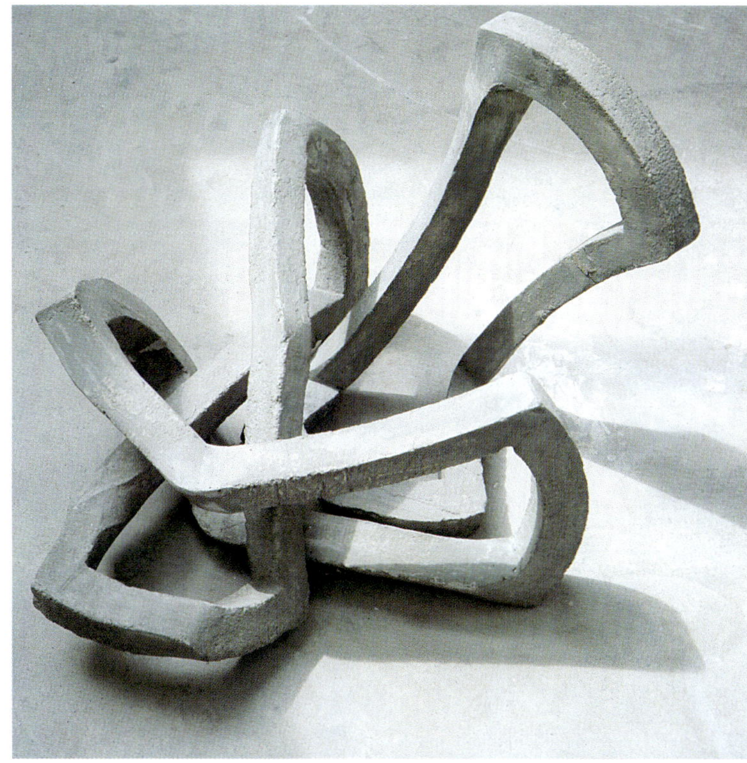

Verwandlung, 1987 – Beton eingefärbt

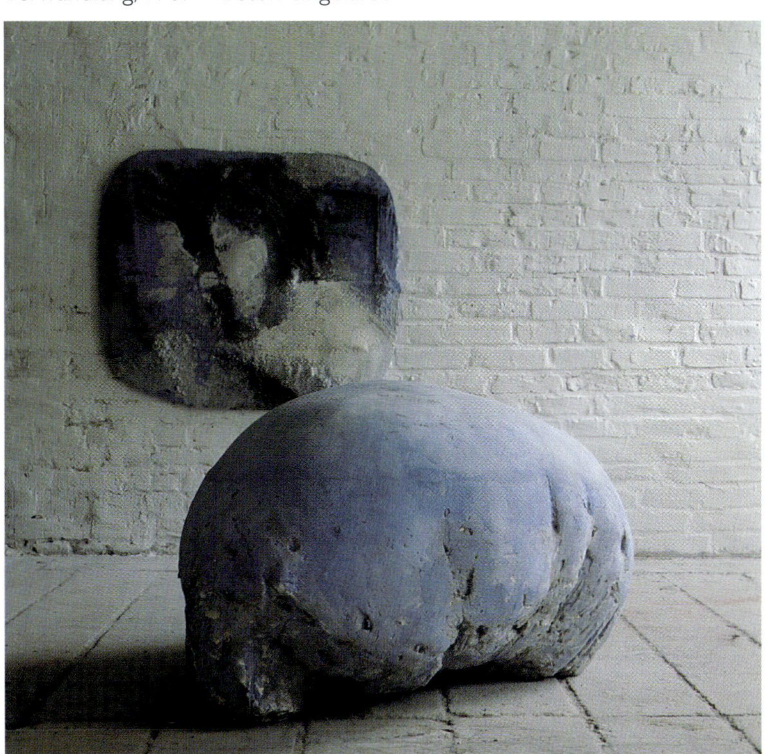

Marriagen – Gelenk, 1994 – Beton eingefärbt

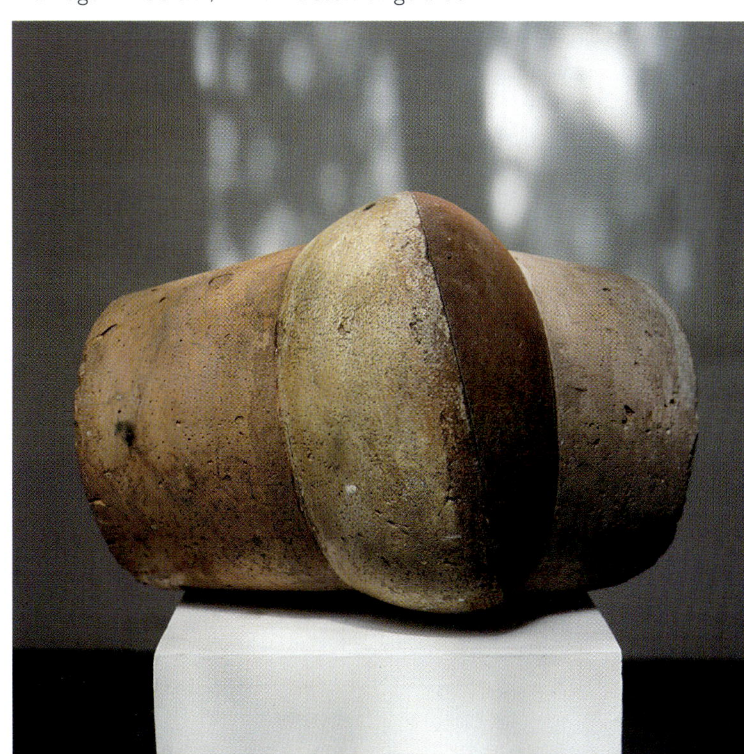

Klaus Kammerichs

Klaus Kammerichs
1933 in Iserlohn geboren
freier Fotograf
Kunststudium an der Kunstakademie Düsseldorf
lebt in der Eifel und in Köln

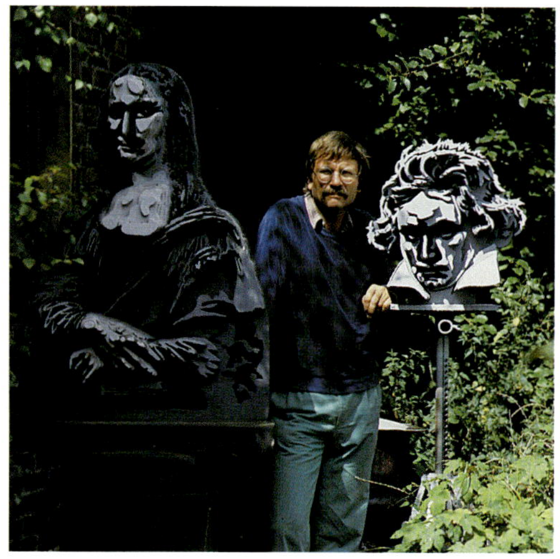

Beethoven, Bonn 1986 – Stahlbeton

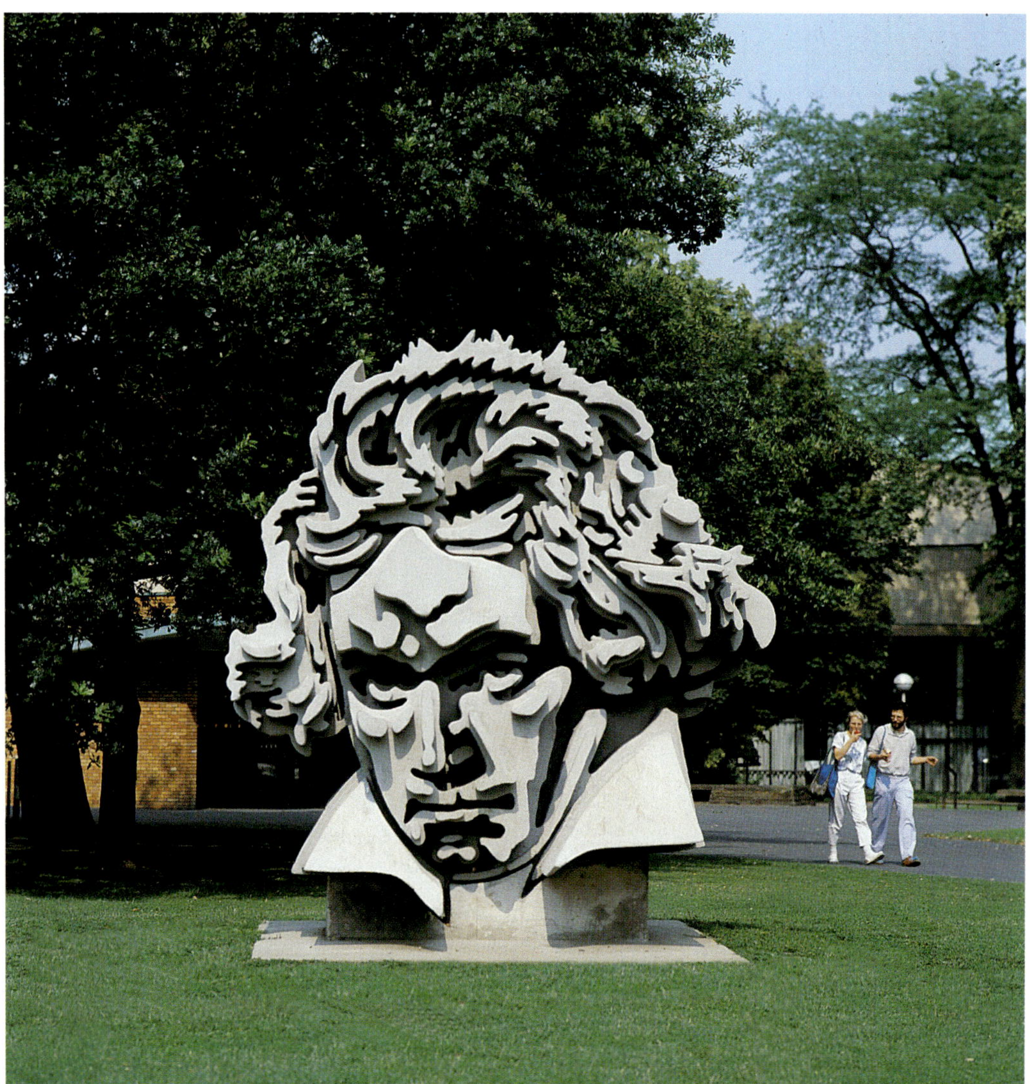

Licht in der Distanz

Die „Foto-Reliefs" von Klaus Kammerichs brauchen Licht und den Schatten, den die unterschiedlich hohen Teile der Struktur aufeinander werfen. Nur aus einer bestimmten, ein wenig entfernten Position mit vorgegebenem Blickwinkel sind „Beethoven", die „Mona Lisa" oder die Radfahrer mit ihren Rennrädern in der „Tour de France" klar zu erkennen. Als Grundlage für seine Reliefs zerlegt Klaus Kammerichs Fotoaufnahmen in helle und dunkle Flächen und Punkte. Danach entstehen zuerst in verkleinertem Maßstab aus Holz und Polystyrol gebaute Modelle, an deren höher-oder tieferliegenden Teilflächen die beabsichtigte Wirkung des Lichts überprüft und korrigiert werden kann.

Außer Licht und Schatten erzeugt die Bewegung des Betrachters eine visuelle Veränderung der Skulpturen. So sieht dann auch jeder die Skulpturen ein wenig anders. Bei allzugroßer Annäherung bilden die Formen ein abstraktes Bild, manchmal erscheinen organische Formen oder auch eine aggressiv zerfurchte Landschaft. Im Weitergehen scheinen sich die Formen wie bei einer kinetischen Skulptur zu verwandeln, sie werden seltsam verzerrt, unleserlich. Es tauchen viele parallele, unterschiedlich lange Linien auf, die vorher nicht zu sehen waren.

Menschen, aber auch Tiere und Gebrauchsgegenstände wie Wasserhähne oder geometrische Formen wie Würfel sind die Themen dieser „Licht-Strukturen".

500 Jahre nach der Entdeckung Amerikas durch Columbus hat Klaus Kammerichs als Beitrag zum Kulturellen Rahmenprogramm des Schleswig-Holstein Musik Festivals fünf Stelen aus drei Stahlbetonblöcken versetzt und mit Abstand so nebeneinandergestellt, daß aus größerem Abstand ein Indianerkopf, der des Häuptlings He Hog, sichtbar wird. Das Bild setzt sich dann aus zehn Seiten der aufwendig zum Teil mit glatten, zum Teil mit rauhen Oberflächen gearbeiteten Stelen zusammen.

Alte Welt – Neue Welt, Bad Segeberg 1992 – Stahlbeton

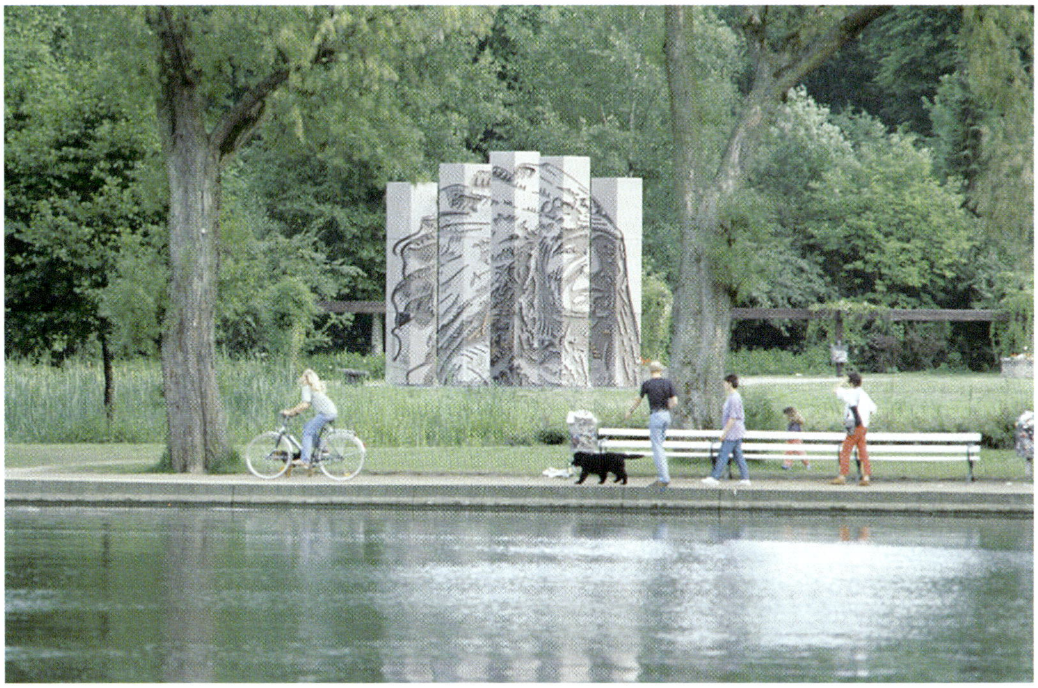

Alte Welt – Neue Welt, Bad Segeberg 1992 – Stahlbeton

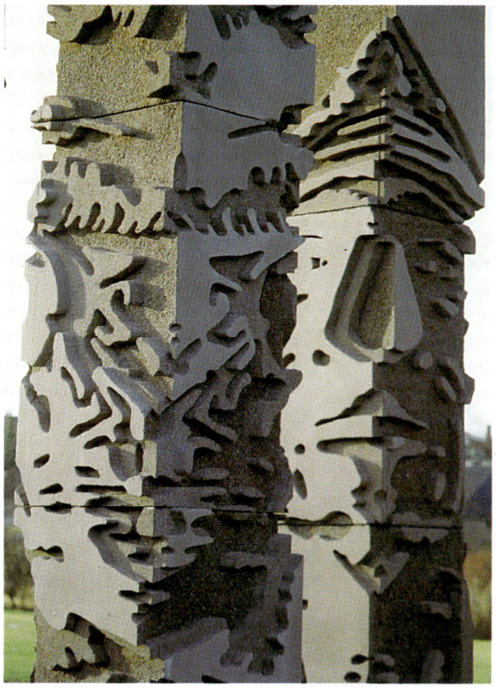

Alte Welt – Neue Welt, Bad Segeberg 1992 – Stahlbeton

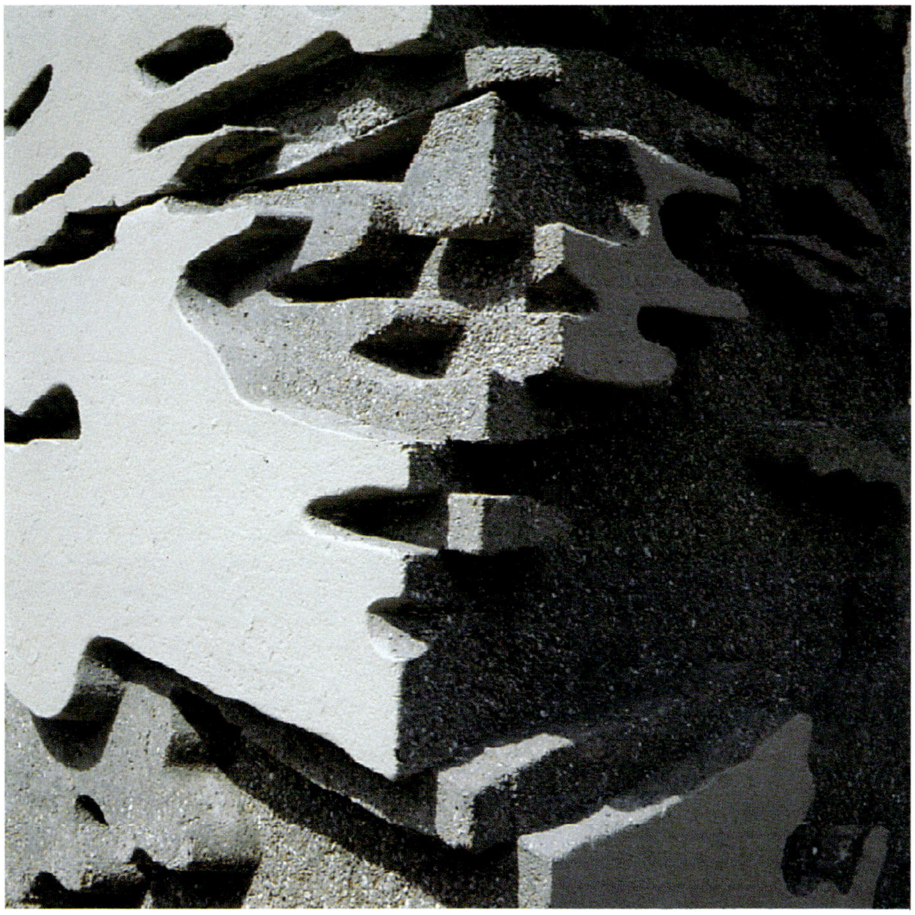

Isa Genzken

Isa Genzken
1948 in Bad Oldesloe geboren
Studium an der Hochschule für bildende Künste, Hamburg
Studium an der Hochschule für Bildende Künste, Berlin
Studium an der Staatlichen Kunstakademie Düsseldorf
lebt seit kurzem in Berlin

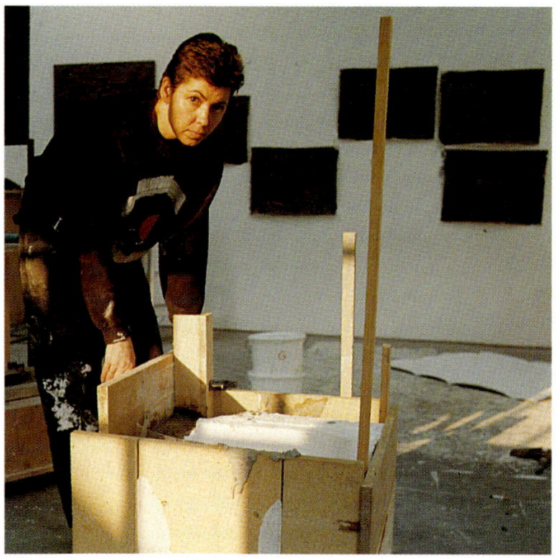

Weltempfänger, 1987–1992 – Beton mit Stahlantenne

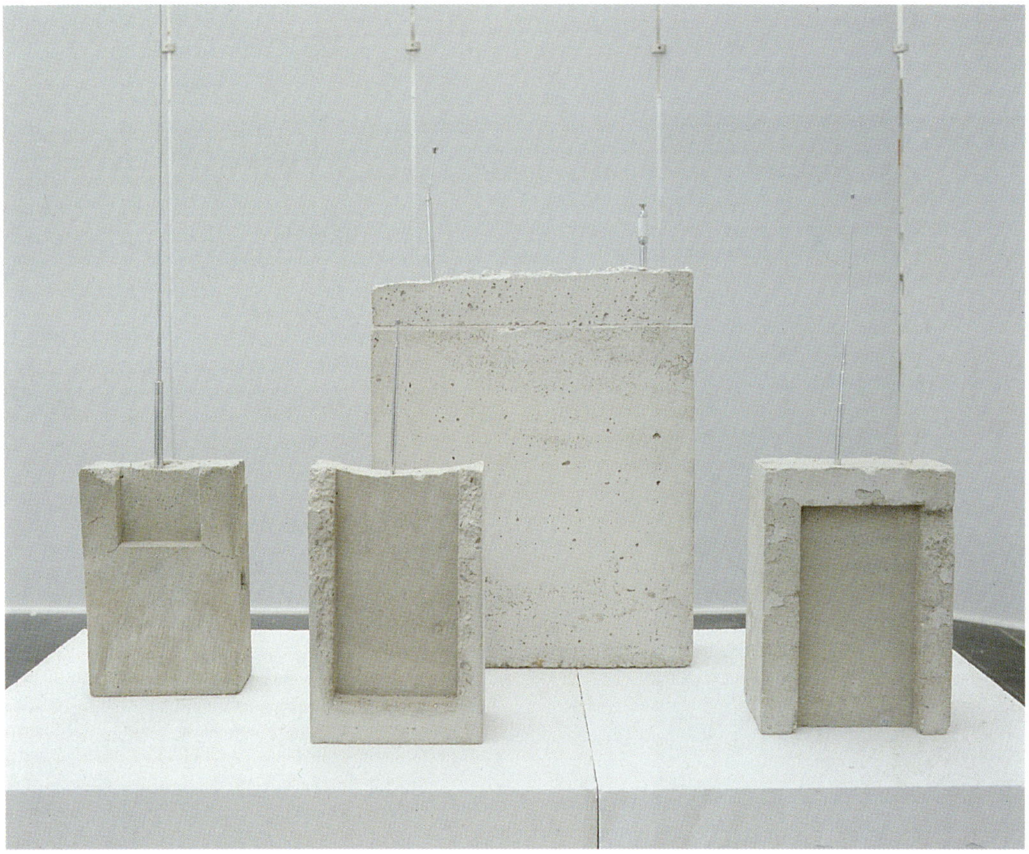

Inneneinsichten

Seit Mitte der achtziger Jahre gestaltet Isa Genzken ihre Skulpturen aus Beton. Schon ihre früheren Arbeiten, bei denen sie Gips verwendete, hatten den Charakter architektonischer Modelle. Dieser offensichtliche Zusammenhang wird nicht geleugnet, sondern noch durch entsprechende Bezeichnungen unterstrichen. Ihre räumlichen Fragmente heißen „Saal", „Halle" oder „Hall".

Von den Abmessungen her sind ihre Objekte keine Monumente. Trotz des unfertigen Charakters erscheinen sie nicht als Ruinen, sondern als Fragmente, die weitergedacht werden wollen. Sie zeigen zudem die Verletzlichkeit des Materials Beton, aber auch seine Vielseitigkeit und seine Fähigkeit Strukturen anzunehmen, Farbe zu tragen. Die Oberflächen werden geringfügig farblich oder bildhauerisch bearbeitet. Die Wände sind steinartig geschichtet. Ihre Fugen entstanden durch Auftragen von Lackfarbe beim Einbringen des Betons. Unregelmäßige Fugenverläufe verzahnen die Schichten.

Man sieht den Skulpturen an, daß sie aus festem Material sind. Und den Betrachtern wird es leichtgemacht, mit ihnen in Kommunikation zu treten. Ein filigraner Sockel bringt die Objekte in Augenhöhe. So wird der Einblick in die modellhaften Säle und Hallen erleichtert, die Vorstellungskraft intensiviert.

Man schaut in die offenen Räume hinein, denkt die glatten, rauhen, gebrochenen Strukturen weiter, ergänzt sie. Sie stehen im Kontrast zur gleißenden, glitzernden Welt perfektionierter Fassaden und zum oberflächlichen Glanz vieler High-Tech-Produkte. Dies mag auch der Grund sein für die besondere Aufmerksamkeit, die Arbeiten von Isa Genzken zur Zeit erhalten.

Isa Genzkens Objekte sind Innenraumskulpturen, die man sich aber auch außen vorstellen kann. Hier begann auch ihre

Verschiedene Arbeiten im Atelier, Köln 1988 – Beton, Stahl

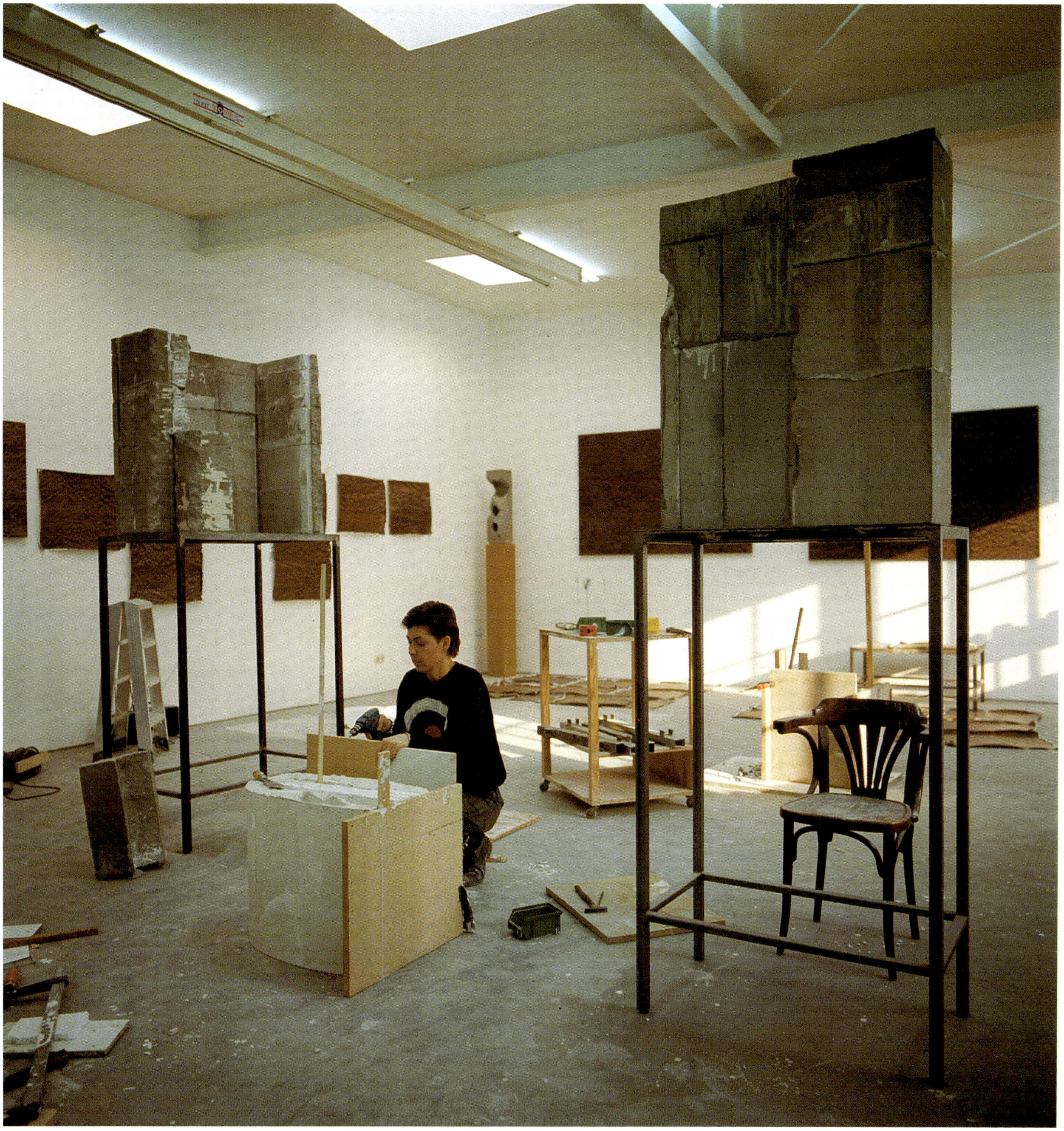

Family, 1991 – Epoxydharz, Stahl und Beton

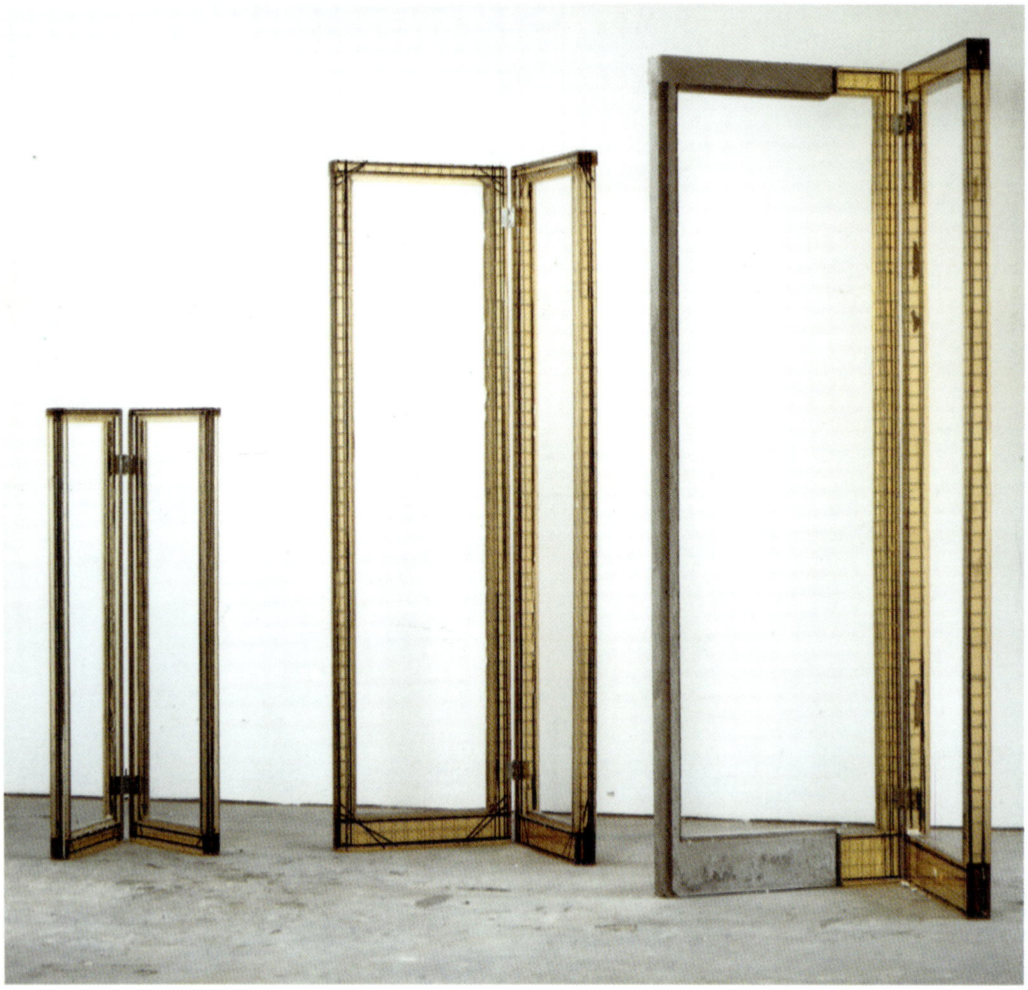

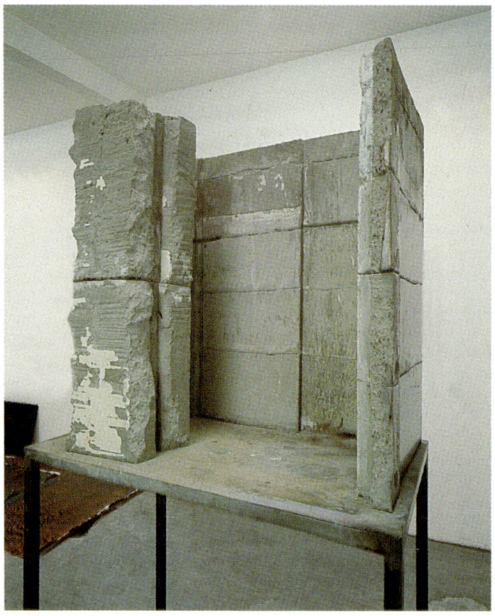

Guardini, 1987 – Beton bemalt auf Stahlrohrgestell

Auseinandersetzung mit dem Baustoff Beton. Aus dem Auftrag, eine Gipsplastik für einen Garten zu gestalten, entstand das erste Werk aus Beton. Die Dauerhaftigkeit des Materials, seine reale Festigkeit erschienen ihr ein ideales Gerüst, um auch zeitlich und räumlich dauerhaft Gedanken, Ideen und Perspektiven auszudrücken. Dabei empfand sie den Beton nicht als häßlich, sondern wegen seiner vielfältigen Gestaltungsmöglichkeiten als schön, lebendig und ursprünglich.

In ihrer Fensterserie von 1990 bietet Isa Genzken statt der Einblicke in ihre vorausgegangenen Raumstrukturen Durchblicke an. Auch hier stehen die „Fenster" in Augenhöhe auf Stahlrohrgestellen, geben den Blick aber frei, durch die Skulpturen hindurch. In ihrer Massigkeit sehen die Fensterumrahmungen wie die Fenster in einem Rohbau, mit einem gewölbten Sturz darüber auch wie Fenster in einem alten Schloß, oder mit waagerecht oder senkrecht verlaufenden Strukturen wie Fertigbauelemente aus. Viele der „Fenster" sind deutlich durch zackige, unregelmäßige Fugen unterteilt, die es ermöglichen, die schweren Betonteile auseinanderzunehmen und dann auch wieder stabil aufeinander zu stellen, die aber auch eine Zerbrechlichkeit implizieren, die den scheinbar so klaren Durchblick in Frage stellen. In ihrem „Paravent" reduziert sie die Betonstärke weiter, dünne Betonrahmen werden mit Scharnieren verbunden. Der Beton ist beweglich geworden. Bei „Family" verliert der Beton seine Massigkeit dann vollkommen, er ist filigran, fast zu dünn geworden.

1982 hatte Isa Genzken noch ein richtiges Radio, eben einen „Weltempfänger" auf einem Sockel als Ready-made ausgestellt. Ihre selbst gegossenen „Weltempfänger" mit eingesteckten Fertigantennen sind plastisch ausgeformte, kantige Blöcke verschiedener Größe ohne Funktion. Hier sind auch keine richtigen Radios ihrer Funktion beraubt eingegossen. Es sind massive Blöcke, in die manchmal Flächen wie Nischen von Fenstern und Türen zu einer anderen Welt eingelassen sind. Sie könnten als Verweigerung, die alltägliche Realität wahrzunehmen und damit zugleich als das Warten auf eine innere Stimme gedeutet werden.

Jörg M. Fehlhaber

Ausstellung, Düsseldorf 1986 – Stahlrohrgestelle, Beton

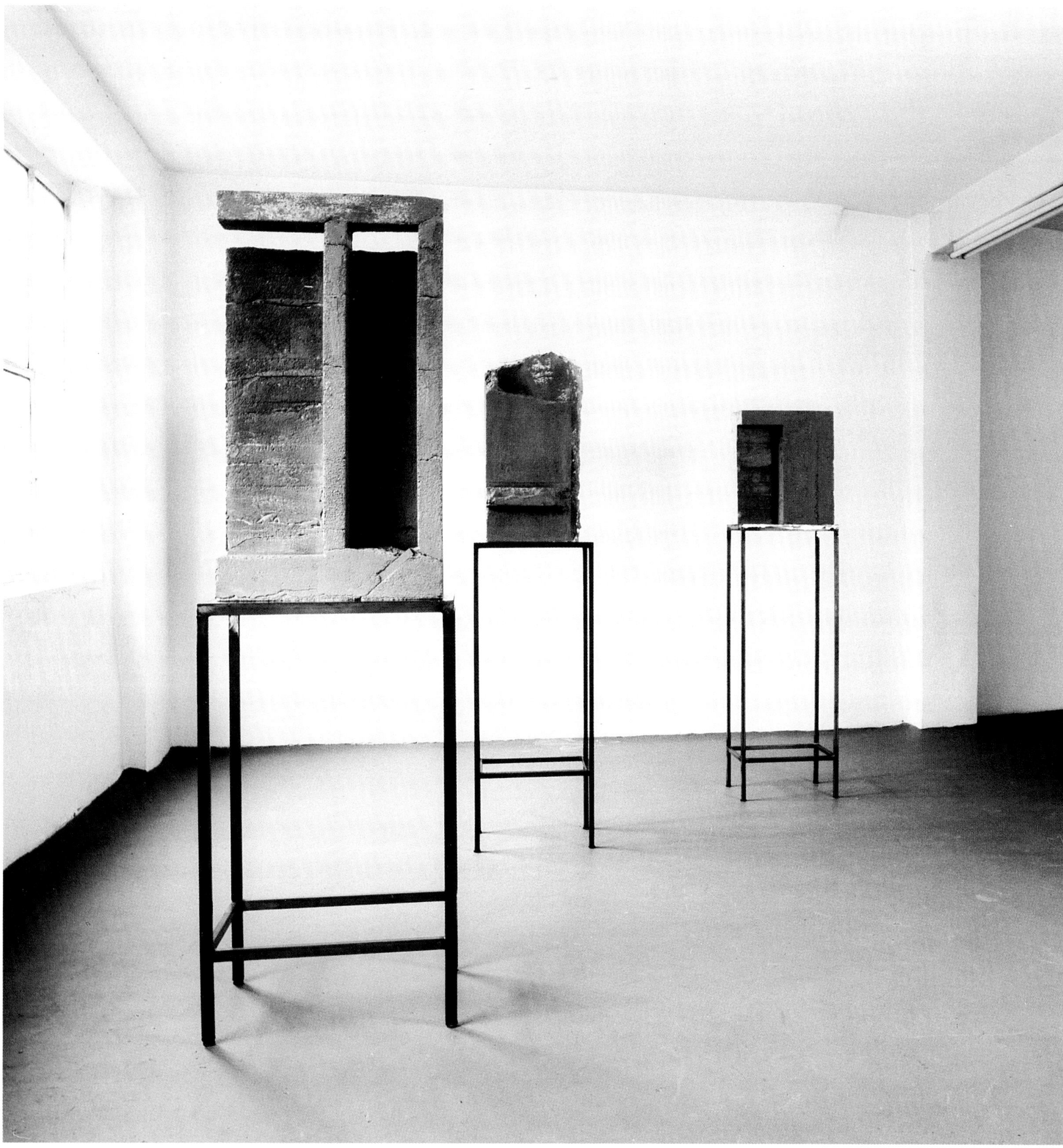

Annette Sauermann

Annette Sauermann
1957 in Essen geboren
Studium an der FH Aachen
arbeitet in Aachen

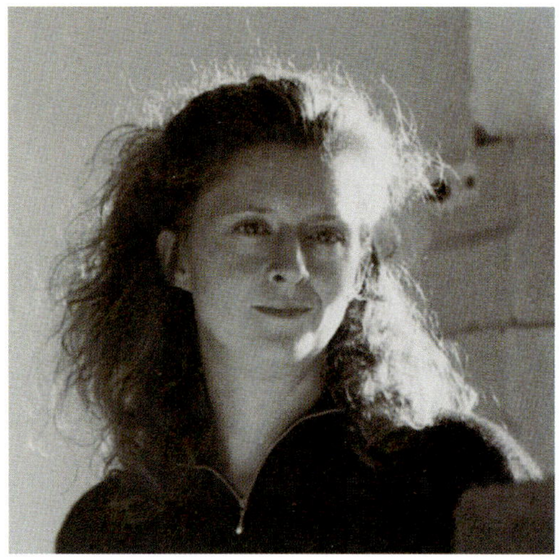

Ohne Titel, 1995 – Beton, Papier und Tageslicht

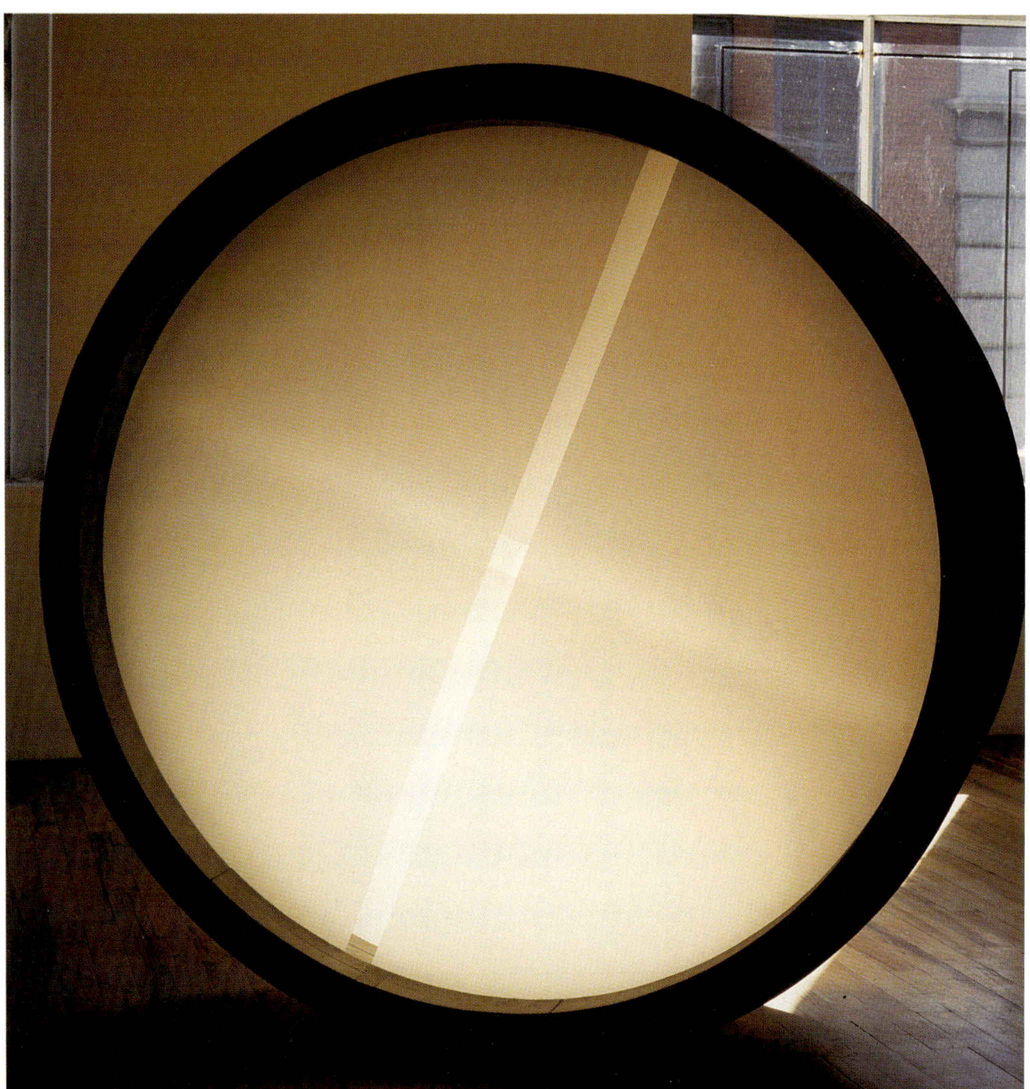

Licht und Zeit

Betonplatten, -stege oder -ringe bilden die tragende Konstruktion, den Raum, den sich Annette Sauermann selber schafft, um ihn mit hinzugefügten transparenten oder transluzenten Papieren und Folien dann wieder subtil zu verdecken. So erscheinen diese Arbeiten wie eine Verschmelzung von der Idee mit der Realisation eines Entwurfsprozesses. Die auf dem Papier erdachte Form materialisiert sich, wird plastisch und wirft Schatten.

Bei ihrer tonnenförmigen Arbeit, die für natürliches Gegenlicht konzipiert ist, ist zwischen sieben fest miteinander verschraubten Betonringen Papier jeweils so eingespannt, daß in der Mitte ein Schlitz freibleibt. Die je Lage um 90 Grad verdrehten Lichtschlitze lassen das von hinten einfallende Tageslicht wie eigene Lichtquellen im Inneren der Skulptur erscheinen. Helligkeit und Farbigkeit verändern sich im Tagesablauf.

Wenn die Besucher an ihrer Arbeit aus zwei Stapeln von Gehwegplatten mit dazwischengespannten Papierbahnen vorbeigehen, bewegen sich die Lichtlamellen im Lufthauch ein wenig.

Bevor sie sich ihre Lichtträume selbst aus Beton baute, nutzte Annette Sauermann die Fenster oder Oberlichter in vorhandenen Räumen für ihre großen Installationen und baute Lichtschächte aus Stahlseilen und Seidenpapier wie die „Zwei Lichtkeile" 1992 in der Wachsfabrik Köln.

Licht und die Veränderungen, die die Zeit bewirkt, nutzt Annette Sauermann auch in ihren Bodenarbeiten aus Zinkblech und schwarzer Pappe. Die Oberfläche der mit Wasser gefüllten Zinkwannen sieht zuerst wie eine glänzende, schwarze Spiegelfläche aus, die von den matten, schwarzen Pappstreifen gegliedert wird. Wenn das Wasser im Laufe der Zeit verdunstet ist, bleiben weiße, unregelmäßige Kalkablagerungen auf dem Zinkblech zurück.

Ohne Titel, 1995 – Beton, Kunststoffolie (200 × 80 × 20 cm)

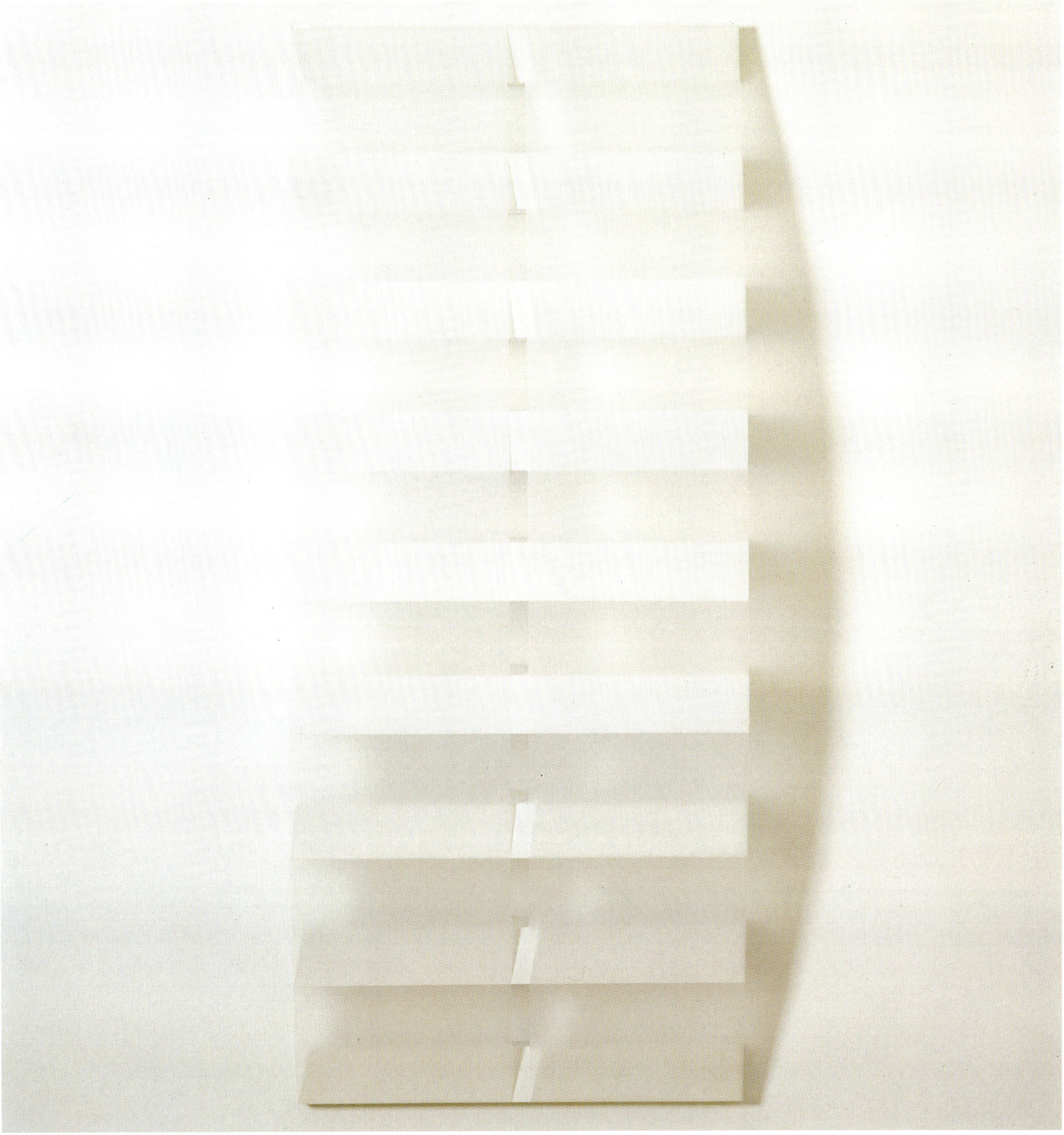

Zbyszek Oksiuta

Zbyszek Oksiuta
1951 in Mulawiece, Polen geboren
Architekturstudium an der
Warschauer Polytechnik
1981 Ausreise in die BRD
lebt und arbeitet in Köln

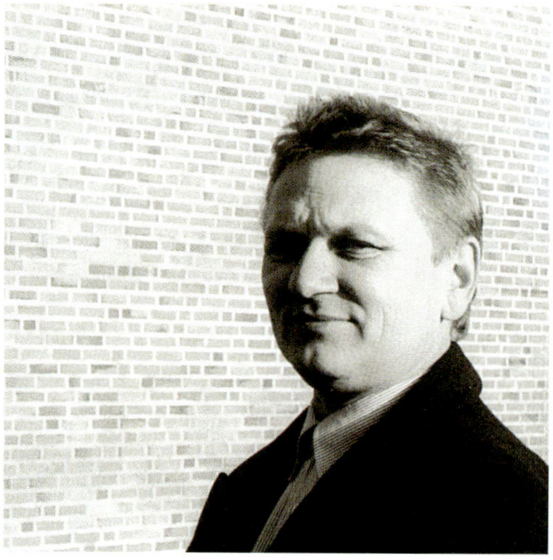

L'art de la cuisine, Köln 1992 – Betonplatten, Metallabsperrgitter, Kokosfußmatte, Panzerglas und Herrenhemden

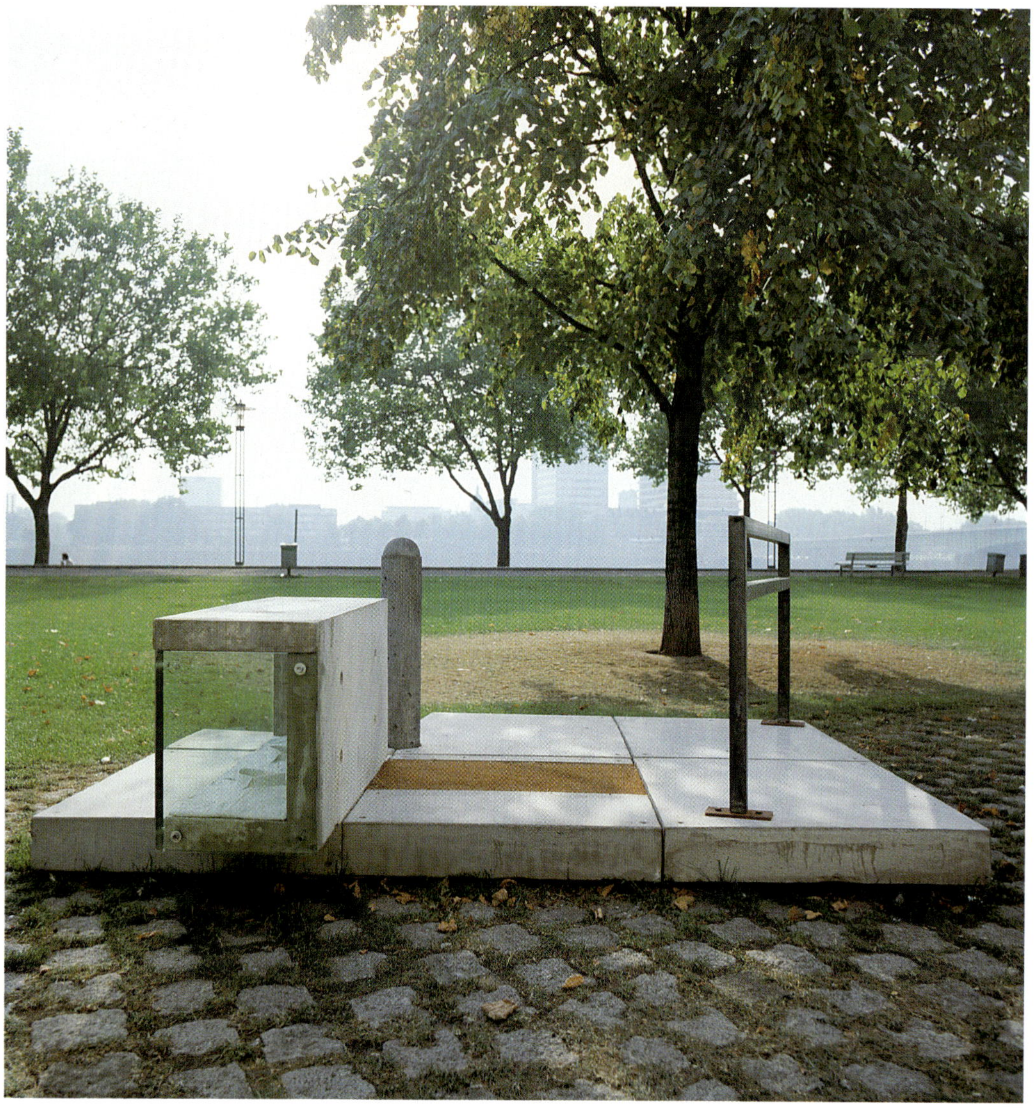

Drei weiße Hemden im Park

Zbyszek Oksiuta baut Skulpturen, die wie Möbel oder wie Automaten aussehen. Für Innenräume entstehen sie meist aus brauner Pappe und erhalten dadurch ein modellhaftes Aussehen. Sie enthalten Jalousien, Lampen oder bewegliche Türelemente, aber auch weiche Materialien wie Gardinen, Küchentücher oder Bettdecken. Ihre Form und manchmal auch ihre Beschriftung täuscht. Sie erfüllen keinen Zweck, den Zbyszek Oksiuta will: „Etwas ohne Vorgaben, aus dem eigenen Bedürfnis entwerfen."

Auch in seiner Arbeit für den Außenraum „L'art de la cuisine" werden verschiedene konkrete Dinge so zusammengefügt, daß die Gesamtinstallation absurd erscheint. Die Kokosfußabtretmatte ist hier sinnlos, sie markiert nicht den Übergang zwischen Außen- und Innenraum wie sonst üblich. Sie liegt im Zentrum der begehbaren Betonfläche. Das Metallabsperrgitter sperrt nichts voneinander ab. Hinter dem Panzerglas unter der Theke könnten vielleicht Fische wie in einem Aquarium schwimmen. Aber hier ist ein Sarkophag für drei weiße, ordentlich hintereinander gelegte Oberhemden eingebaut, die für Zbyszek Oksiuta ein Klischee für die „Tagsüber auf Leistung getrimmte Arbeitswelt mit weißen Hemden" sind.

Dani Karavan

Dani Karavan
1930 in Tel Aviv geboren
Kunststudium in Israel, Florenz und Paris
lebt in Tel Aviv, Paris und Florenz

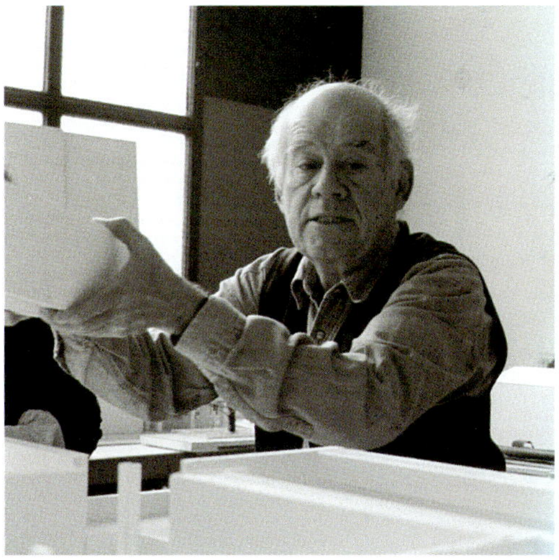

Dorfplatz, Horgen bei Zürich 1994–95 – Beton

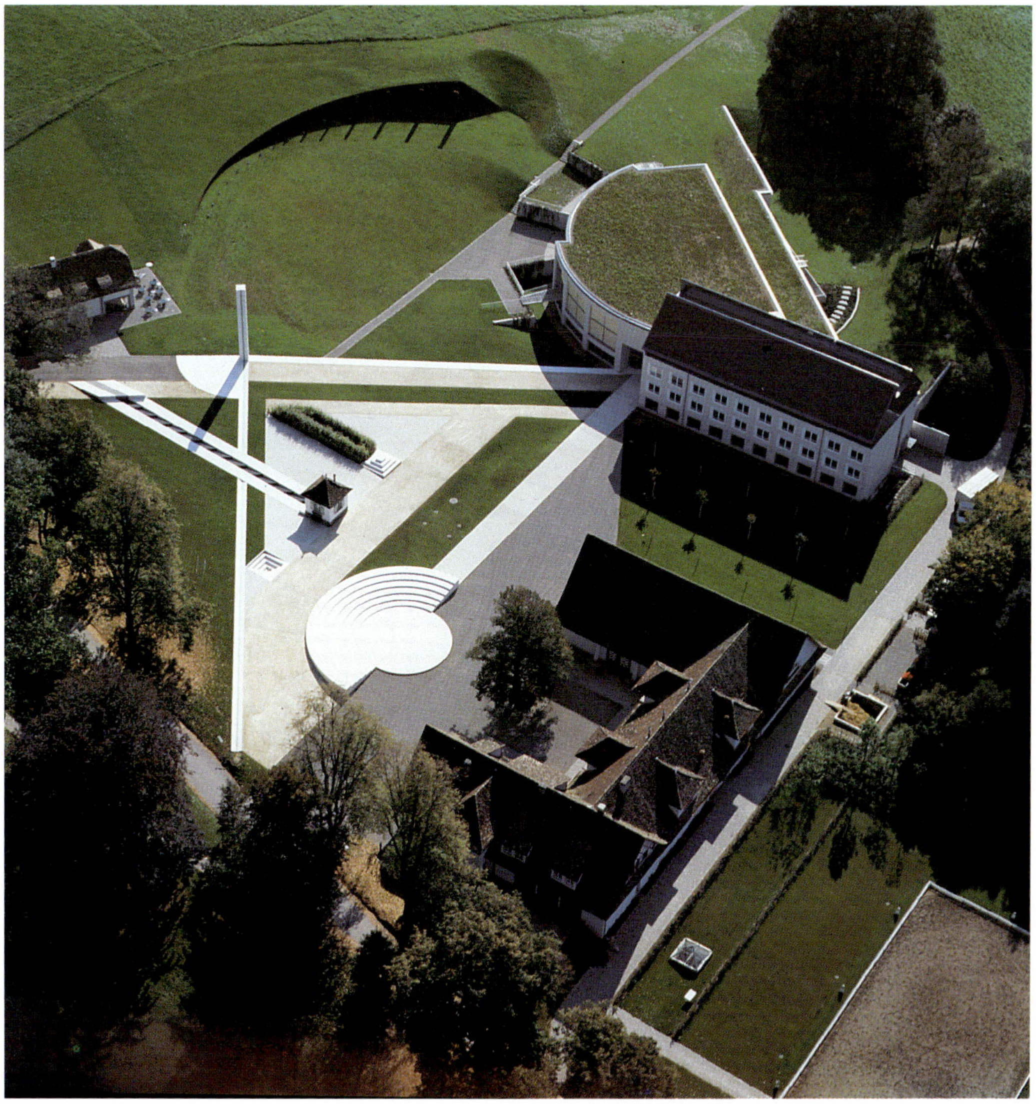

Die Ästhetik der Geometrie

Dani Karavan schrieb 1996 in Paris mit der Überschrift „Beton, Material für die Kunst": „1956 verließ ich Israel zum ersten Mal, um an der Academia delle Belle Arte in Florenz Freskotechnik zu studieren. Dort benutzte ich Sand, Wasser und Kalk als Putz, um mir eine Oberfläche zu schaffen, auf die ich ein Gemisch aus Farbpigmenten und Wasser auftrug. Mir wurde klar, daß die Künstler des Mittelalters, der Renaissance und des Barocks Baumaterialien wie Stein, Marmor, Putz usw. für ihre künstlerischen Werke benutzt hatten. Als ich nach Israel zurückkam, wollte ich gerne an öffentlichen Gebäuden arbeiten, die meist aus Beton, aus Betonsteinen, gegossenem Beton, Zementputz, errichtet waren.
Ich wollte die alte Tradition fortsetzen, indem ich zeitgenössisches Baumaterial auch als Material in der Kunst einsetzte. Von 1962–64 begann ich statt Freskomalerei Betonreliefs im Weizmann-Institut (3x16 m) und im Gerichtsgebäude in Tel Aviv zu schaffen.

Danach (1963–68) errichtete ich ebenfalls im Justizgebäude von Tel Aviv Environments aus Beton und in der Nähe von Beersheba das Negev-Monument (100 x 100 x 20 m). Jahr für Jahr arbeitete ich weiter mit Beton – weiß, grau, vor Ort gegossen, vorgefertigt – im Zusammenwirken mit anderen Materialien: Sonnenlicht, Wind, Wasser, Sand, Vegetation, Holz, Stein, Glas, Laserstrahlen. Ich weiß, daß ich auch weiterhin Beton verwenden werde – das Baumaterial Beton, das normalerweise nicht für künstlerische Zwecke geeignet erscheint. Es verankert mein Werk in der Gegenwart, im 20. und sogar im 21. Jahrhundert.

Dennoch gibt es bei der Verwendung von Beton gewisse Schwierigkeiten. Viele Betonbauten verfielen schnell, weil der Beton ohne Sorgfalt und Kenntnisse hergestellt worden war. Man betrachtete

The way of human rights,
Nürnberg 1989–93 – Beton

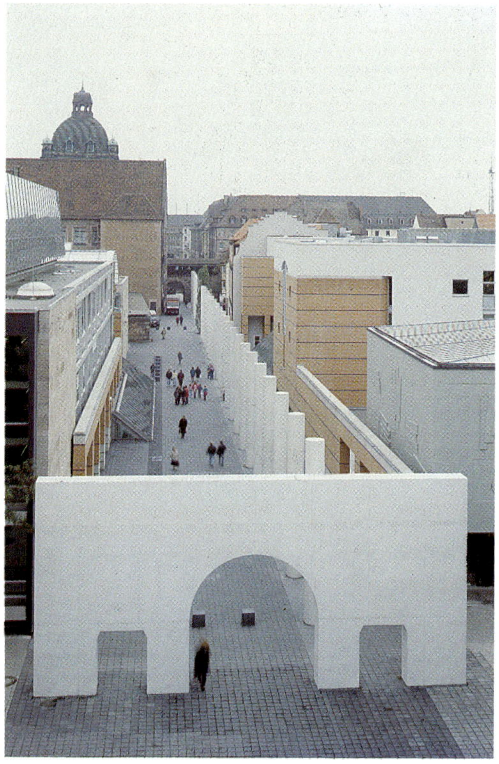

Axe Majeur, Cergy-Pontoise 1980 – Beton

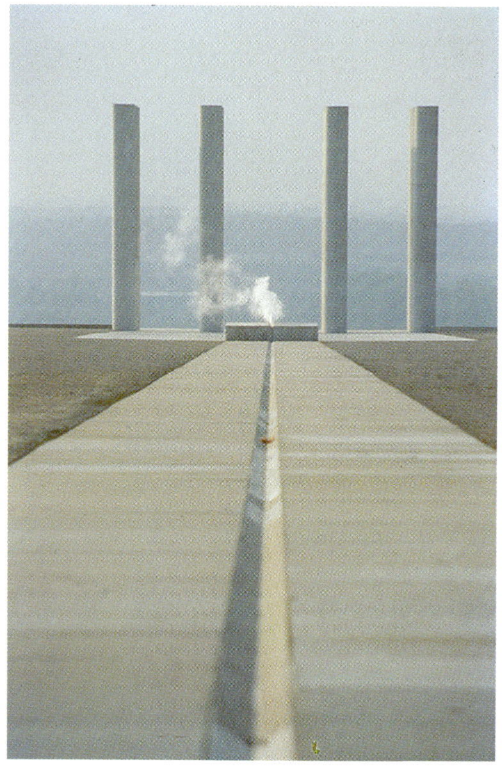

Axe Majeur, Cergy-Pontoise 1980 – Beton

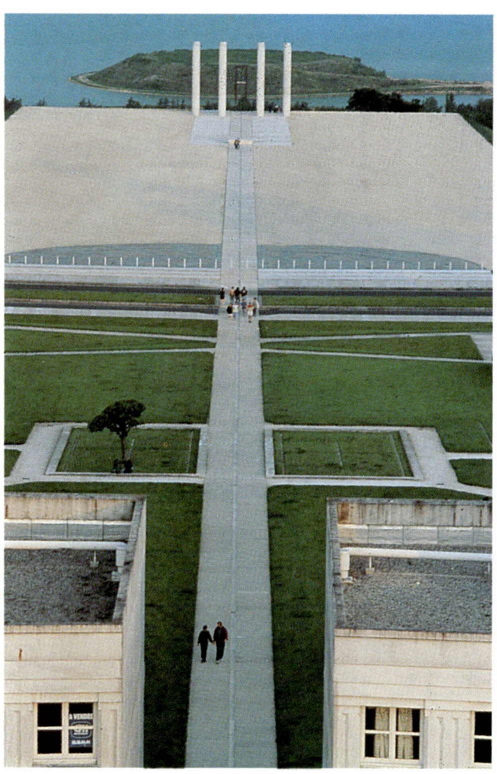

Ohel, Tel Aviv 1990-91 – Beton

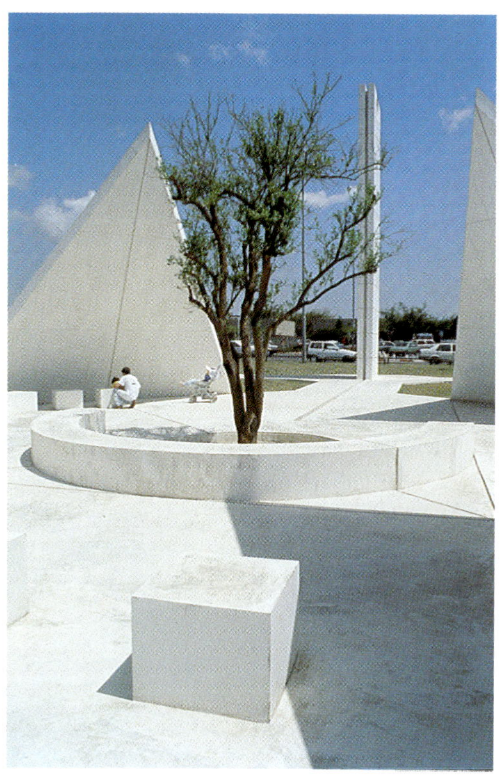

Beton als Rohmaterial, billig, leicht ohne Vorkenntnisse von jedem herzustellen, ganz im Unterschied zur Produktion von Eisen, Bronze, Aluminium, Glas usw.

Über Jahre hinweg habe ich mit Betonspezialisten zusammengearbeitet, besonders mit dem international anerkannten Fachmann Jean Pierre Aury, der sich intensiv mit der Zusammensetzung, der Gießtechnik, der Pflege und dem Schutz gegen Umweltverschmutzung und Graffiti beschäftigt hat.

Als Louis Kahn an der Fakultät für Architektur in Florenz Vorlesungen hielt, wurde er einmal von einem Studenten gefragt: „Maestro, wieso ist der Beton in ihren Werken so schön?" Seine Antwort lautete: „Man muß ihn nur glücklich machen."

Die großen, manchmal auch monumentalen Werke, die Dani Karavan meist für die öffentliche Hand gebaut hat, müssen im Außenraum jahrzehntelang Wind, Wetter und Emissionen standhalten. Seine „Environments für den Frieden", sein „Weg für die Menschenrechte" (in Nürnberg, vor dem Germanischen Museum 1989–93) und sein „Platz der Toleranz, gewidmet Yitzhrak Rabin" (1996 im Garten der Pariser UNESCO-Zentrale eingeweiht) sollen als Symbole für den Frieden die Zeit überdauern und nicht so brüchig werden, wie es der Frieden überall auf der Welt ist.

Die beiden Arbeiten „Environment for Peace" in Florenz und Prato sind zwei Teile einer Aktion, als „Brückenschlag" zwischen zwei Städten in der Toskana entstanden.

Offen, mit Ausblicken über die Stadt in Florenz. Ein Argon-Laserstrahl verbindet die Spitze der viergeteilten Pyramide mit Brunellechis Domkuppel as Homage an Galileo Galilei. In Prato kompakt, eingeschlossen im quadratischen Innenraum der Burg Friedrich II, von der nur noch die Außenmauern und der Wehrgang mit Zinnen steht.

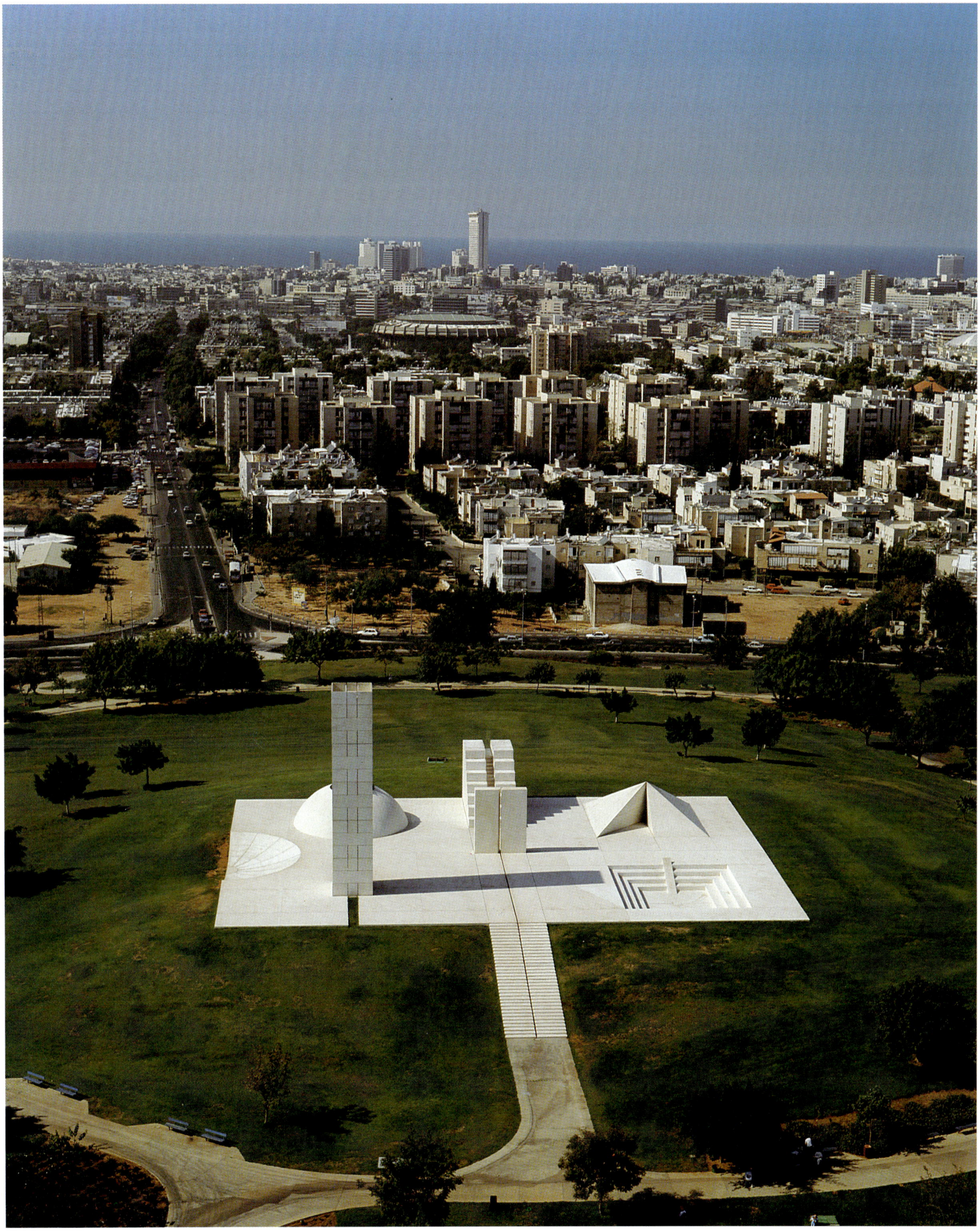

Kikar Levana, Tel Aviv 1977/88 – Beton

Environment for peace, Florenz 1978 – Beton

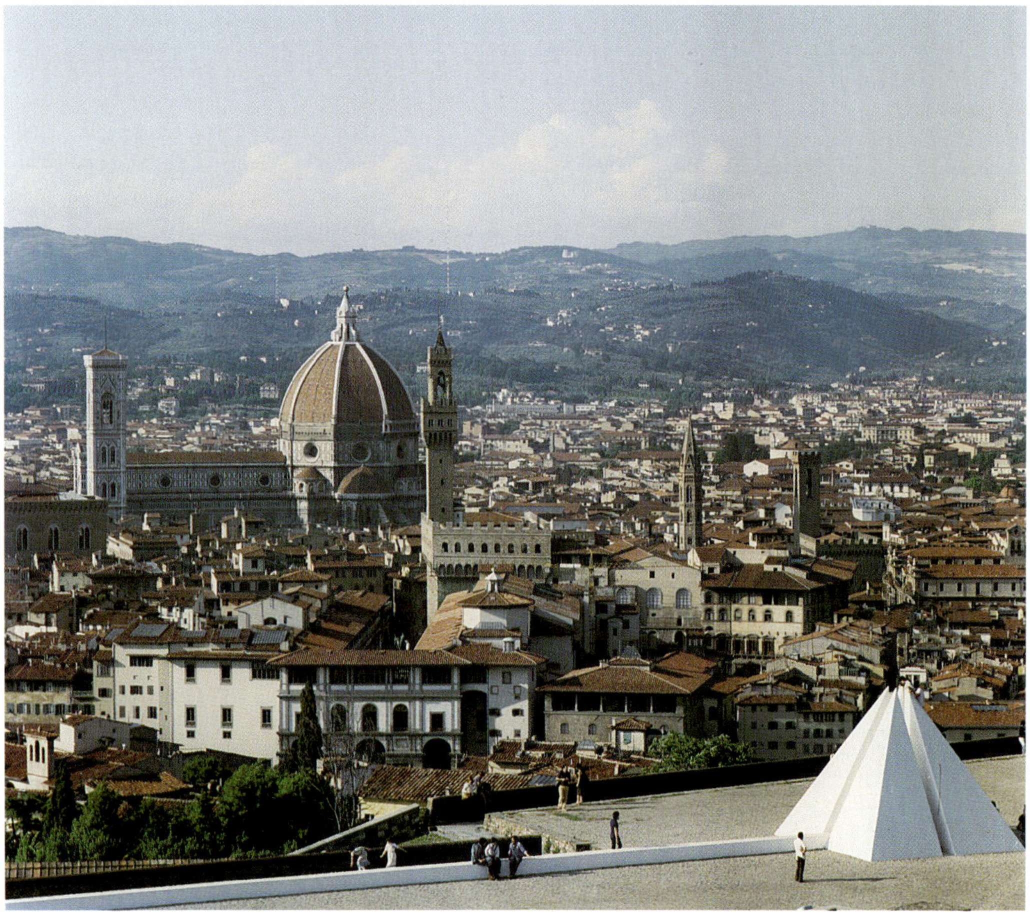

Zur Eröffnung wurde eine Videoübertragung zwischen den beiden konkurrierenden Städten installiert.

In skulpturalen Außenräumen benutzt Dani Karavan ein Repertoire von geometrischen Grundformen: Pyramiden, Treppen, runde und eckige Säulen, Quader, positive und negative Kugelformen. Es sind Formen, die an die antiken Amphitheater, die Säulenreihen in Tempeln, die ägyptischen Grabpyramiden, die Stufenbauten der altindianischen Hochkulturen Mittelamerikas oder die indischen Kalenderbauten erinnern.

Viele der geometrischen Formen schlitzt Dani Karavan auf, so entstehen Sehschlitze, Sichtachsen, in denen sich auch der Wind verfängt. In eine zylinderförmig ausgestanzte Halbkugel pflanzt er einen Baum, in Bodenschlitzen fließt Wasser. Laserstrahlen verbinden seine Skulpturen mit historischen Bauten und Orten, schaffen so neue geschichtliche Bezüge. Seine klar gegen die Umgebung abgesetzten Skulpturen vereinen archaische Urformen, mathematische Logik, Geschichte, Natur und moderne Technik.

Die reinen, ästhetischen Skulpturen sind imposante Zeichen. Und doch laden sie ein, sie in Besitz zu nehmen, sie zu begehen, dort zu lauschen und zu beobachten und zu fühlen oder in ihnen zu spielen.

Environment for peace, Prato 1978 – Beton

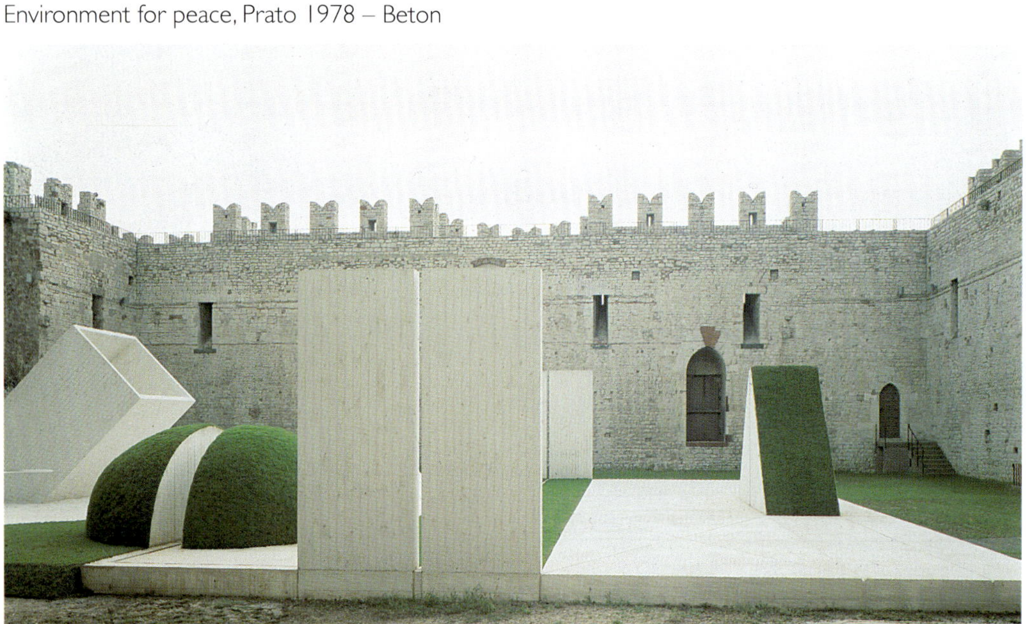

Niki de Saint Phalle

Niki de Saint Phalle
1930 in Paris geboren
1979 Baubeginn des „Giardino dei Tarocchi" bei Grosseto.
lebt in Kalifornien, USA

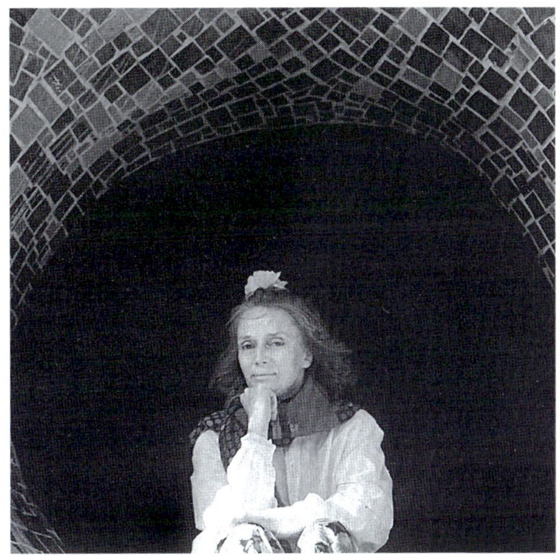

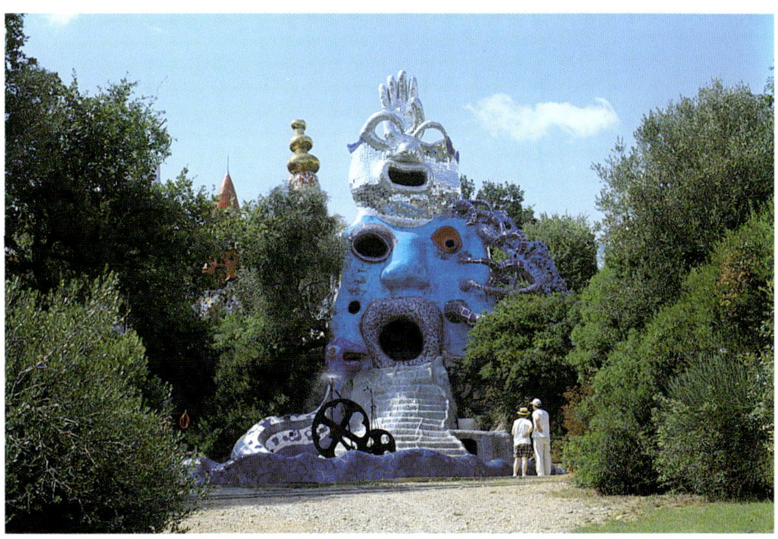

Magier und hohe Priesterin (als Doppelfigur)

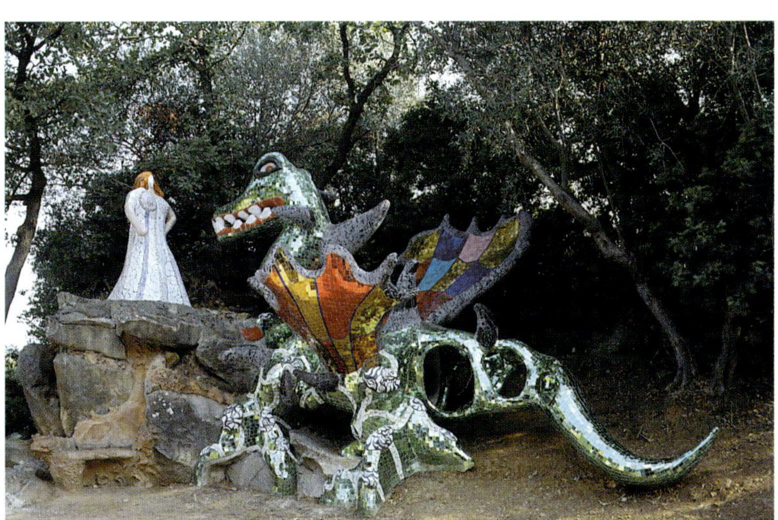

Drache

Zaubergarten

Die überlebensgroßen, bunten Frauengestalten, die Nanas von Niki de Saint Phalle hat jeder schon einmal gesehen. Hier sind alle Vergleiche erlaubt, alle Rollen der Frau sind dargestellt: Hexe, Braut, Hure, Mutter. „Niki zeigt uns auf ihre ganz moderne Art, daß diese Mythen und Symbole noch immer lebendig sind", so Niki über Niki.

Hätte ein Mann diese Figuren geschaffen, die Interpretation wäre eindeutiger, sexistischer. Bei der Nana vom Modernen Museum in Stockholm beispielsweise, die man durch die Vagina betrat, hätte es sicher einen Aufschrei von Feministinnen gegeben. So zeugen die ambivalenten Polyester-Plastiken von einer „fröhlichen, matriarchalischen Gegenwelt", das „Superweib" ist gar ein „begehbarer Tempel".

Das Vieldeutige ist Bestandteil der Kunst von Niki de Saint Phalle. Ihre Fomensprache enthält eine Vielzahl von Bezügen zur Kunst- und Kulturgeschichte. Das Ornamentale eines Matisse oder Dubeffet, die naiven Darstellungen des Zöllners Rousseau, die Trivialkunst des Briefträgers Cheval lassen sich bei ihr wiederentdecken.

Pontus Hultén, Intendant der Bundeskunsthalle, sieht in ihrer Kunst außerdem „nicht nur das Ergebnis der im Atelier verbrachten Stunden, sondern auch eine Existenzform, eine Totalerfahrung intellektueller, emotionaler, praktischer Natur". Die innig-intensive Verbindung von Kunstobjekten und Lebensausdruck findet sich im Werk von Niki de Saint Phalle in vielerlei Gestalt bis hin zur Verkörperung von Gewalt und erreichen auch monumentale Züge.

Mit ihrer „Besessenheit von Monumentalen" will sie gleichzeitig beweisen, „daß Frauen auch im monumentalen Maßstab arbeiten können" (Niki über Niki).

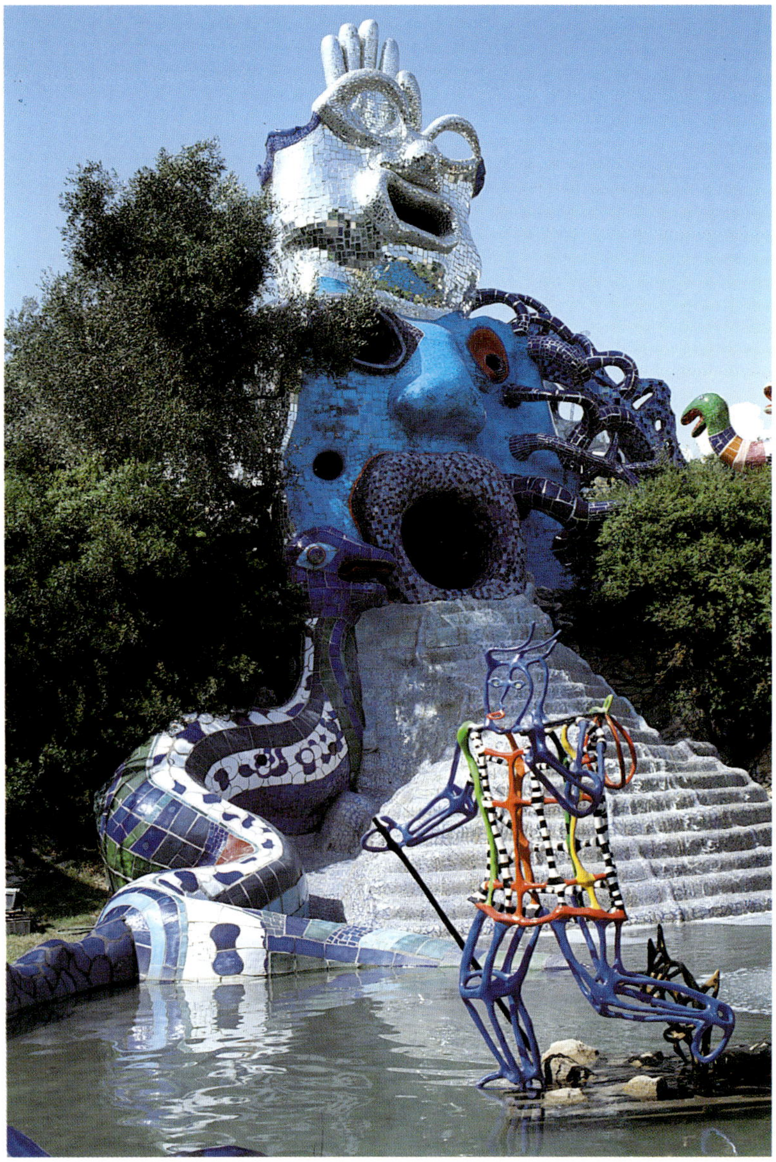

Magier und hohe Priesterin

Feuervogel

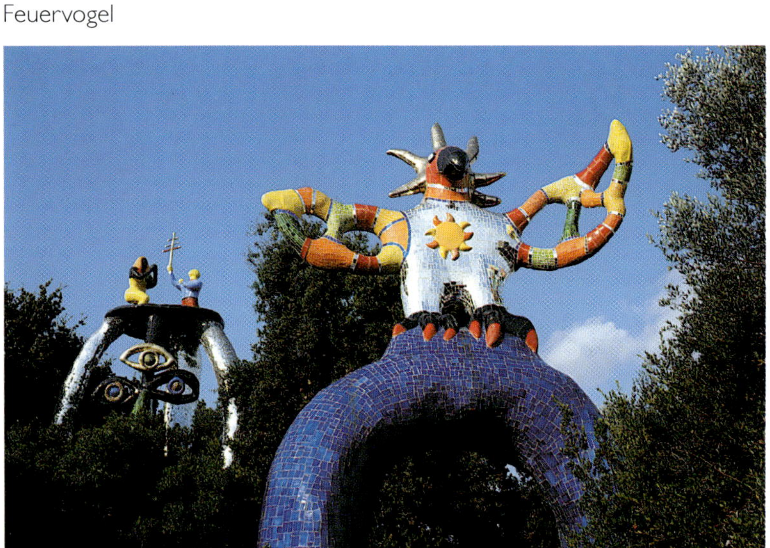

Diese Gedanken nehmen vor allem in den großen Architekturprojekten Gestalt an, als deren Summe der sich seit 1979 im Bau befindliche Tarot-Garten in der Toscana angesehen werden kann.

Inhaltliche Vorbilder für den Giardino dei Tarocchi ist das Tarot-Spiel, hier vor allem die 22 großen Arkanas, aus deren wichtigsten Figuren der Garten besteht. Sie verbinden sich mit Erinnerungen an Träume und Märchen, in denen böse Drachen ihr Unwesen treiben, versteckte Schätze zu entdecken sind. „Niki hat sich eine Ausdrucksmöglichkeit erarbeitet, die unverwechselbar ist. Bei jedem Betrachten eines ihrer Werke wird einem das Überwältigende ihrer Lebensfreude übermittelt" (Pontus Hultén). Es ist eine „Welt der Verrückten, der Erleuchteten, der Primitiven und Wilden, der Magier, Hexen, Zauberer und Schamanen".

Der Tarot-Garten steht in der klassischen Tradition phantastischer Gärten des 17. Jahrhunderts, nur 90 Autominuten von den Vorbildern im Park der Villa d' Este und von Bomarzo entfernt, wie Niki de Saint Phalle stolz berichtet. Sie selbst sieht eine weitere Verwandtschaft in Gaudis Parque Güell in Barcelona. Hier wie dort entstanden durch farbige Steine ornamentale Oberflächendekorationen.

Der phantastische Architekturgarten ist Eigentum der Künstlerin, den sie mit einem von ihr geschaffenen Parfüm finanziert. Wenn auch das Ziel die Fertigstellung des Gartens ist, so ist „der Weg dorthin der eigentliche Gewinn" (Carla Schulz-Hoffmann).

Wie bei keinem anderen ihrer Objekte oder Figurengruppen wird der Weg zwischen der Welt im Inneren und der Außenwelt so lebendig visualisiert wie in der Toscana. Das Tarot-Projekt ist schon jetzt „eine Art Weltwunder". „Ihr architektonisches Großprojekt ist nicht nur die Erfüllung des lang gehegten Lebenstraumes von einem großen Werk,

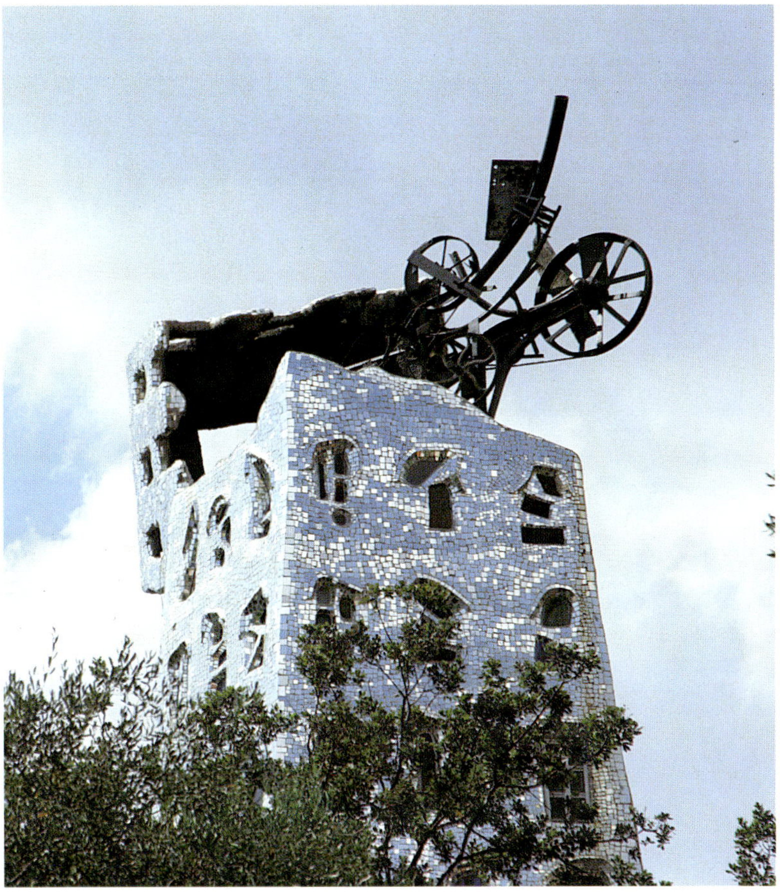

Fallender Turm

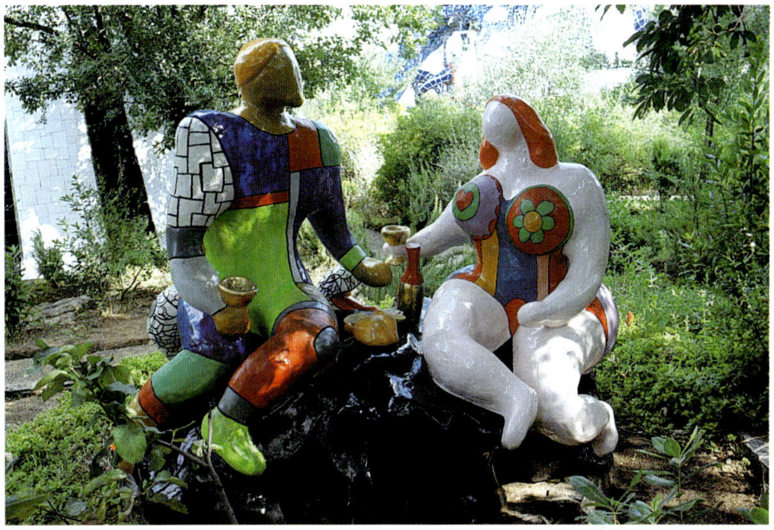

Paar

Teufel

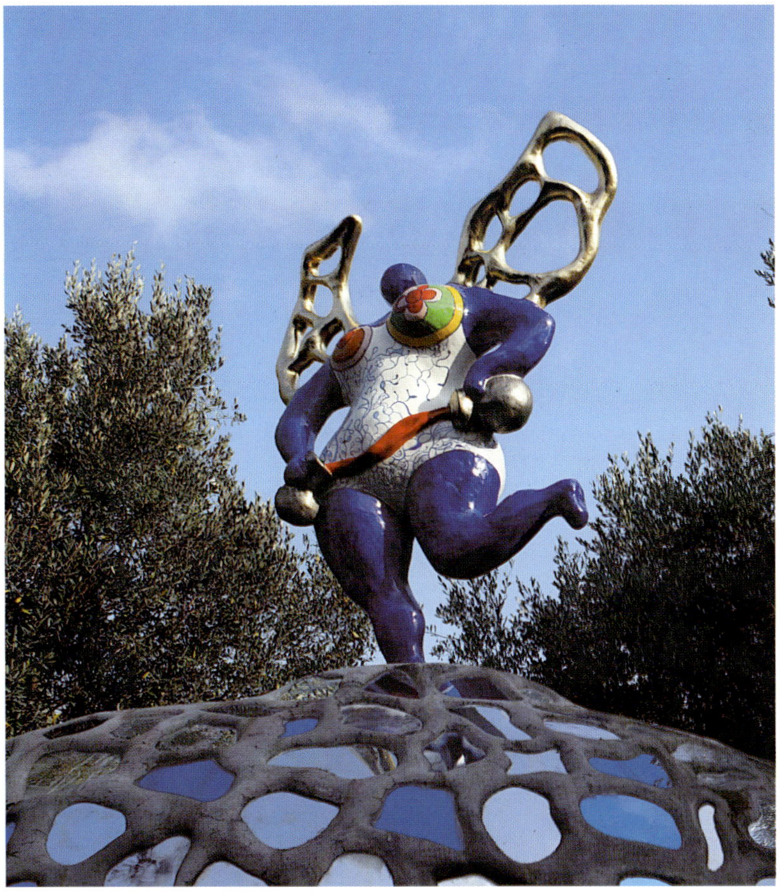

Schutzengel (Mäßigung)

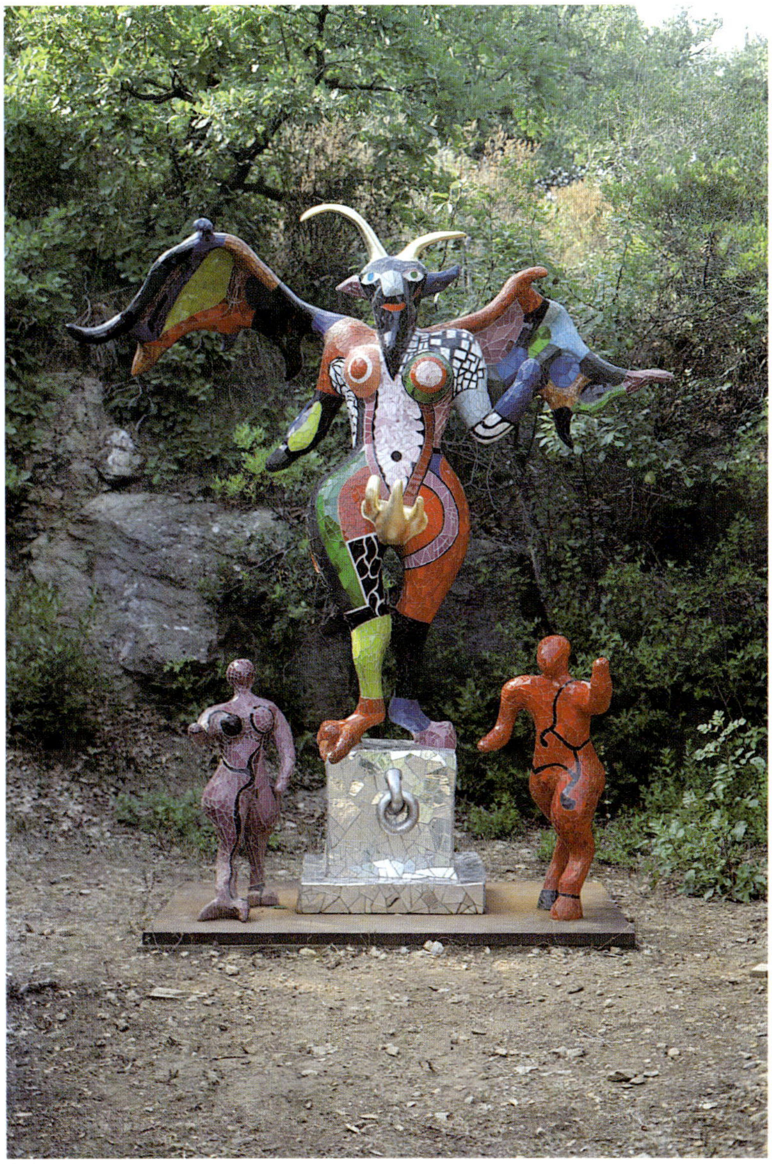

sondern auch die wichtigste der Unternehmungen, die sie je begonnen hat" (Pontus Hultén).
Daß der Zaubergarten mit der gleichen Technik erstellt wurde wie der Blumenkübel des legendären Gärtners Joseph Monier, ist sicherlich mehr als ein Zufall. Das Geflecht aus Eisen, beworfen mit einem Gemisch aus Wasser, Sand und Zement, ist das Gerüst, mit dem Niki de Saint Phalle ihre Skulpturen entstehen läßt. Diese fast spielerische Entdeckung von Monier, die zum Stahlbeton als konstruktivem Material führte, steht auch symbolisch für die vielen phantastischen Dinge, die man mit diesem Baustoff gestalten kann. Nicht nur Staudämme, Brücken und Tunnel als neue Weltwunder, sondern auch den phantasievollen „Giardino dei Tarocchi" in der Toscana.

Jörg M. Fehlhaber

Herrscherin (Sphinx)

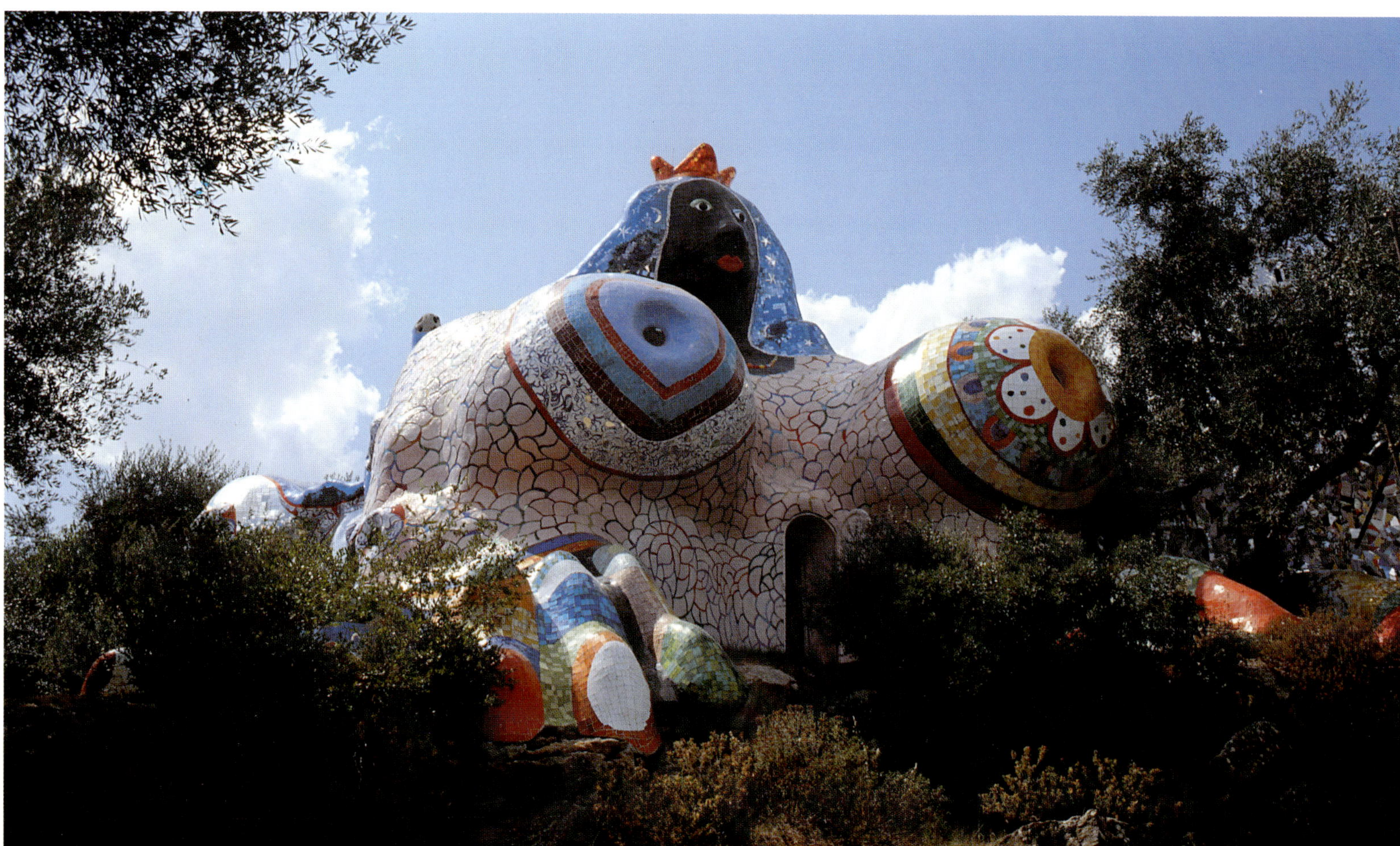

Wolfgang Knopp

Mit Zement und Beton arbeiten

Technische Anleitung zum Gestalten mit Zement und Beton

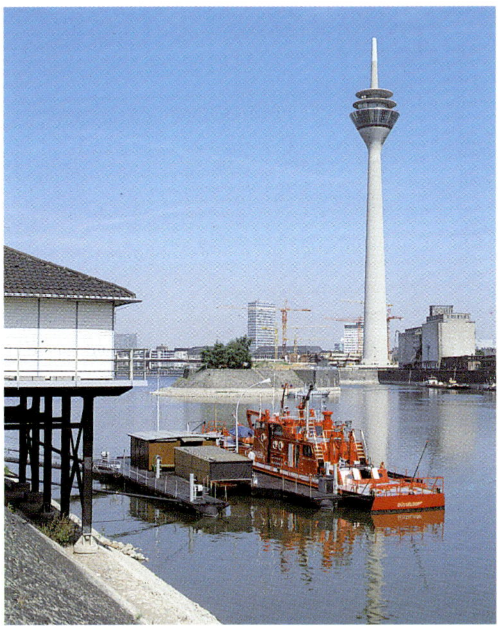

Über 200 Meter hoher Fernmeldeturm mit hellem Sichtbetonschaft

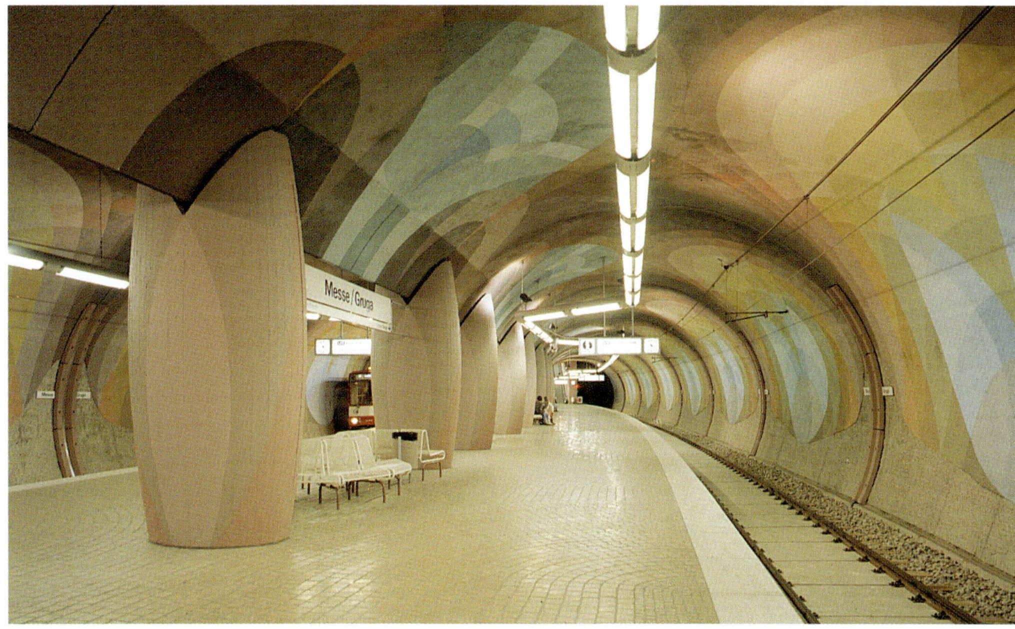

U-Bahnsteig mit bemalten Sichtbetonoberflächen

Was ist Beton?

Auf Beton treffen wir täglich in unserer bebauten Umwelt. Wir laufen auf Pflastersteinen oder Gehwegplatten, fahren über Brücken oder mit der U-Bahn durch den Tunnel aus Beton. Die Wohnung oder das Büro wird getragen von einer Decke. Diese liegt auf Betonwänden auf, die sämtliche Lasten ins Betonfundament abtragen. Der Fernsehturm über der Erde wie auch die Rohre darunter, die das Abwasser zur Kläranlage leiten, bestehen ebenfalls aus Beton.

Dieser *Beton* (Normalbeton) wird aus Zement, Zuschlag (Sand, Kies, Splitt) und Wasser zusammengesetzt. Das Mischen der Ausgangsstoffe führt zum *Frischbeton*. Dabei bilden Zement und Wasser den Zementleim. Der Zementleim erhärtet zu Zementstein, so daß *Festbeton* entsteht. Der Wasserzusatz richtet sich nach den geforderten Eigenschaften des Betons: eine ausreichende *Verarbeitbarkeit* des Frischbetons und eine bestimmte *Festigkeit* des erhärteten Betons. Hinzu kommen je nach Zweckbestimmung weitere Eigenschaften wie beispielsweise der Rostschutz der Bewehrung und Frostwiderstand.

Beton mit feinkörnigem Zuschlaggemisch benötigt unter der Voraussetzung gleicher Verarbeitbarkeit mehr Zementleim als Beton mit grobem Zuschlaggemisch. Auch für Zuschlag mit sehr kantiger und sehr rauher Kornoberfläche und mit plattiger oder splitteriger Kornform erhöht sich der Zementleimbedarf.

Beton, richtig zusammengesetzt und verarbeitet, ist sehr witterungsbeständig. Nur an der Oberfläche kann es über lange Zeiträume zu geringen Abwitterungen kommen. Die Oberfläche wird dann körnig-rauh. Die Sandfarbe kommt zum Vorschein.

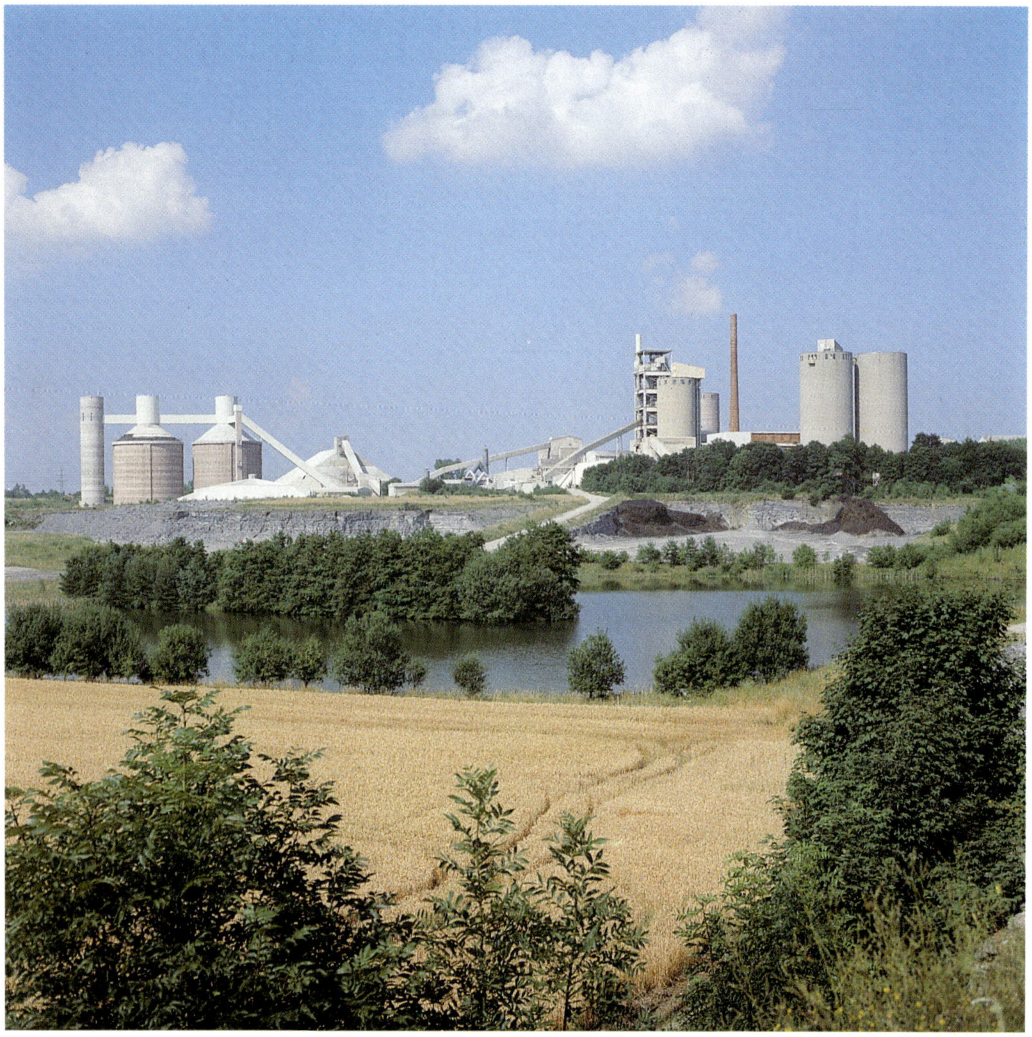

Modernes Zementwerk

Zement
+Wasser
+Zuschlag
+Zusätze

⇩

Frischbeton

zeitlich begrenzt verarbeitbar,

beliebig formbar,

weich,
plastisch,
fließend

⇩

erhärtet, auch unter Wasser

Festbeton

⇩

fest wie Stein

werksteinmäßig, steinmetzmäßig bearbeitbar

Kleine Probemischungen dienen dazu, die gewünschte Mischung zu finden, sowie Frisch- und Festbeton hinsichtlich des Verwendungszweckes zu beurteilen. Über solche Eignungsprüfungen wird die Eignung festgestellt.

Beton (Normalbeton) hat eine Rohdichte von etwa 2,2 bis 2,4 kg/dm^3 (t/m^3). Er läßt sich in kleinen Mengen im Eimer manuell mit Kelle oder Quirl mischen. Größere Mengen werden im Betonmischer gemischt. Große Mengen im m^3-Bereich liefert das Transportbetonwerk.

Bei Zuschlag bis 4 mm Größe spricht man von (*Zement-*) Mörtel. Er hat eine Rohdichte von etwa 2,0 bis 2,3 kg/dm^3 (t/m^3) und kann wie Normalbeton hergestellt bzw. geliefert werden. Mörtel ist auch als Trockengemisch in Säcken zu beziehen, wobei die erforderliche Wasserzugabemenge angegeben ist.

Leichtbeton kann bis 2 kg/dm^3 (t/m^3) wiegen. Bei Rohdichten unter 1 kg/dm^3 (t/m^3) ist der Beton schwimmfähig. Gleiches gilt für *Leichtmörtel*. Die Herstellung erfolgt wie beim Normalbeton bzw. Mörtel, allerdings unter Verwendung von leichten, porösen Zuschlägen.

Noch feiner als üblicher Mörtel gestaltet sich die geschlossenzellige Struktur des *Porenbetons*, in der viele kleine Poren durch dünne Zellwände getrennt sind. Dieser Aufbau gewährleistet Rohdichten zwischen 0,3 und 1,0 kg/dm^3 (t/m^3) bei allerdings geringen Festigkeiten. Dafür läßt sich Porenbeton problemlos sägen, schneiden, feilen und ganz leicht bohren. Er wird in Blöcken unterschiedlichster Größe angeboten.

Zement

Zement, der Klebstoff im System Beton, ist ein feingemahlenes hydraulisches Bindemittel, das auch unter Wasser dauerhaft abbindet. Seine Farbskala reicht, je nach geologischer Herkunft und Zusammensetzung, vom hellen bis zum dunklen Grau mit Abstufungen von grau-grün, grau-blau und grau-braun. Der jeweilige Farbton prägt die Farbe der unbearbeiteten Betonoberfläche. Weißzement ermöglicht Betonoberflächen von sehr hell bis weiß. Terrament, ein Ölschieferzement, weist eine rotbraune Farbe auf.

Die Zementart, wie Portlandzement, Portlandkompositzemente oder Hochofenzement spielt hier eine untergeordnete Rolle. Normalerweise verwendet man die Zemente der Festigkeitsklasse 32,5. Diese reicht für die üblichen Arbeiten aus. Die Zementfestigkeitsklasse 42,5 ist Sonderfällen hoher Betonfestigkeitsanforderungen vorbehalten. Ein Betonfachmann sollte hier im Einzelfall beraten.

Für die handwerkliche Anwendung bietet sich Sackzement mit 25 kg Gewicht an.

Frischbeton und Frischmörtel lassen sich in Abhängigkeit von der Temperatur etwa 1 bis 2 Std. verarbeiten und formen. Niedrige Temperaturen ermöglichen längere Zeiten. Nach dieser Zeit beginnt die Festigkeitsentwicklung. Werden Festigkeiten schon nach einer ½ bis 1 Std. gefordert, so sind Schnellzemente zu verwenden. Das Verarbeiten und Formen muß dann innerhalb etwa ¼ bis ½ Std. abgeschlossen sein. Beton mit normalem Zement und solcher mit Schnellzement lassen sich problemlos kombinieren. Schnellzemente sind in kleinen Mengen erhältlich.

Mit Zement hergestellter Mörtel oder Beton erreicht schon kurz nach dem Mischvorgang einen pH-Wert von über 12. Er ist somit stark basisch, alkalisch. Auch das Wasser in den Poren des erhärteten Zementsteins weist anfangs stets einen hohen pH-Wert auf. In diesem Milieu ist Stahl vor Korrosion zuverlässig geschützt. Trocknet der erhärtete Beton aus, sinkt der pH-Wert und das bisher hochalkalische Milieu wird von außen her langsam neutralisiert.

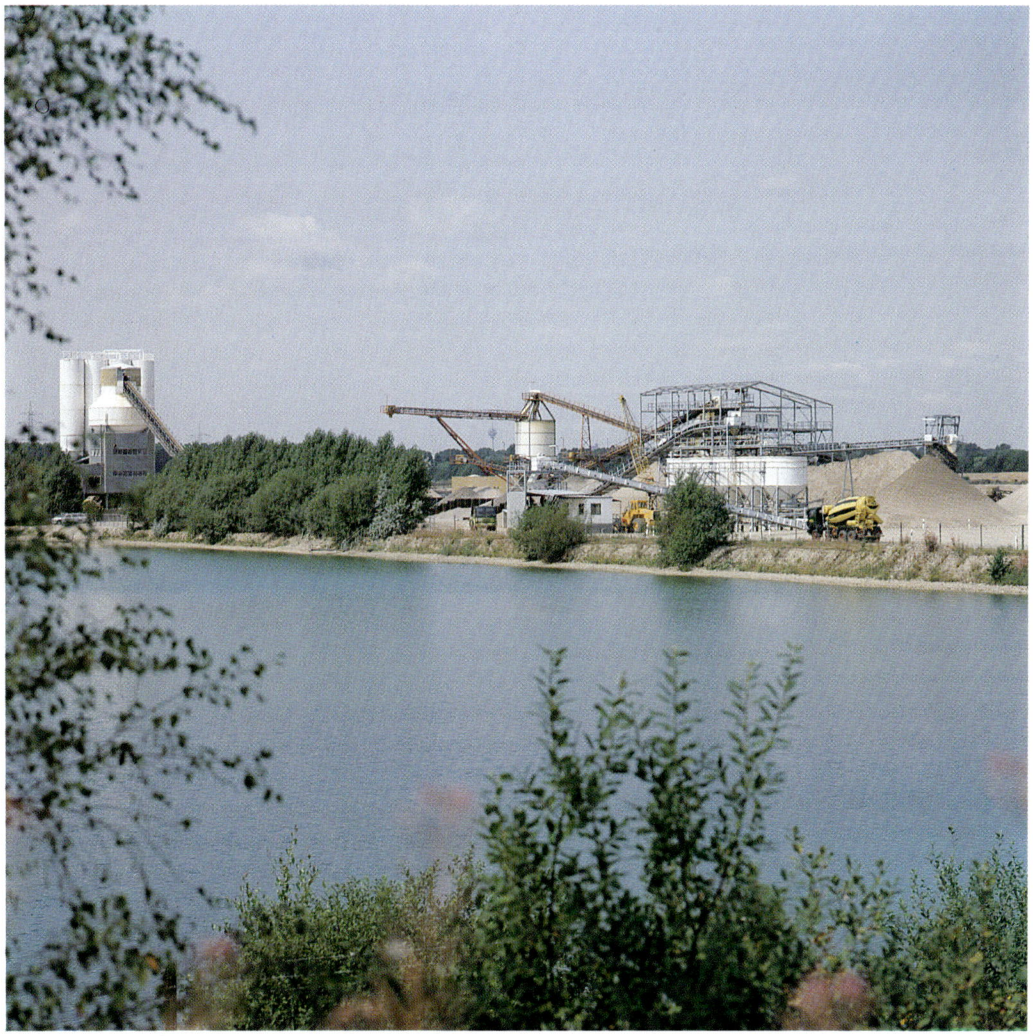

Kies- und Sandaufbereitungsanlage

Aus Gründen des vorsorgenden Arbeitsschutzes wird Zement als „reizend" gekennzeichnet. Daraus ergeben sich folgende Gefahrenhinweise:

- reizt die Augen und die Haut
- Sensibilisierung durch Hautkontakt möglich

sowie die Sicherheitsratschläge:

- darf nicht in die Hände von Kindern gelangen
- Berührung mit der Haut vermeiden
- Berührung mit den Augen vermeiden
- bei Berührung mit den Augen sofort gründlich mit Wasser abspülen und Arzt konsultieren
- geeignete Schutzhandschuhe tragen

Zement, in Ausgüssen, Rohren, Kanälen usw. entsorgt, reagiert bereits bei geringer Feuchtigkeit, erhärtet und verstopft die Abflußsysteme.

Wasser

Als Zugabewasser findet üblicherweise Leitungswasser Verwendung. Die Zugabemenge soll so gering wie möglich sein. Für die hier angenommenen künstlerischen Arbeiten sollte das Verhältnis von Wasser zu Zement, der Wasserzementwert (w/z-Wert), bei etwa 0,5 (0,5 kg Wasser zu 1 kg Zement) liegen und 0,6 (0,6 kg Wasser zu 1 kg Zement) nicht überschreiten. Unter Beibehaltung der Zementmenge und -sorte bewirkt eine größere Wasserzugabe eine weichere Frischbetonkonsistenz, die Entmischungstendenz wird erhöht, die schweren Zuschläge setzen sich nach unten ab, der Zementstein bildet oben eine dickere Schicht, die Festbetonoberfläche wird heller, das viele Wasser hinterläßt Kapillaren im Zementstein, seine Saugfähigkeit ist hoch, die Dichtigkeit verringert sich, Lunker treten vermehrt auf, alle Festbetoneigenschaften werden verschlechtert.

wenig ⇦	Wasser	⇨ viel
	⇩	
Frischbeton		
schwerer	verarbeitbar	leichter
	⇩	
Festbetonoberfläche		
dunkler ⇦	grau	⇨ heller
	⇩	
Saugfähigkeit (Kapillarität)		
niedrig ⇦	normal	⇨ hoch
	⇩	
Festbetonqualität		
besser ⇦	gut	⇨ schlechter

Zuschlag

Mengenmäßig dominierend im Beton sind die Zuschläge. Sie müssen sauber und fest sein und dürfen keine betonschädlichen Stoffe enthalten wie z.B. Staub, Lehm, Ton, Humus, Kohle, Torf, Laub. Üblicherweise werden Sand und Kies verwendet. Abhängig von der Region wird Sand in den Korngruppen 0 bis 1 mm (0/1), 0 bis 2 mm (0/2) und 0 bis 4 mm (0/4) angeboten. Aber auch Sande gleicher Korngruppen können in ihrer Zusammensetzung und damit in der Verarbeitbarkeit sehr unterschiedlich ausfallen. Sand besteht aus Mehlkorn in der Korngröße von 0 bis 0,125 mm, Feinstsand von 0,125 bis 0,25 mm und gröberen Anteilen. Ein „scharfer" Sand ist gekennzeichnet durch wenig Mehlkorn und Feinstsand. Das Material hält nicht so gut zusammen, die Betonoberfläche wird rauh. „Fetter" Sand weist viel Mehlkorn und Feinstsand auf. Der davon erstellte Beton/Mörtel läßt sich gut verarbeiten, er kann etwas dem Ton ähneln. Filigrane Strukturen werden ermöglicht. Natürlich finden auch andere Korngruppen wie z.B. 1 bis 2 mm (1/2) oder 2 bis 4 mm (2/4) Verwendung. Hier fehlen dann die feineren Anteile völlig. *Kiese* werden bevorzugt in den Korngruppen 4 bis 8 mm (4/8), 8 bis 16 mm (8/16) und 16 bis 32 mm (16/32) verwendet. Auch Sand/Kiesgemische sind erhältlich. Mit der Verwendung von gut abgestuftem Sand und Kies läßt sich ein dichter Beton herstellen. Der Sand füllt die Hohlräume zwischen den Kieskörnern.

Das Größtkorn sollte ⅓ der kleinsten Betonteildicke nicht überschreiten. Das heißt, die Mischung des Betons sollte die Abmessungen des Objekts berücksichtigen. Ragen Teile heraus oder hervor, so sollte die Mischung die Abmessungen der Ausbuchtungen bei der Zusammensetzung berücksichtigen. Hier sollte dann kein Zuschlag (Kies /Splitt) größer als ⅓ der Betondicke sein, damit das Gemisch gut in alle Hohlräume paßt und diese dicht ausfüllen kann. Will man vor dem Abbinden die noch weiche Oberfläche bearbeiten, ist es meist günstiger, das Zuschlagmaterial etwas feiner als zu grob zu wählen. Will man den Frischbeton von Hand formen, ist dies in der Regel bis zu einem Größtkorn von 8 mm möglich. Je kleiner das Zuschlagkorn, umso leichter und feingliedriger läßt sich das Material formen. Wird nur Kies ohne Sand verwendet, entsteht ein hohlraumreicher Beton.

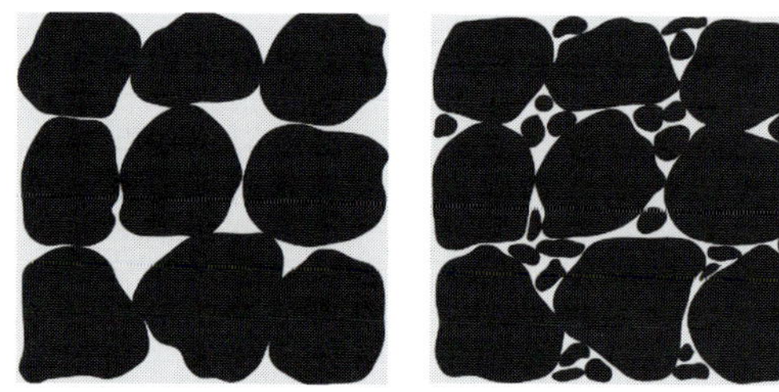

Haufwerksporen bei Zuschlaggemischen

Je nach Anwendung spricht man von Betonwerkstein (der dann geschlifffen, poliert oder steinmetzmäßig bearbeitet wird), Kunststein (so zu Anfang des Jahrhunderts in Verbindung mit Architekturobjekten) oder Zementguß (so bei künstlerischen Arbeiten in den ersten Jahrzehnten des 20. Jahrhunderts). Auch in der Natur kommen ähnliche Agglomeratgesteine vor. Zum einen ist dies der Nagelfluh, der gerne als „Naturbeton" bezeichnet wird, und der Tuffstein, der eine werksteinmäßige Struktur erhält, wenn er gesägt oder geschliffen wird.

Gebrochenen Zuschlag bezeichnet man als *Brechsand und Splitt*. Edelbrechsand und Edelsplitt sind mehrfach gebrochen, wodurch sich die Zuschlagform kubischer gestaltet als beim einfach gebrochenen Material und dieses damit leichter verarbeitbar wird. Zuschlag wird in den unterschiedlichsten Formen und Oberflächen, je nach Herkunft und Aufbereitung angeboten.

z.B. Flußmaterial:
- meist glatte Oberflächen
- länglich, platt bis zu fast runder Form

z.B. Splittmaterial:
gebrochene Flächen
glatt oder rauh
kantig

Kies, länglich, plattig

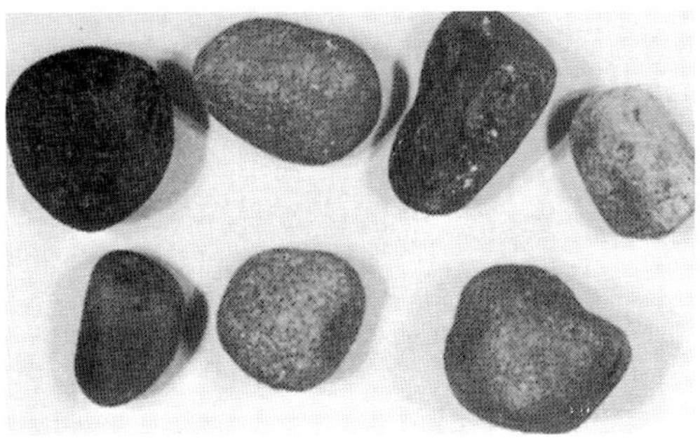

Kies, länglich, plattig

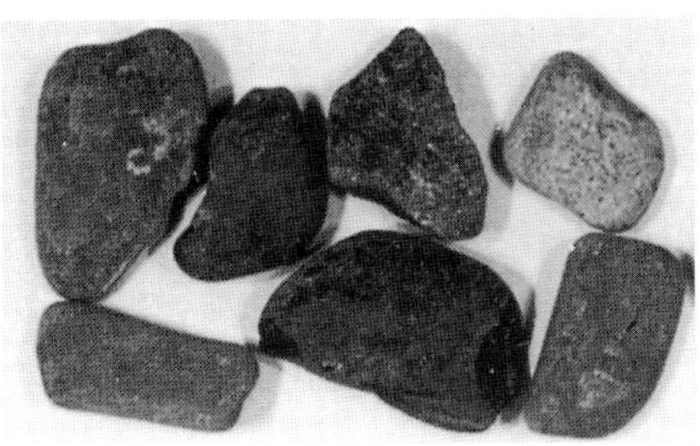

Splitt, gedrungen

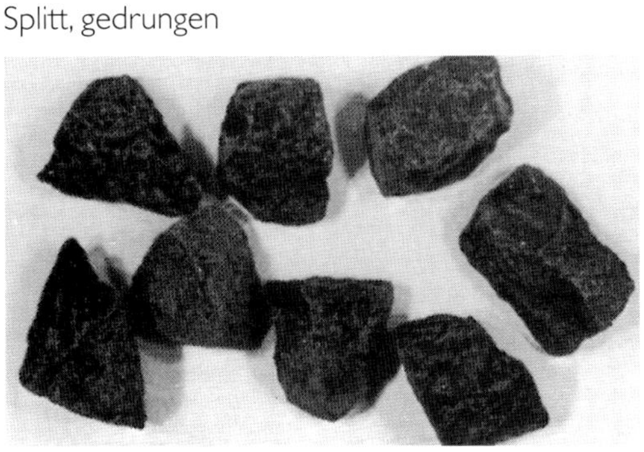

Splitt, splittrig

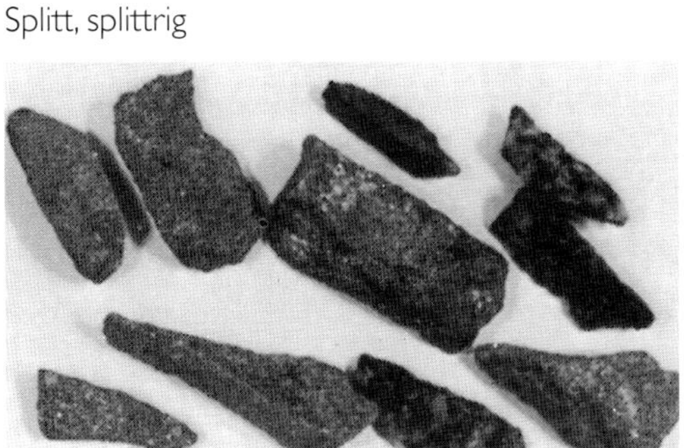

Kornformen von Betonzuschlägen

Je nach geologischer und mineralogischer Herkunft liegt Zuschlag in den unterschiedlichsten Farben vor, wie
- weiß, hellgrau bis dunkelgrau,
- schwarz,
- rot, braun, gelb,
- grünlich und bläulich.

Wird die Betonoberfläche bearbeitet bzw. das Zuschlagkorn freigelegt (z.B. Waschbeton), läßt sich die Farbe des Zuschlags in die Farbgestaltung miteinbeziehen.

Mit Leichtzuschlag sind leichtere Mörtel und Betone herstellbar. Diese porösen Zuschläge wie Blähton, Blähschiefer oder Bims sind sehr leicht und wiegen etwa ½ bis ⅓ des Normalzuschlags. Ihre Verarbeitung ist nicht immer einfach, daher sollte hier ein Fachmann befragt werden.

Zusatzmittel

Mit Zusatzmitteln können die Frischbetoneigenschaften günstig beeinflußt werden.

Fließmittel (FM) verflüssigen den Frischbeton. Ein ursprünglich steifer Frischbeton, der sich schwer formen und verdichten läßt, erhält eine weiche oder fast fließfähige Konsistenz, läßt sich also leicht formen und verdichten (Gußbeton bzw. Gußmörtel). Man erspart sich die für die Festbetoneigenschaften negative „Wasserpanscherei". Die erforderliche Fließmittelmenge schwankt zwischen 0,5 bis 3% (Massenprozent) des Zementgewichtes. Dies bedeutet zum Beispiel, daß zu 1 kg Zement 5 bis 30 g Fließmittel oder zu einem Sack Zement (25 kg) 125 bis 750 g Fließmittel zuzugeben sind.

Frischbeton ist bei normalen Temperaturen um 20°C etwa ein bis zwei Stunden formbar. Bei höheren Temperaturen verkürzt sich die Verarbeitbarkeitszeit. Soll die Verarbeitbarkeitszeit verlängert werden, ist dem Frischbeton ein *Erstarrungsverzögerer (VZ)* zuzugeben. Die Zugabemenge beträgt etwa zwischen 0,3 und 0,8 M.-% vom Zementgewicht.

Die erforderliche Zugabemenge von Zusatzmitteln wird in Vorversuchen ermittelt. Zu berücksichtigen ist der große Einfluß von Betonzusammensetzung und Temperatur. Die Technischen Merkblätter der Zusatzmittelhersteller sind zu beachten. Bei Anlieferung größerer Mengen aus dem Transportbetonwerk werden die gewünschten Eigenschaften nach Absprache werkseitig eingestellt. Fertiges Mörtelgemisch wird in kleinen Mengen auch als Sackware angeboten.

Zusatzstoffe und farbige Betone

Zerfällt der Frischbeton, ist er „sperrig", hält er das Anmachwasser nicht, so fehlen ihm meist mehlfeine Stoffe.

Diese werden nachträglich als Quarzmehl oder Kalksteinmehl rauhen Sanden zugegeben. Das Ergebnis ist ein besseres Formungsverhalten des Materials.

Die graue Farbe des Zementes prägt die Farbe der unbearbeiteten Festbetonoberfläche.

Farbpigmente, der Mischung zugegeben, färben über den gesamten Betonquerschnitt dauerhaft und witterungsbeständig die Teile. Eisenoxidpigmente werden vornehmlich für *Rot, Gelb, Braun-* und *Schwarztöne* verwendet, für *Grüneinfärbungen* Chromoxid und für *Blaueinfärbungen* Pigmente auf Mischkristallbasis, wie z.B. Kobalt-Aluminium-Chromoxide. Titandioxid hat sich für Weiß bewährt. Farbpigmente in Verbindung mit grauem Zement bewirken gedecktere und dunklere, in Kombination mit weißem Zement dagegen hellere und reinere Farbtöne. Farbpigmente werden i.d.R. mit 1 bis 5 M.-% vom Zementgewicht zugegeben. Probiert man erstmals eine Farbmischung aus, so gibt man 3 M.-% Farbpigmente dazu. Will man die gesamte Breite der Farbintensität erfassen, werden zwei weitere Mischungen mit 1 bzw. 5 M.-% Farbpigmente hergestellt. Dies ergibt dann folgende Zugabemengen für die Farbpigmente:

Zugabemenge bei 1 kg Zement bei einem Sack Zement (25 kg)

	1 kg	25 kg
1 M.-%	10 g	250 g
3 M.-%	30 g	750 g
5 M.-%	50 g	1250 g

Bei über 5 M.-% ist eine Farbintensivierung nicht mehr feststellbar. Die gewünschte Farbgebung wird am erhärteten, trockenen Beton nach etwa 3 bis 5 Tagen beurteilt, da diese deutlich vom glänzend intensiven Farbton des Frischbetons abweicht.

Frischbeton, Verhalten und Eigenschaften

Ein Maß für die Verarbeitbarkeit des Frischbetons ist die Konsistenz. Sie muß den gewünschten Eigenschaften bei der Ausführung angepaßt sein. Die Unterteilung erfolgt in steif – plastisch – weich – fließfähig.

Eigenschaften des Frischbetons

- *KS – steifer Beton*

  Beton dieser Konsistenz ist beim Schütten lose, zum Teil schollig zusammenhängend. Der Feinmörtel im Beton ist etwas nasser als erdfeucht. Durch kräftiges Klatschen mit der Kelle läßt sich ein an der Oberfläche geschlossenes, feucht glänzendes Gefüge erzielen.

  Beton der Konsistenz KS stellt die untere Grenze für das Verdichten durch kräftig wirkende Rüttler oder durch kräftiges Stampfen bei dünner Schüttlage dar. (Elektrisch betriebene Rüttler werden auf Baustellen eingesetzt und können von dort ausgeliehen werden.)

- *KP – plastischer Beton*

  Dieser Beton ist beim Schütten schollig bis knapp zusammenhängend, sein Feinmörtel ist weich. Beton der Konsistenz KP wird in der Regel durch Rütteln verdichtet.

- *KR – weicher Beton*

  Beton dieser Konsistenz ist beim Schütten schwach fließend. Sein Feinmörtel ist flüssig. Größere Verdichtungsarbeit erübrigt sich; leichtes Rütteln und Stochern erweist sich im allgemeinen als zweckmäßig.

  Die Bezeichnung *Regelkonsistenz* KR bedeutet, daß sie für die Mehrzahl der baupraktischen Gegebenheiten gut geeignet ist.

KS

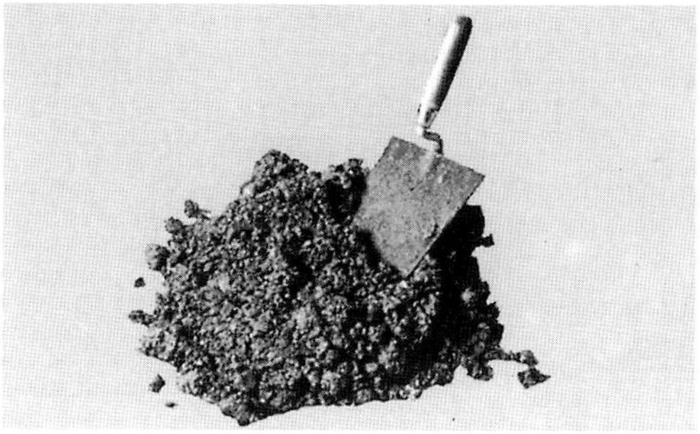

KP

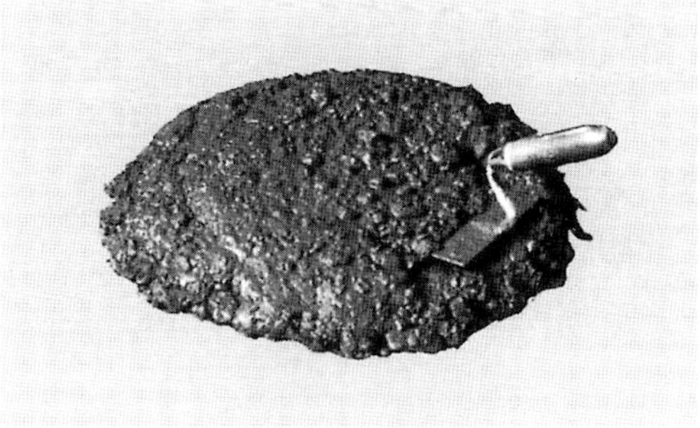

KR

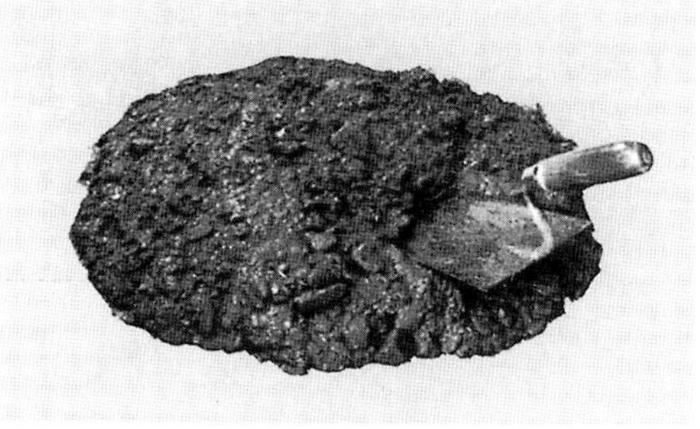

KF

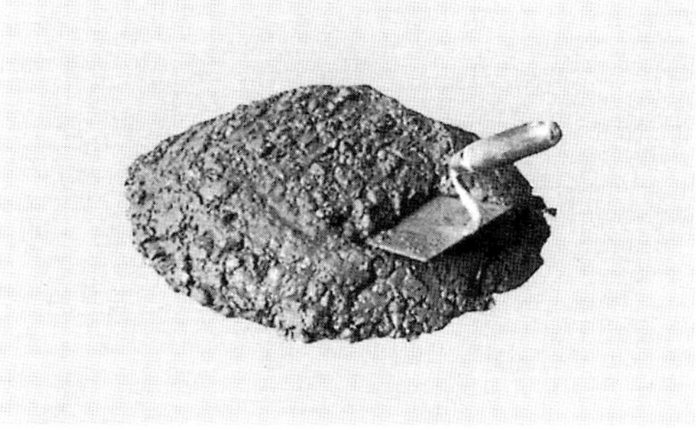

Darstellung der Konsistenzbereiche an geschüttetem Beton

● *KF – fließfähiger Beton*

Beton dieser Konsistenz ist so fließfähig, daß er oft durch Stochern allein verdichtet werden kann. Er muß aber andererseits ein gutes Zusammenhaltevermögen besitzen, um gegebenenfalls leichtes Rütteln ohne schädliches Entmischen zu ermöglichen. Fließbeton darf nur mittels besonderer Zusatzmittel (Fließmittel FM) hergestellt werden.

Unter Gußbeton versteht man üblicherweise einen sehr weichen bis fließfähigen Beton.

Die Mischungszusammensetzungen für kleinere Objekte in den Tafeln 1 bis 5 vertragen i.d.R. eine Wasserzugabe bis KR, also für einen weichen Beton. Für einen fließfähigen Beton, der später als Festbeton der Witterung unmittelbar ausgesetzt ist (Außenbauteil), muß zur Einstellung dieser Konsistenz ein Fließmittel verwendet werden.

Um ein dichtes Betongefüge und damit auch eine dichte, geschlossene Betonoberfläche zu erhalten, ist der Frischbeton zu verdichten. Verdichtungsaufwand und -intensität hängen von der Konsistenz ab. Dieser Aufwand wird umso größer, je steifer der Frischbeton ist. Aber auch vollständig verdichteter Beton enthält noch Poren, im günstigsten Fall mindestens 1 bis 2 Vol.-% (10 bis 20 dm^3/m^3). Diese Poren zeigen sich auch an der Oberfläche des Betons als 1 mm bis 10 mm große Öffnungen.

Eine gute Betonverdichtung ist auch die wichtigste Voraussetzung dafür, daß der Stahl (Bewehrung) gut umhüllt wird und damit nicht rostet.

Festbeton

Die Qualitätsanforderungen an den Beton werden von dem Aufstellungsort des Kunstwerkes bestimmt. So unterscheidet man zwischen Arbeiten, die in geschlossenen Räumen, also von der Witterung geschützt, *„innen"* bleiben und solchen, die der Witterung ausgesetzt sind, *„außen"* im Freien stehen und damit u.a. *frostbeständig* ausgeführt sein müssen. Die Mischungszusammensetzungen für kleinere Objekte in den Tafeln 1 bis 5 eignen sich auch für außenstehende, bewitterte Arbeiten, wenn frostbeständige Zuschläge verwendet und bei der Wasserzugabe die beschriebenen Bedingungen eingehalten werden. Eine Bestellung größerer Mengen beim Transportbetonwerk erfordert die Qualitätsangabe „Außenbauteile". Beton unterteilt sich in *Festigkeitsklassen* wie z.B.

B 15	(Beton-Druckfestigkeit	> 15 N/mm^2)
B 25	(„ „	> 25 N/mm^2)
B 35	(„ „	> 35 N/mm^2)

Diese Festigkeitsangaben beziehen sich auf ein Alter von 28 Tagen, gelagert bei einer Umgebungstemperatur von 20°C. Nach 3 Tagen werden i.d.R. über 50 % und nach 7 Tagen über 70 % dieser Festigkeit erreicht. Niedrige Temperaturen verlangsamen die Festigkeitsentwicklung.

Der B 15 reicht für „Innenbauteile" aus. Für große Arbeiten oder besonders schlanke Teile kann die Statik eine höhere Festigkeitsklasse fordern.

Der B 25 ist der typische Beton für „Außenbauteile". Die Mischungszusammensetzungen für kleinere Objekte in den Tafeln 1 bis 5 liefern, unter den dort beschriebenen Bedingungen und wenn der Frischbeton gut verdichtet wird, diesen B 25. Größere Mengen bestellt man beim Transportbetonwerk in der Qualität B 15 oder B 25.

Der B 35 als sehr hochwertiger Beton nimmt große Belastungen auf (z.B. bei großen und schlanken Abmessungen, weiten Auskragungen). Er sollte immer als Transportbeton geliefert werden und seine Verarbeitung Fachkräften überlassen werden. Als Alternative bietet sich die Herstellung des Objektes oder seiner Teile in einem Betonfertigteilwerk an. Für die richtige Bemessung ist immer ein Statiker miteinzubeziehen.

Große, flächige Betonteile bedürfen auf beiden Seiten einer konstruktiven Bewehrung mit Betonstahlmatten. Ein hügelförmiger Betonberg sollte eine Betonstahlmatte an der Oberfläche erhalten. Weit auskragende Teile sind vom Statiker zu bemessen. Sie werden mit Betonstäben bewehrt. Beton mit Bewehrung heißt *Stahlbeton*. Der Beton nimmt die Druck-, der Stahl die Zugbeanspruchung auf. Damit diese Bewehrung im Beton nicht rostet, ist sie mit dichtem Beton genügend dick zu überdecken. Vereinfacht dargestellt verwendet man für normale, selbst gefertigte Objekte folgende Bewehrungsüberdeckungen:

Objekte in geschlossenen oder offenen Räumen	30 mm
Objekte im Freien	40 mm

Sollen diese Überdeckungen unterschritten werden, ist ein Fachmann hinzuzuziehen.

Ist ein Kunstwerk Teil eines wasserrückhaltenden Systems, so muß der Beton *wasserundurchlässig* sein. Wird das Werk durch Tausalze belastet, da es z.B. Teil einer Verkehrsfläche ist die mit Tausalz bestreut wird, so ist vom Beton ein *hoher Frost-Tausalzwiderstand* zu fordern. Bei diesen Spezialfällen muß ein Betonfachmann zu Rate gezogen werden.

Alle Festbetoneigenschaften werden zielsicher nur erreicht, wenn sichergestellt wird, daß dem Zement über längere Zeit genügend Wasser zur Bildung von Zementstein (Hydratation) zur Verfügung steht. Das der Trockenmischung zugegebene Wasser reicht hierzu völlig aus – aber das Wasser kann an der Oberfläche sehr schnell verdunsten. Schon nach wenigen Stunden trocknet die ungeschützte Oberfläche um mehrere Millimeter, nach Tagen um mehrere Zentimeter tief aus. Typisch hierfür ist eine staubige, absandende, abbröckelnde Oberfläche, meist verbunden mit kreuz und quer verlaufenden Rissen als Folge der Volumenverminderung des Zementsteins infolge der Austrocknung. Man nennt diesen Vorgang „Schwinden" (Schwindrisse). Eine starke Schädigung des Betons ist die Folge. Um dies zu verhindern, wird der Frischbeton unmittelbar nach der Formgebung, z.B. mit Folien, nassen Tüchern u.a., geschützt. Als Schutz dient auch die Schalung. Nach deren Entfernung hat unmittelbar der weitere Schutz einzusetzen. Diesen Vorgang nennt man *Nachbehandlung*. Die Nachbehandlungszeit sollte mindestens 5 Tage, wenn möglich 7 Tage, betragen. Bei Fertigungstemperaturen unter 10°C sind die Zeiten zu verdoppeln. Werden bei einem Objekt die Arbeiten unterbrochen, auch nur für wenige Stunden, so ist der Beton sofort zu schützen.

Festbeton ist recycelbar. In Recyclinganlagen kann durch Brechen und Aussortieren wieder hochwertiger Zuschlag gewonnen werden. Dieser kann bei der Betonherstellung im Hoch- und Tiefbau wiederverwendet werden.

Beständigkeit anderer Stoffe in Beton

Aluminium sollte nicht ungeschützt in Beton eingebettet werden, da sich im Frischbeton Wasserstoffgas entwickeln kann. Korrosion wäre dann möglich und im Beton können Risse entstehen. Beschichtungen des Aluminiums aus Epoxidharz haben sich bewährt.

Blei kann in feuchtem Beton angegriffen und in wenigen Jahren zerstört werden. Eine Schädigung des Betons ist nicht zu erwarten. Als Schutz sind unempfindliche Bitumen- oder Kunststoffanstriche zu empfehlen.

Kupfer und Kupferlegierungen (z.B. Messing) sind im allgemeinen im Beton gut beständig. Kupfer sollte mit dem Bewehrungsstahl nicht in leitender Verbindung stehen. Der Stahl als das „unedlere" Metall wird elektrochemisch angegriffen. Das Kupfer, mit einem isolierenden Überzug versehen, verhindert dies.

Magnesium und Magnesiumlegierungen sind in Beton beständiger als Aluminium, können jedoch besonders im Übergangsbereich Beton/Luft erheblich korrodieren.

Andere Metalle wie chrom- und nickellegierte Metalle sind im Beton im allgemeinen gut beständig, ebenso reines Zinn und Silber.

Verschiedene Gläser reagieren mit dem Zement. Die damit verbundene Volumenvergrößerung kann zu Zerstörungen führen. Das Einlegen von Glas in die Betonoberfläche ist i.d.R. unbedenklich.

Holz, in Beton eingebettet, kann geschädigt werden. Relativ beständig sind harzreiche Hölzer wie Kiefern-, Tannen- und Fichtenholz.

Kunststoffe verhalten sich im Beton wie folgt:

Kunststoffe	Beständigkeit
Polyethylen	sehr gut
Polymethyl-Methacrylat	schlecht
Polypropylen	sehr gut bis gut
Polystyrol	sehr gut
Hart-PVC	sehr gut
Weich-PVC	befriedigend bis gut
Saranharz	befriedigend bis gut
Epoxidharz	sehr gut
Melamin-Formaldehydharz	schlecht
Phenol-Formaldehydharz	schlecht
Polyesterharz	schlecht
Harnstoff-Formaldehydharz	schlecht

Betonoberflächen und Formen als Spiegelbild der Schalung

Wird Zementmörtel oder Beton in eine Schalung verfüllt und gut verdichtet, entsteht immer eine geschlossene Oberfläche, die dennoch Verdichtungsporen enthält. Die Schalung und das Aussehen der Mörtelschicht, die sich aus Zementleim und dem feinen Zuschlag bildet, bestimmen die Oberfläche des Betons. Durch Veränderung der Schalung und damit des Schalungsabdrucks lassen sich bereits mit einfachen Mitteln unterschiedliche Ansichtsflächen gestalten.

Dichte, nicht saugende Schalungsmaterialien wie *Stahl, Blech, Kunststoff, Kunststoffbeschichtungen, Glas* oder *Keramik* führen zu glatten Oberflächen.

Bei großformatigem Einsatz dieses Schalungsmaterials lassen sich gleichfarbige Oberflächen nicht herstellen. Die Neigung zur Entstehung von Wasserschlieren, Farbtonunterschieden, Verfärbungen, Flecken, Wolken, u.U. feinen Netzrissen in der Zementhaut sowie von größeren Luftporen (Lunkern) erhöht sich. Diese Auswirkungen verstärkt ein hoher w/z-Wert deutlich. Wenn nicht besonders sorgfältig verdichtet wird, sind die Schütthöhen meist gut zu erkennen.

Die nicht saugenden Schalungsmaterialien können Strukturen erhalten. Als Kunststoffmatrizen finden diese in Betonfertigteilwerken für Fassadenplatten Verwendung. Die Struktur überdeckt die Farbverschiebungen. Nachteil ist jedoch, daß sich eine Struktur dann oft wiederholt. Stahl-, Kunststoff- und kunststoffbeschichtete Schalungen können mehrfach, oft zigfach wiederverwendet werden.

Auch alltägliche Gebrauchsgegenstände aus diesen Stoffen lassen sich als Schalung einsetzen.

Vielseitig für die Gestaltung einsetzbar ist Polystyrol. Es liegt in den verschiedensten Dicken vor. Das Verkleben mehrerer Platten aufeinander, die beliebig mechanisch bearbeitet bzw. geschnitzt werden können, ist eine Alternative.

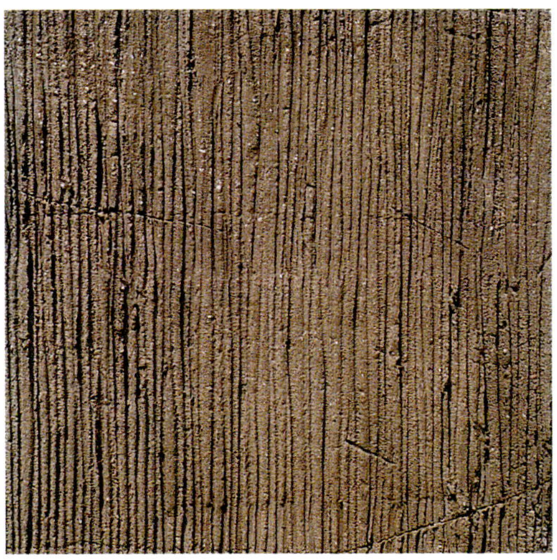

Schilfrohrmatte mit Bindedraht als Abdruck im Beton

Abgüsse für Schalungsformen lassen sich mit *Kunststoff* (Anwendung im Fachhandel erfragen) oder auch *Gips* selbst herstellen.

Der Abguß ist mit Beton zu füllen. Bei empfindlicher Schalung ist die Verwendung von Gußmörtel oder Gußbeton ratsam. Stochern reicht dann zur Verdichtung aus.

Holz als Schalungsmaterial bewirkt ganz unterschiedliche Oberflächen, Tanne bzw. Fichte werden eingesetzt als

- Schwarten mit Borkenkante und Astverharzung,
- Brettschalung mit sägerauher Oberfläche,
- Brettschalung mit gehobelter Oberfläche,
- Brettschalung mit einseitig sandgestrahlter oder abgeflammter Oberfläche,
- Brett-Plattenschalung (Schaltafeln), imprägniert, mit Standardmaß 150 x 50 cm.

Das Alter, die Lagerung, der Feuchtigkeitsgehalt, die Häufigkeit des Einsatzes der Bretter, alle diese Einflüsse bestimmen, in welcher Helligkeit eine Betonfläche später erscheint.

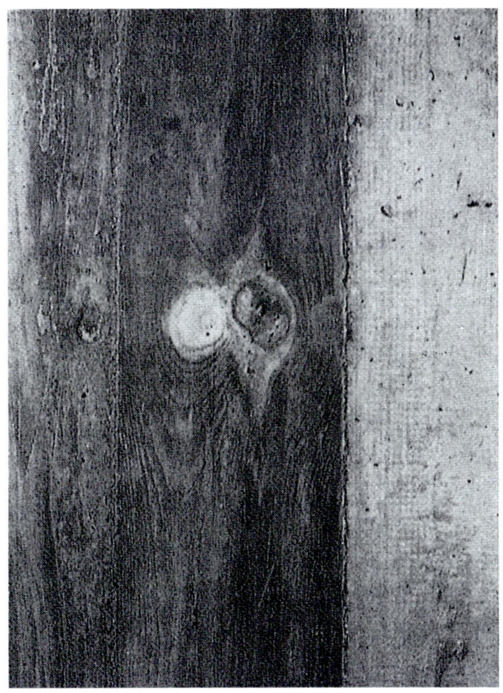

Ein saugendes Brett (dunkel) mit einem nichtsaugenden, verharzten Ast (hell)

Von der Feuchtigkeit und der Lagerung der Schalung hängt es ab, ob die Brettfugen dicht auszuführen sind. Trocknet eine Brettschalung aus, so öffnen sich die Fugen, Mörtel kann eindringen, was dann das Aussehen der Betonoberfläche bestimmt. Stöße und Fugen ergeben sich i.d.R. bei allen Schalungsmaterialien, sie lassen sich gestalterisch nutzen. Von der Sorgfalt, wie die Schalung zusammengebaut wird, hängt es ab, wie intensiv die Stöße sichtbar werden. Bildet die Schalung einen spitzen Winkel, kann es passieren, daß dieser nicht vollständig mit Beton gefüllt wird (also kleines Größtkorn wählen) oder beim Ausschalen abbricht. Kanten können durch Einlegen einer Dreikantleiste in die Schalung gebrochen werden.

Verwendung von Trennmitteln auf der Schalungsoberfläche

Trennmittel erleichtern das einwandfreie Lösen der Schalung von der Betonoberfläche. Wird kein Trennmittel verwendet,

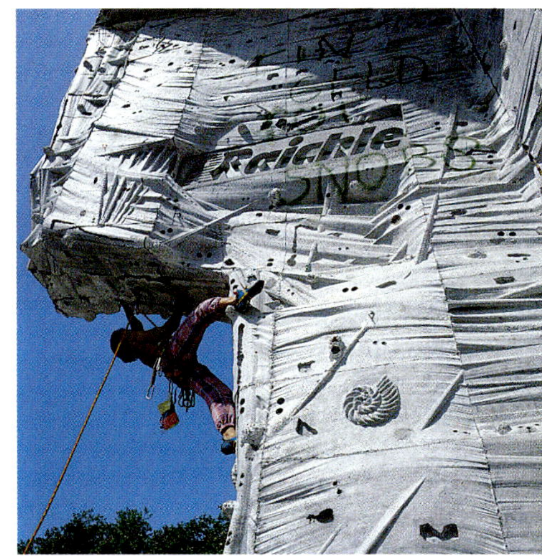

Kletterwand Konstanz, Gestaltungsteam: Gebauer, Radinger und Sigrist

bleibt unter Umständen beim Ausschalen Zementstein oder Mörtel an der Schalung haften und wird aus der Betonoberfläche herausgerissen. Auch die Schalung wird beschädigt.

Anwendung von Trennmitteln:

Schalungsmaterial	empfohlene Trennmittel
Holz	Mineralöl mit/ohne Zusatz Schalungslacke, Wachse
Stahl	Mineralöl ohne Zusätze Emulsion Öl in Wasser chemische Trennmittel
Kunststoff	Mineralöle mit Zusätzen Emulsion Öl in Wasser Schalungslacke, Wachse chemische Trennmittel

Trennmittel sind dünn, gleichmäßig und grundsätzlich vor dem Einbau der Bewehrung aufzutragen. Fleckenbildung sowie unterschiedliche Grautönungen auf Sichtflächen sind häufig auf unsachgemäßes und ungleichmäßiges Auftragen zurückzuführen, allerdings auch auf Schmutz, der durch die Trennmittel gebunden wird.

Bearbeitete Betonoberflächen

Betonoberflächen können nach der Erhärtung zusätzlich bearbeitet werden. Dabei lassen sich folgende *Bearbeitungsarten* unterscheiden, die auch kombiniert einzusetzen sind:

Schleifen, Feinschleifen, Polieren, Sägen, Auswaschen, Feinwaschen, Sand- und/oder Wasserstrahlen, Flammstrahlen, Absäuern, Spalten, Bossieren, Spitzen, Stocken, Scharrieren.

Im folgenden werden einige Bearbeitungsarten näher beschrieben.

Zum Auswaschen der Betonoberfläche wird Kontakt- oder Oberflächenverzögerer auf die Schalung aufgebracht, mit dem sich die Verzögerungstiefe steuern und die Auswaschtiefe bis auf 1 mm (Feinwaschen) einstellen läßt. Das Waschen entfernt die äußere Mörtelschicht und legt die Zuschlagkörner frei, deren Farbe, Form und Größe damit die optische Wirkung des Waschbetons bestimmen. Das Auswaschen erfolgt mit Druckstrahlgeräten.

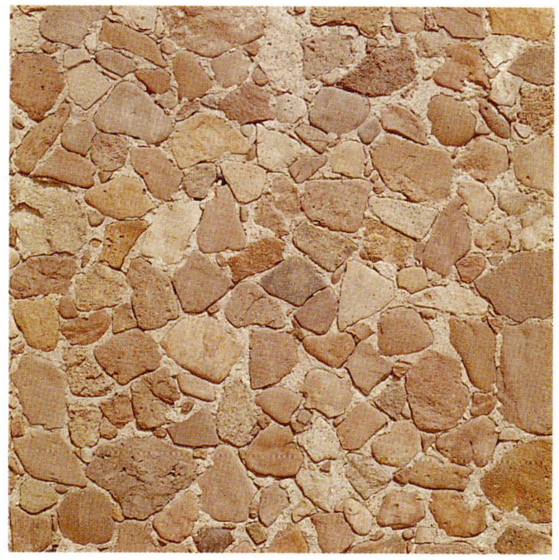

B Waschbeton mit großen farbigen Zuschlägen

Soll großes und ausgewähltes Korn sichtbar bleiben, Bild B, so wird sinnvollerweise nicht der gesamte Beton mit diesem Zuschlagmaterial hergestellt. Vielmehr breitet man auf der Schalung eine Lage des gewünschten Korns aus oder verlegt Korn für Korn nach bestimmten Vorstellungen per Hand. Darauf wird ein ganz normaler Beton eingebracht. Nach dem Auswaschen sollte das Korn noch bis etwa zur Hälfte im Zementstein eingebettet sein. Mindestens ein Drittel der Korngröße muß in jedem Fall im Zementstein eingebunden sein.

Der Beton im Bild D wurde nach Zugabe von Schotter bis 63 mm Größe in eine Kiste gefüllt. Nach dem Ausschalen am folgenden Tag erfolgte eine großflächige Bearbeitung der Kanten mit Fäustel und Stemmeisen.

Die folgenden Bilder vergleichen verschiedene Bearbeitungsmethoden auf gleichen Betonen bzw. gleiche Bearbeitungsmethoden auf unterschiedlichen Betonen.

Der verwendete Beton enthält Donaukies 8/16 und 16/32 mm und gewaschenen Sand.

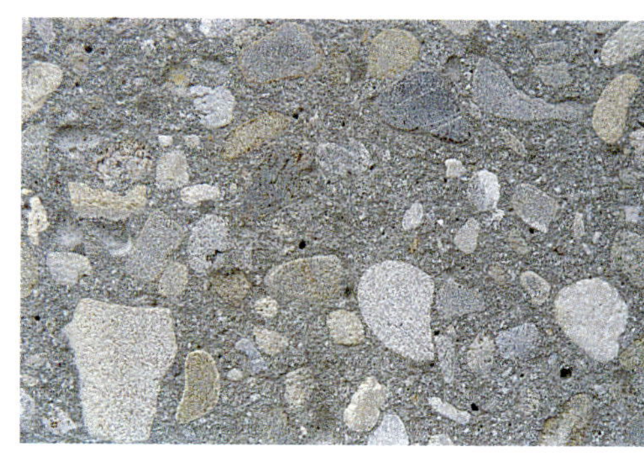

D Oberfläche geschliffen und dann sandgestrahlt

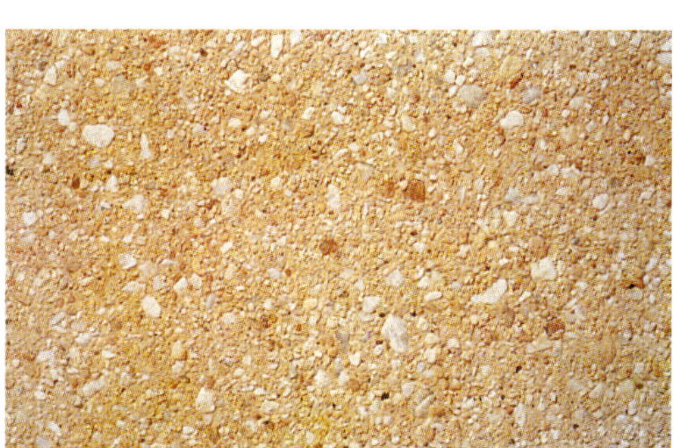

A Feingewaschene Betonoberfläche (Quarzit mit Eisenoxidgelb)

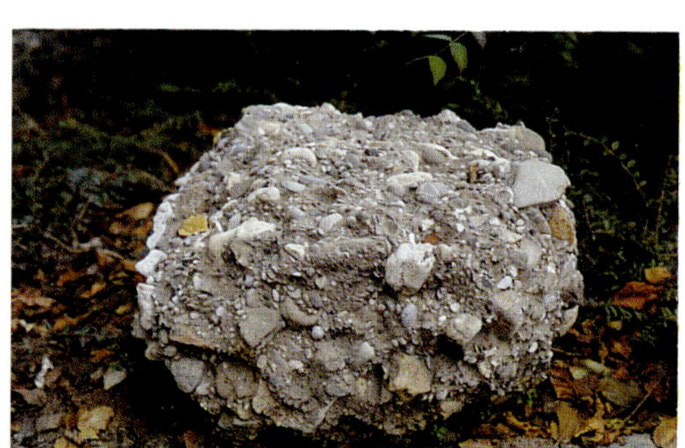

C Ein Betonbrocken wie Nagelfluh

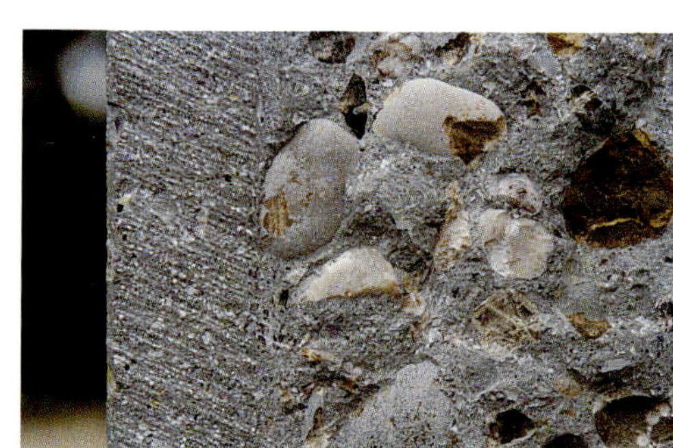

E Oberfläche grobgespitzt, Kantensicherung durch Scharrierschlag

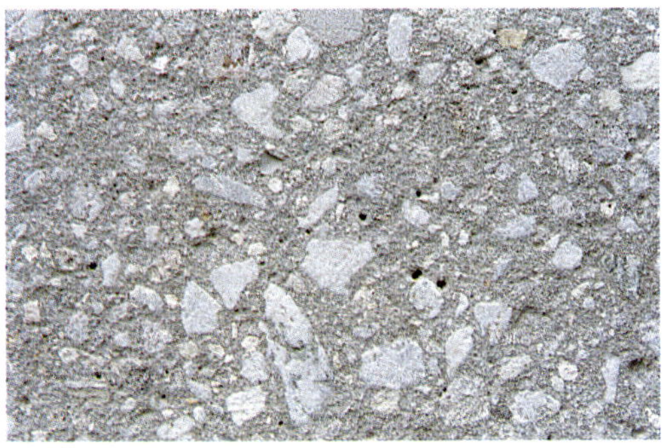

F Oberfläche geschliffen und dann sandgestrahlt

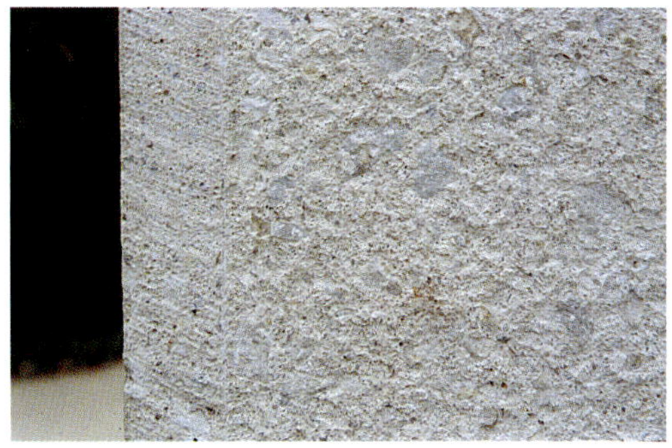

I Oberfläche gestockt mit Scharrierschlag schräg zur Kantensicherung

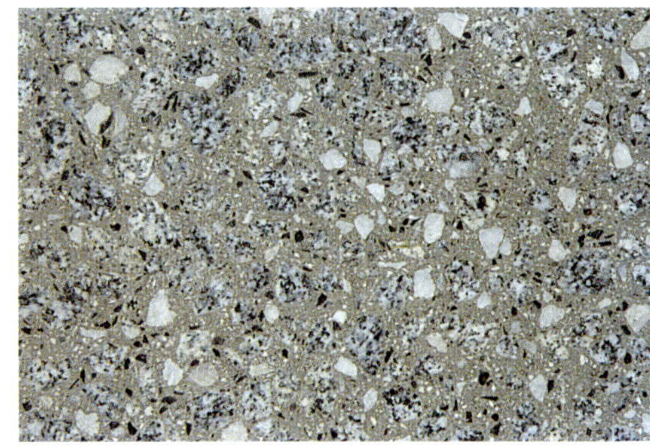

K Oberfläche geschliffen

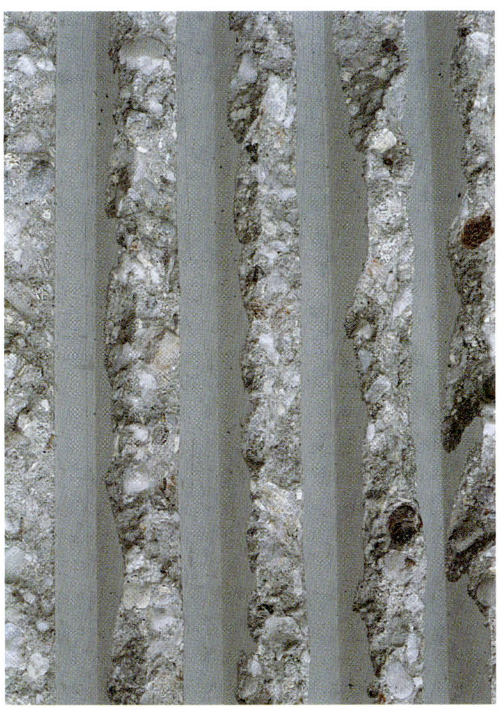

G Sichtbetonrippenstruktur mit grobgespitzten Rippen

Dem Beton in Bild F und G wurde Zuschlag aus buntem Grubenkies in verschiedenen Körnungen bis 16 mm und Grubensand 0/4 mm zugegeben.

Für den Beton in Bild H und I wurden Dolomitkörnungen bis 16 mm verwendet. Hinzu kam ein gewaschener Sand und Weißzement zur Aufhellung des Farbtons.

In Bild J und K wurde ein Granitsplitt mit Körnungen bis 11 mm und Granitsand gewählt.

Bild L mit dunklem Splitt bis 16 mm läßt eine deutliche Entmischung erkennen. Ursache hierfür kann eine schlechte Durchmischung, eine Entmischung beim Einbau in die Schalung oder zu geringer bzw. zu hoher Verdichtungsaufwand sein. Auf der rechten Seite reicherten sich die groben Zuschläge, links der Mörtel an.

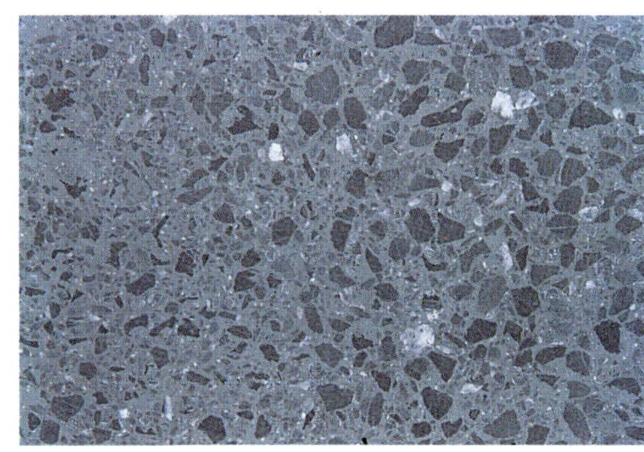

L Entmischter Beton, Oberfläche geschliffen

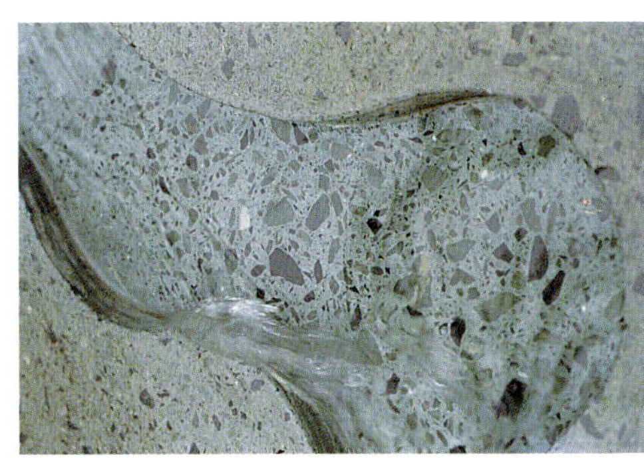

M Geschliffene Wasserrinne, Beton mit grünem Pigment eingefärbt

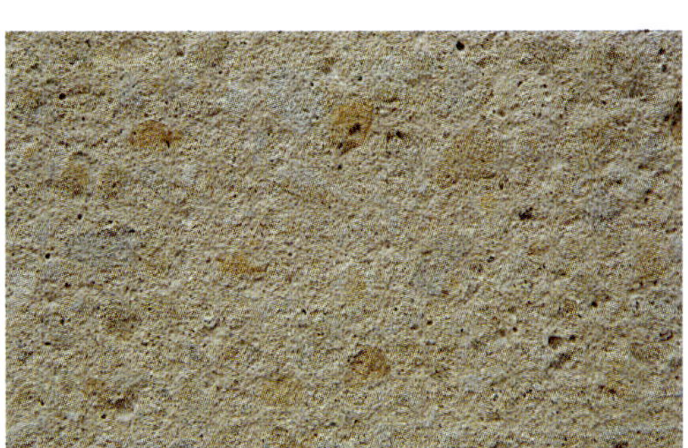

H Oberfläche sandgestrahlt

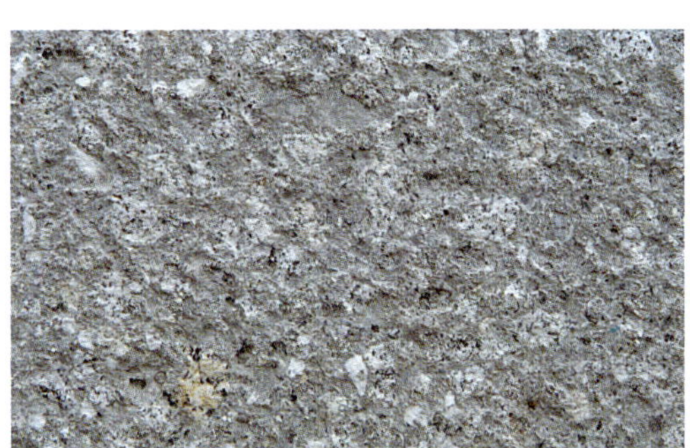

J Oberfläche sandgestrahlt und gestockt

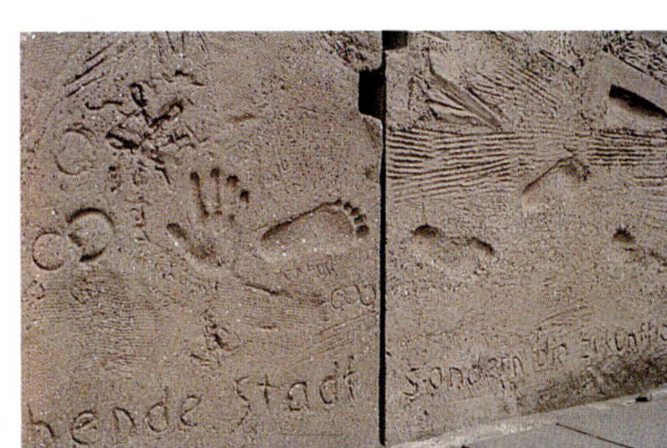

N Bearbeitete Frischbetonoberfläche, Friedhofswand Nürnberg, Entwurf: Theodor Reichart

Bearbeitete Frischbetonoberflächen

Frischbeton läßt sich mit der Hand formen oder mit beliebigen Geräten bearbeiten. Man kann ihn z.B. walzen, glätten, aufrauhen, mit einem Besenstrich versehen, ritzen usw. Bild N zeigt mehrere Methoden auf einen Blick bei einem rotbraun eingefärbten Beton.

Anstriche auf Betonoberflächen

Betonoberflächen eignen sich als guter Träger für Anstriche. Die zum Auftrag vorgesehene Oberfläche sollte fest, frei von Staub, losen, lockeren und mürben Teilen sein. Sie muß saugfähig sein und darf keine die Haftung beeinträchtigenden Rückstände von z.B. Trennmitteln aufweisen.

Von Anstrichen wird im allgemeinen gefordert:

- Beständigkeit gegen alkalische Einwirkungen aus dem Beton
- gute Haftung auf dem Beton
- guter Verbund innerhalb des Anstrichsystems
- Überstreichbarkeit mit dem gleichen Anstrich
- Beständigkeit gegen Witterungseinflüsse
- Licht- bzw. UV-Beständigkeit
- geringe Neigung zur Verschmutzung
- ausreichende Wasserdampfdurchlässigkeit
- weitergehende Anforderungen können sich aus der örtlichen Situation ergeben.

Grundsätzlich sind bei allen Anstrichtechniken die Angaben des Herstellers zu beachten. Durch Probeanstriche kann die Wirkung des Farbtons überprüft werden.

Imprägnierungen

Farblose Imprägnierung schützt beispielsweise unauffällig die Betonoberfläche gegen unterschiedliche Bewitterung. Hydrophobierende Imprägnierungen begrenzen zeitlich die kapillare Wasseraufnahme. Unverändert bleibt dagegen die Wasserdampfdurchlässigkeit der Betonoberfläche, da keine geschlossene Filmbildung erfolgt. Der anfangs zu beobachtende Abperleffekt verschwindet mit der Zeit, ohne daß die Schutzwirkung nachläßt.

Die filmbildende Imprägnierung füllt die oberflächennahen Kapillarporen des Betonuntergrundes teilweise aus, bei gleichzeitiger Bildung eines dünnen, zusammenhängenden Oberflächenfilms von deutlich weniger als 1/10 mm. Die Wasseraufnahme reduziert sich so.

Lasuren

Lasuren sind dünnschichtige, etwa 1/10 mm dicke Anstriche aus Acryl- und Polymerisatharzlasurfarben, entsprechenden Kunststoffdispersions-Lasurfarben, Silikat- oder Mineralfarbenlasuren. Sie belassen dem Beton meist seinen Eigencharakter, seine betontypische Oberflächenstruktur bzw. Schalungsform. Die Ausführung ähnelt der Aquarelltechnik mit Wasserfarben. Evtl. entstehende „Ansätze" und „Läufer" sind nur durch eine schnelle Verarbeitung und entsprechendes handwerkliches Geschick zu vermeiden.

Deckende Anstriche und Beschichtungen

Deckende Anstriche sollen im allgemeinen aus mindestens zwei Schichten bestehen. Sie weisen eine Dicke von etwa 1/10 bis 3/10 mm auf und dürfen nur mit aufeinander abgestimmten Materialien eines Herstellers ausgeführt werden. Eine geeignete Grundierung verbessert die Haftung des Anstrichs. Anwendung finden Silikatfarben mit und ohne organische Zusätze, Dispersionsfarben und lösungsmittelhaltige Farben auf der Basis von Acrylaten oder anderen Polymerisatharzen.

Typische Mischungsverhältnisse von Imprägniermitteln, Lasuren, Anstrichstoffen und Beschichtungsstoffen

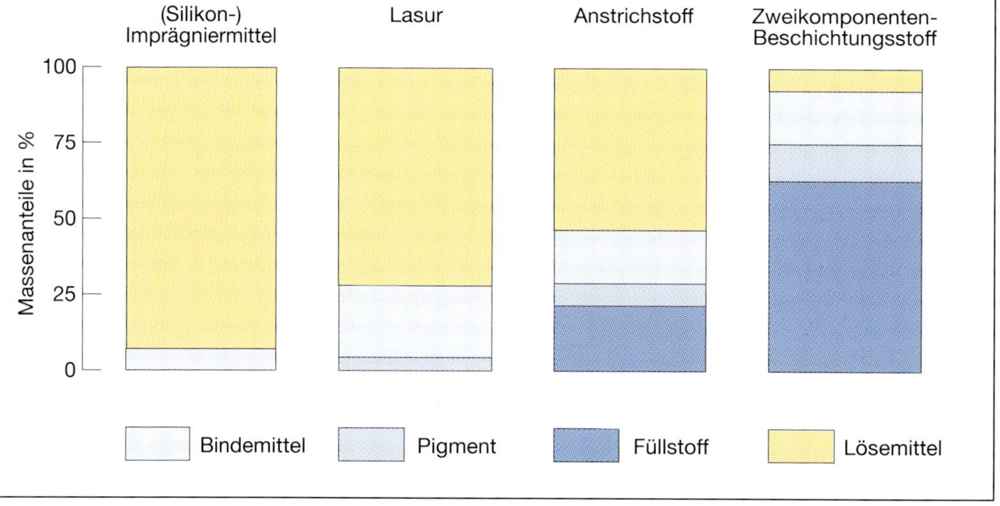

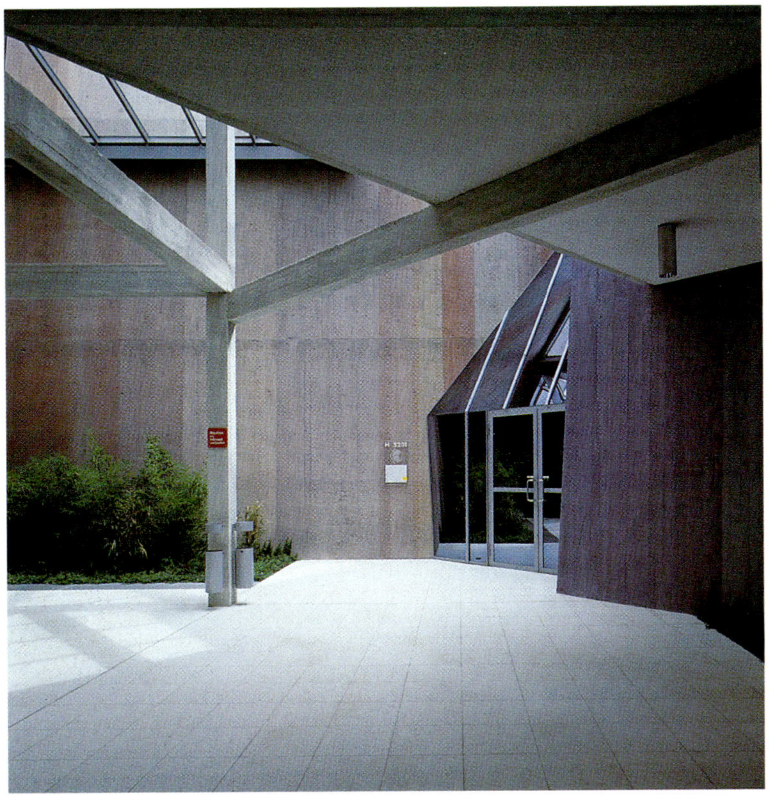

Hörsaalgebäude, Universität Stuttgart-Vaihingen, Farbgestaltung: F. Fuchs

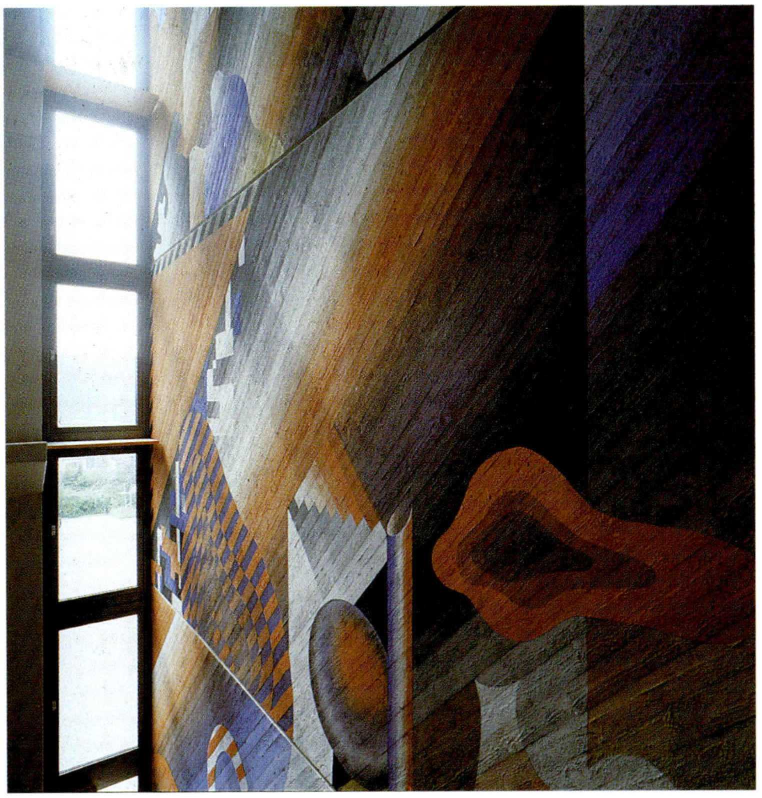

Schulzentrum Kronach, Wandbild: H Böhm

Arbeitsvorbereitung

Vor der Ausführung von größeren Betonarbeiten sollte man immer einige grundsätzliche Fragen klären:

- wo ist der spätere Standort des Objekts: innen, außen oder wechselnd
- kann oder muß die Arbeit am späteren Standort erfolgen
- ist eine Fertigung abseits des Standortes möglich, als Fertigteil und wie kann es dann transportiert werden
- in welcher Jahreszeit kann oder muß die Arbeit erfolgen (Kälte, Frost, Regen, Hitze)
- kann man die Arbeit in einer Halle und damit unabhängig vom Wetter herstellen, vielleicht sogar in einem Betonfertigteilwerk
- kann man den Beton selbst herstellen (Mengen, Geräte)
- wo bekommt man die Stoffe und Materialien, wird geliefert, Selbstabholer, Lagerfläche
- ist trockene Sackware für den Mörtel sinnvoll oder sollte für größere Mengen doch besser einbaufertiger Transportmörtel bestellt werden
- große Mengen Frischbeton einbaufertig beim Transportbetonwerk abrufen
- kann man den Betoniervorgang selbst durchführen, braucht man Helfer, Fachkräfte
- ist das Objekt groß, massiv, schlank, auskragend, kann es abbrechen, liegt der Schwerpunkt hoch usw.; ist damit eine Bemessung, Statik erforderlich, muß ein Ingenieurbüro eingeschaltet werden
- sollte das Werk für seine Standsicherheit auf einer Betonplatte oder einem Fundament stehen

Ausführungsbeispiele

Die nachfolgenden Tafeln enthalten Anhaltswerte für die Mischungszusammensetzungen bis zu dem in der Praxis üblichen Größtkorn von 32 mm. Sie sind für kleine Mengen selbst hergestellten Betons gedacht. Hierbei wurde versucht, die Zahlen anwendungsfreundlich zu halten. Die Angaben für Sand und Kies/Splitt beziehen sich auf den oberflächentrockenen Zuschlag. Es kann dann soviel Wasser zugegeben werden, bis ein weicher Beton entsteht. Hierbei sollte für Außenbauteile, bewehrten und unbewehrten B 25 und B 15 das Verhältnis Wasser zu Zement bei etwa 0,5 zu 1 (0,5 kg Wasser auf 1 kg Zement) liegen und 0,6 zu 1

(0,6 kg Wasser zu 1 kg Zement) nicht überschreiten. Wird damit die gewünschte weiche Konsistenz nicht erreicht, gibt man nochmals Zement und Wasser (Zementleim) zu. Auch die Zugabe eines Fließmittels ist möglich und für einen Fließbeton immer erforderlich. Die Angaben haben folgende Bezugsgrößen:

- ☐ kg Stoffe für ca. 1 m^3 Mörtel/Beton (kg/m^3)
- ☐ kg Stoffe für ca. 1 Eimer Mörtel/Beton (kg/10 dm^3)
- ☐ kg Stoffe für ca. 1 dm^3 Mörtel/Beton (kg/dm^3)
- ☐ Stoffe nach Gewichtsteilen (GT)
- ☐ Stoffe nach Raumteilen, z.B. Kelle, Schaufel etc. (RT)

Bei einem kleineren Größtkorn als 2 mm ist der Zementgehalt zu erhöhen.

Tafel 1: Mischungszusammensetzung mit Größtkorn 2 oder 4 mm

	kg/m^3	kg/10 dm^3	kg/dm^3	GT	RT
Zement	500	5	0,5	1	1
Sand 0/2 Sand 0/4	1500	15	1,5	3	2

Nach Wasserzugabe zum Trockengemisch nach Tafel 1 wird der Mörtel so lange gemischt, bis er gleichmäßig aussieht. Das Material soll *erdfeucht* sein, so daß ein in der Hand geformter Klumpen gerade nicht zerfällt. Damit läßt sich nun ein Betonklumpen formen, den man weiter vergrößern und beliebig gestalten kann. Aufschlagen, „Patschen" von Hand oder z.B. mit Kelle/Spachtel verdichtet den Mörtel. Darauf läßt sich aufbauen, abnehmen, eindrücken oder einkerben.

Zu weiches Material drückt bei größer werdender Form die unteren Lagen schon bald seitlich heraus.

Der Mörtel kann auch in horizontalen oder schrägen Schichten auf einer Arbeitsplatte oder z.B. in einem Holzkasten aufgebaut werden. Teile von Schichten lassen sich bis auf die darunterliegende oder tiefer befindliche, noch nicht erhärtete Schicht, herauskratzen. Die evtl. anders eingefärbte, tieferliegende Schicht wird sichtbar.

Es wird frisch in frisch gearbeitet. Bereits trockene bzw. erhärtete untere Lagen sind vor dem Weiterarbeiten anzufeuchten.

1. Beispiel

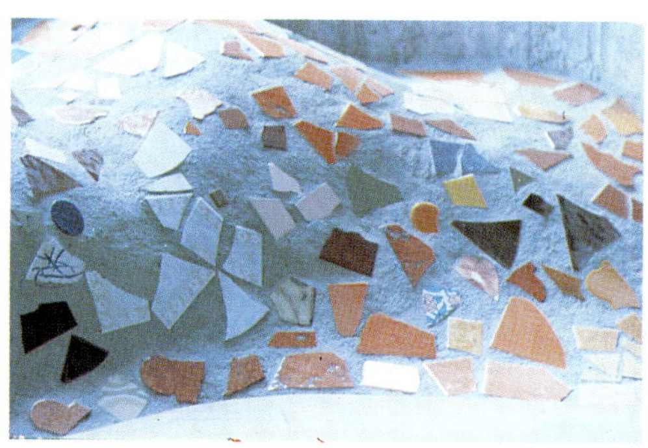

Bürgerhaus Hochdahl (Düsseldorf), Hügellandschaft mit Mosaik

Der Aufbau der Hügellandschaft im Bürgerhaus in Hochdahl der Architekten Pohl, Ringleben und Drees erfolgte in Schichten. Auf die schräge Betonplatte, aus der Anschlußeisen herausragten, wurden Matten gelegt, die nach Angaben der Architekten verformt wurden. Darüber wurde dann der Beton gegossen. In die oberste Schicht drückte man dann glasierte Fliesenscherben, wobei durch gleichzeitiges, leichtes Klopfen mit dem Holzstiel eines Hammers oder der Faust Fliesenoberkante und der Mörtel in eine Ebene gebracht wurden. Diese Aktion wurde gemeinsam mit interessierten Bürgern und Studenten der FH Düsseldorf durchgeführt.

2. Beispiel

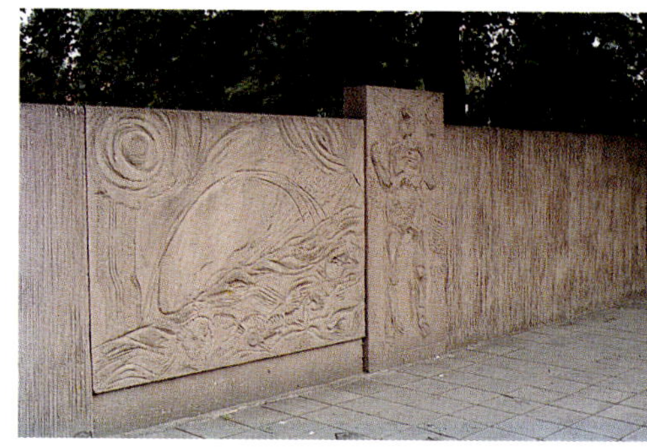

Friedhofswand Nürnberg, Die Schöpfung und Adam, Entwurf: Theodor Reichart

Die im Bild dargestellte Friedhofswand ist über 100 m lang und besteht aus vielen unterschiedlich großen, von Hand geformten Fertigteilen. Unabhängig von Wind und Wetter wurden die einzelnen Teile in der Halle eines Betonfertigteilwerkes hergestellt. Damit ließ sich die Fachkunde des Betriebs bei der Arbeitsvorbereitung, den Schalungs-, den Bewehrungs- und Betonierarbeiten, nutzen. Die benötigten Gerätschaften und Materialien standen dadurch meist zur Verfügung oder ließen sich leicht beschaffen.

Die Arbeiten liefen wie folgt ab:

- Auslegen von Kanthölzern waagerecht auf dem Hallenboden
- großformatige Schaltafeln aufnageln
- 20 cm hohe Seitenschalung in dem gewünschten Umriß fixieren
- zwei Gewindeanker an der oberen Seitenschalung befestigen, die, fest einbetoniert, später das Heben und Versetzen erleichtern
- Seitenschalung mit Trennmittel bestreichen
- Schilfrohrmatten auf die Bodenschalung legen
- Abstandshalter auf die Bodenschalung setzen zur Aufnahme der Betonstahlmatte

- Unterstützungskörbe aufstellen, hierauf kommt die obere Betonstahlmatte
- Frischbeton in der stationären Mischanlage herstellen, in die Schalung einbringen, verteilen und mit einem Innenrüttler verdichten
- Beton auf der Schalungsoberkante mit einem Brett sägend abziehen
- Frischbeton mit Hand und Kleinwerkzeugen formen, bei Vertiefungen Beton herausnehmen, bei Erhöhungen Beton auftragen
- nach Fertigstellung Oberfläche mit Folie abdecken, damit aus dem Beton kein Wasser verdunsten kann
- nach 7 Tagen Folie entfernen
- Seitenschalung abnehmen
- über die Gewindeanker die Platte anheben und versetzen

Nachdem Platten mit unterschiedlichen Abmessungen fertiggestellt waren, erfolgte vor Ort die Aufstellung auf Fundamenten. Die unteren 30 cm der Platten bedeckten das Erdreich.

Folgende Mischung kam zur Anwendung:

Tafel 2: Mischungszusammensetzung mit Größtkorn 8 mm

	kg/m³	kg/10 dm³	kg/dm³	GT	RT
Zement	450	4,5	0,45	1	1
Sand 0/2	1300	13	1,3	3	2
Kies 4/8	200	2	0,2	0,5	0,3
Splitt 2/5	200	2	0,2	0,5	0,3

Der Mischung wurden rote und schwarze Farbpigmente in 2 M.-% vom Zementgewicht sowie Verzögerer und Luftporenbildner hinzugefügt. Zugabewasser stellte eine plastisch/weiche Konsistenz des Frischbetons ein.

Verschiedene Eignungsprüfungen waren Grundlage des ausgeführten Betonrezepts. Eimergroße Probemischungen unterschiedlichster Zusammensetzung beurteilte der Künstler auf Verarbeitbarkeit, Formbarkeit, Zusammenhaltevermögen, Körnigkeit und Farbe.

Bemerkenswert ist noch: die Oberfläche wurde an keiner Stelle mit der Kelle oder anderen Geräten geglättet oder glatt gestrichen. So behielt die Oberfläche immer eine körnig rauhe Struktur, ähnlich dem Bruchbild eines Sandsteins. Die Farbe sollte dem in der Region vorhandenen rotbraunen Sandstein ähneln. Mit dem Einsatz eines Verzögerers war der Beton über 15 Std. verarbeitbar und formbar (ohne diesen wären es etwa 1 bis 2 Std. gewesen). Diese Zeit reichte dem Künstler, um die maximal 2 x 3 m großen Oberflächen zu gestalten.

Die Betonwand grenzt einen Friedhof von einem vielbegangenen, befestigten Fußgängerweg ab. Die zur Eisfreihaltung eingesetzten Taumittel können bei Beton zu Frost-Tausalzschäden führen. Das dem Beton zugegebene Zusatzmittel Luftporenbildner verhindert dies.

3. Beispiel

In der Wand wurden gegenüber der zuvor beschriebenen deutlich weniger Sand und mehr grobes Material verwendet. Ein gröberes Gestaltungsbild gegenüber der zuvor beschriebenen Wand ist die Folge. Linien und Kanten wurden mit dem Auftragen von Farbpigmenten auf den Frischbeton besonders hervorgehoben.

Tafel 3: Mischungszusammensetzung mit Größtkorn 8 mm

	kg/m³	kg/10 dm³	kg/dm³	GT	RT
Zement	450	4,5	0,45	1	1
Sand 0/2	900	9	0,9	2	1,3
Splitt 2/8	900	9	0,9	2	0,3

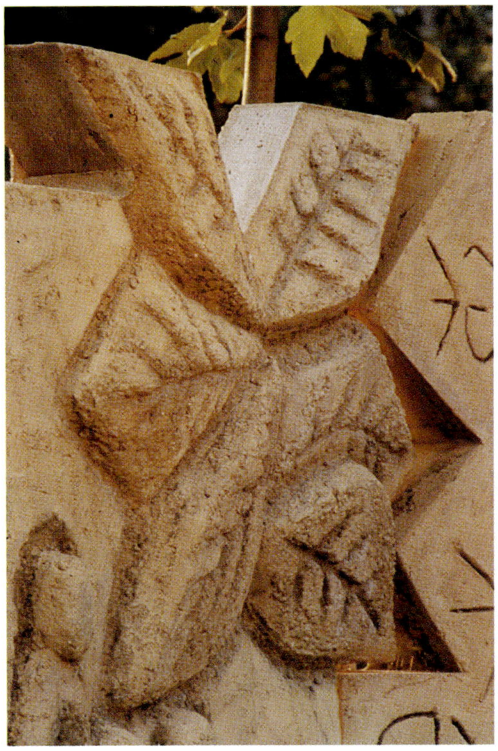

Wanddetail Waldsassen, Entwurf: Renate König-Schalinski

Der Mischung wurden gelbe Farbpigmente mit 4 M.-% vom Zementgewicht sowie Verzögerer und Wasser bis zu einer plastisch/weichen Konsistenz des Frischbetons zugemischt.

4. Beispiel

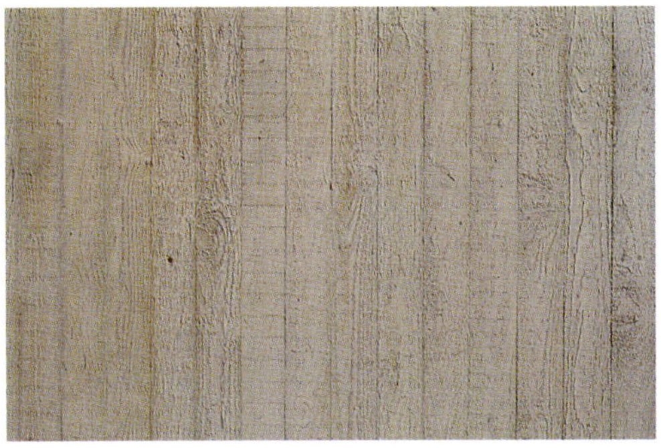

Holzbrettschalung

Eine Arbeit, wie im vorangestellten Bild zu sehen, mit einer Schalungsbrettbreite von etwa 10 cm, basiert auf etwa folgender Mischungszusammensetzung.

Tafel 4: Mischungszusammensetzung mit Größtkorn 16 mm

	kg/m³	kg/10 dm³	kg/dm³	GT	RT
Zement	400	4	0,4	1	1
Sand 0/2	800	8	0,8	2	1,3
Kies 4/8	400	4	0,4	1	0,7
Kies 8/16	600	6	0,6	1,5	1

Für die Schalung wurden Holzbretter gleicher Breite verwendet und bei den verschiedenartigen Ecken auf Gehrung geschnitten. Dadurch entstand eine geradlinige Kante. Der Verzicht auf Trennmittel führte beim Entfernen der Holzschalung zum teilweisen Abreißen des Zementsteins. Unterschiedliche Porositäten an der Oberfläche und teilweise nicht ausgefüllte Kanten waren die Folgen der geringen Verdichtung des Frischbetons. Die horizontalen Stoßfugen der Brettschalung zeichnen sich gut sichtbar ab, da hier die Schalung nicht dicht aufeinander lag. Würde man diesen Schalungsstoß noch weiter öffnen, könnte sich der Beton in Wülsten ausbilden. Fehlen feingliedrige Teile, so kann die Mischung auch nach Tafel 5 zusammengesetzt werden.

Tafel 5: Mischungszusammensetzung mit Größtkorn 32 mm

	kg/m³	kg/10 dm³	kg/dm³	GT	RT
Zement	400	4	0,4	1	1
Sand 0/2	600	6	0,6	1,5	1
Kies 4/8	400	4	0,4	1	0,7
Kies 8/16	400	4	0,4	1	0,7
Kies 16/32	400	4	0,4	1	0,7

Gehören Lunker, Kiesnester, unvollständige Ecken und Kanten nicht zum gewollten künstlerischen Effekt, ist eine Ausbesserung vorzunehmen. Sie kann folgendermaßen durchgeführt werden:

☐ Untergrund nässen und mit Grundierung vorbehandeln

☐ kunstharzmodifizierten Zementmörtel bei mehr als 5 mm Tiefe mit Sand (Sieblinie 0 bis 4 mm), sonst mit Feinsand oder Quarzmehl in Fehlstellen eindrücken

☐ während des Abbindens gewünschte Oberflächenstruktur herstellen

☐ beim Nacharbeiten möglichst kein zusätzliches Wasser mehr verwenden

☐ zur Farbangleichung gegebenenfalls mit Zementstaub pudern

☐ falls erwünscht, die gesamte Fläche spachteln und mit einer Betonlasur versehen

Bei der Herstellung eines Objektes kann man natürlich auch sparen. Bei der jeweiligen Arbeit wird nur die äußere Hülle (oder auch Halbschale) in Beton hergestellt. Der Materialbedarf sinkt und das Objekt wird leichter. In die Hülle muß man dann immer ein engmaschiges Drahtgewebe einlegen. Stahlstäbe bilden im Inneren eine Stützkonstruktion.

5. Beispiel

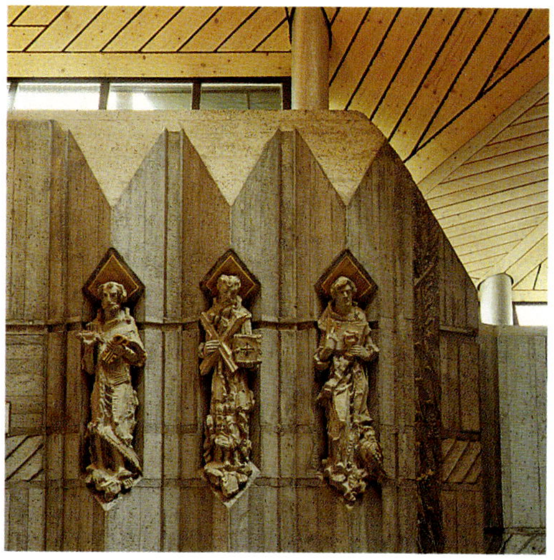

Kirche St. Hedwig Kempten, Entwurf: Hans Wachter

In die Vertiefungen einer Betonwand positionierte der Künstler seine Figuren aus Beton. Er modellierte die Figuren zunächst in Ton und fertigte davon einen Negativabdruck in Gips an. Der Ton wurde dann herausgenommen und die Form gereinigt, gewaschen und mit Öl ausgestrichen, um ein späteres Saugen zu verhindern. Der sämige Frischbeton mit viel Quarzsand und groben Anteilen bis 16 mm wurde von Hand eingedrückt, ein Maschendraht eingelegt und eine weitere Betonschicht aufgebracht. Nach dem Erhärten des Betons erfolgte das Abschlagen des Gipses sowie die Reinigung der Betonoberfläche mit Druckwasserstrahl bis etwa 30 bar. Teile der Oberfläche erhielten einen Anstrich mit Mineralfarben. Die Figuren sind relativ leicht, da der hintere Raum hohl blieb.

Auch meterhohe Figuren können leichtgewichtig bleiben. Auf einer Grundplatte werden z.B. Stahlstäbe raumbildend als Stützkonstruktion befestigt und mit Maschendraht umwickelt, so daß die Endform im Groben bereits erkennbar wird. Den von Maschendraht umgebenen Raum füllt man mit Papier oder Kunststoffschaum. Zementmörtel wird nun in dünnen Schichten manuell aufgestrichen oder aufgespachtelt. Zu dicke frische Zementmörtelschichten reißen ab, verrutschen oder fallen ab. Geduld ist vonnöten. Erst, wenn eine dünne Lage „angezogen" hat, die Oberfläche stumpf wird, darf die nächste Schicht aufgebracht werden. Die Fertigstellung großer Figuren dauert somit u.U. mehrere Tage.

Auch ein Ausgießen von Formen mit Hohlräumen ist natürlich möglich.

Personen

1900 bis 1945

Albers, Josef	*1888 Bottrop	†1976
Archipenko, Alexander	*1887 Kiew	†1964
Arp, Hans oder Jean	*1887 Straßburg	†1966
Boccioni, Umberto	*1882 Reggio	†1916
Bourdelle, Antoine	*1861 Montabaun	†1929
Brancusi, Constantin	*1876 Hobitza	†1957
Calder, Alexander	*1898 Philadelphia	†1976
van Doesburg, Theo	*1883 Utrecht	†1931
Duchamp, Marcel	*1887 Blainville-Crevon	†1968
van Eesteren, Cornelis	*1897 Kinderdijk	†1988
Ernst, Max	*1891 Brühl	†1976
Feininger, Lyonel	*1871 New York	†1956
Gabo, Naum (Pevsner)	*1890 Briansk	†1977
Giacometti, Alberto	*1901 Borgonovo	†1966
Gropius, Walter	*1883 Berlin	†1969
Hepworth, Barbara	*1903 Wakefield	†1975
Kolbe, Georg	*1877 Waldheim	†1947
Léger, Fernand	*1881 Argentan	†1955
Lehmbruck, Wilhelm	*1881 Duisburg	†1919
Lipchitz, Jaques	*1891 Druskieniki	†1973
Lissitzky, El	*1890 Smolensk	†1941
Maillol, Aristide	*1861 Banyuls-sur-Mer	†1944
Malewitsch, Kasimir (Sewerinowitsch)	*1878 Kiew	†1935
Marini, Marino	*1901 Pistoia	†1980
Miró, Joan	*1893 Barcelona	†1984
Moholy-Nagy, Laszlo	*1895 Bácsborsod	†1946
Mondrian, Piet	*1872 Amersfoort	†1944
Moore, Henry	*1889 Castleford	†1986
Péri, László	*1899 Budapest	†1967
Pevsner, Antoine	*1884 Orel	†1962
Picabia, Francis	*1879 Paris	†1953
Picasso, Pablo	*1881 Malaga	†1973
Ray, Man	*1890 Philadelphia	†1976
Rodin, Auguste	*1840 Paris	†1917
Rodschenko, Alexander	*1891 St. Petersburg	†1956
Schlemmer, Oskar	*1888 Stuttgart	†1943
Schwitters, Kurt	*1887 Hannover	†1948
Tatlin, Vladimir (Evgrafovitsch)	*1885 Moskau	†1956
Vantongerloo, Georges	*1886 Antwerpen	†1965
Zadkine, Ossip	*1890 Smolensk	†1967

1945 bis heute

Alvermann, Hans Peter	*1931 Düsseldorf	
Andre, Carl	*1935 Quincy	
Arman (Armand Fernandez)	*1928 Nizza	
Arp, Hans oder Jean	*1887 Straßburg	†1966
Baselitz, Georg (Kern)	*1938 Deutschbaselitz	
Becher, Bernd	*1931 Siegen	
Becher, Hilla	*1934 Potsdam	
Beuys, Joseph	*1924 Krefeld	†1986
Brecht, George	*1925 Halfway	
Brus, Johannes	*1942 Gelsenkirchen-Buer	
Burri, Alberto	*1915 Città di Castello	†1996
Calder, Alexander	*1898 Lawton	†1976
Chamberlain, John	*1927 Rochester	
Chillida, Eduardo	*1924 San Sebastian	
Christo und Jeanne-Claude	*1935 Gabrovo	
Constant (Nieuwenhuis)	*1920 Amsterdam	
Sioban Coppinger	*1955 Newbury	
Darboven, Hanne	*1941 München	
Dibbets, Jan	*1941 Weert	
Dine, Jim	*1935 Cincinnati	
Dubuffet, Jean	*1901 Le Havre	
Fekete, Gabriella	*1944 Budapest	
Filliou, Robert	*1926 Sauve	
Flavin, Dan	*1933 New York	†1996
Fontana, Lucio	*1899 Rosario de Santa Fé	†1968
Francis, Sam	*1923 San Mateo	
Geismar, Jårg	*1958 Burgsvik	
Genzken, Isa	*1948 Bad Oldesloe	
Goeritz, Mathias	*1915 Danzig	
Gräsel, Friedrich	*1927 Bochum	
Hajek, Otto Herbert	*1927 Kaltenbach	
Hardung, Marcel	*1958 Düsseldorf	
Hartung, Karl	*1908 Hamburg	†1967
Hauser, Erich	*1930 Rottweil	
Heiliger, Bernd	*1915 Stettin	
Higgins, Dick	*1938 Cambridge	
Hermanns, Ernst	*1914 Münster	
Holt, Nancy	*1938 Worcester	
Hrdlicka, Alfred	*1928 Wien	
Johns, Jasper	*1930 Augusta	
Juchelka, Rudi	*1940 Odrau	
Judd, Donald	*1928 Excelsior Springs	
Kammerichs, Klaus	*1933 Iserlohn	
Kaprow, Alan	*1927 Atlantic City	
Karavan, Dani	*1930 Tel Aviv	
Kelly, Ellsworth	*1923 Newburgh	
Kiecol, Hubert	*1950 Bremen	
Kiefer, Anselm	*1945 Donaueschingen	
Kienholz, Edward	*1927 Fairfield	
Klein, Yves	*1928 Nizza	†1962
Kline, Franz	*1910 Wilkes-Barre	†1962
Kricke, Norbert	*1922 Düsseldorf	†1984
de Kooning, Willem	*1904 Rotterdam	†1997
Le Corbusier	*1887 La Chaux-de-Fonds	†1965
Lenk, Thomas	*1933 Berlin	
LeWitt, Sol	*1928 Hartford	
Lichtenstein, Roy	*1923 New York	†1997
Lörcher, Alfred	*1875 Stuttgart	†1962
Maciunas, George	*1931 Vilnius	†1978
Mack, Heinz	*1931 Lollar	

Mang, Rainer	*1943 Offenbach	
de Maria, Walter	*1935 Albany	
Marcks, Gerhard	*1889 Berlin	†1981
Matta (Roberto Sebastian Matta Echaurren)	*1911 Santiago de Chile	
Mathieu, Georges	*1921 Boulogne-sur-Mer	
Miró, Jean	*1893 Tarragona	†1983
Morris, Louis (Bernstein)	*1912 Baltimore	†1962
Morris, Robert	*1931 Kansas City	
Nevelson, Louise	*1898 Kiew	†1988
Nierhoff, Ansgar	*1941 Meschede	
Oksiuta, Zbigniew	*1951 Mulawiece	
Oldenburg, Claes	*1929 Stockholm	
Paik, Nam June	*1932 Seoul	
Patkai, Ervin	*1937 Ungarn	
Péri, László	*1899 Budapest	†1967
Petri, Hans	*1919 Echteld	
Picasso, Pablo	*1881 Malaga	†1973
mit Nesjar, Carl	*1920 Larvic	
Piene, Otto	*1928 Laaspe	
Poliakoff, Serge	*1906 Moskau	†1969
Pollock, Jackson	*1912 Cody	†1956
Pomodoro, Arnaldo	*1930 Orcicano di Pesaro	
Preisler, Rüdiger	*1945 Santiago de Chile	
Rauschenberg, Robert	*1925 Port Arthur	
Riopelle, Jean-Paul	*1923 Montreal	
de Saint Phalle, Niki	*1930 Neuilly-sur-Seine	
Sauermann, Annette	*1957 Essen	
Schult HA	*1939 Parchim	
Segal, George	*1924 New York City	
Serra, Richard	*1939 San Francisco	
Sery, C. (Christian)	*1959 Linz	
Smith, David	*1906 Decatur	†1965
Smith, Tony	*1912 South Orange	
de Soria, Claude	*1926 Paris	
Spoerri, Daniel	*1930 Galati	
Staccioli, Mauro	*1937 Volterra	
Thyzel, Tim	*1966 Hamburg	
Tingeluey, Jean	*1925 Fribourg	†1991
Tobey, Mark	*1890 Centerville	†1976
Twombly, Cy	*1929 Lexington	
Uecker, Günther	*1930 Wendorf	
Uhlmann, Hans	*1900 Berlin	†1975
Ulrichs, Timm	*1940 Berlin	
Vasarely, Victor	*1908 Pecs	†1997
Vostell, Wolf	*1932 Leverkusen	
Wagner, Elke Judith	*1953 Koblenz	
Walther, Franz Erhard	*1939 Fulda	
Warhol, Andy	*1928 Pittsburgh	†1987
Wesselmann, Tom	*1931 Cincinnati	
Windelen, Susanne	*1959 Warendorf	
Wols (Wolfgang Schulze)	*1913 Berlin	†1951
Wotruba, Fritz	*1907 Wien	†1975

Literatur

[1] Apex, Nr. 18, Kein Kommentar, Köln, 1993

[2] Giulio Carlo Argan, Die Kunst des 20. Jahrhundert, 1880–1940, Propyläen Verlag, Berlin, 1990

[3] Bauhaus, Institut für Auslandsbeziehungen, Stuttgart, 1974

[4] John Beardsley, Earthworks and Beyond, Contemporary in the Landscape, Abbeville Press, New York, London, Paris, 1989, Cross River Press

[5] BonAngeles, Redaktion Carmen Pozozza-Ramirez, Regina Lange, Düsseldorf, 1989

[6] Die 60er Jahre, Kölns Weg zur Kunstmetropole, Vom Happening zum Kunstmarkt, Kölnischer Kunstverein, Köln, 1986

[7] Hans F. Erb, Spiel mit Form und Struktur, Beton-Verlag, Düsseldorf, 1968

[8] Forme per il Cemento, Sculture nel mondo dal 1920 a oggi, Instituto Nazionale di Studi Romani, 1988

[9] Laszlo Glozer, Westkunst, DuMont Buchverlag, Köln, 1981

[10] Happening, Herausg. Jürgen Becker, Wolf Vostell, Rowohlt, Reinbek bei Hamburg, 1965

[11] Dieter Honisch, Jens Christian Jensen, Amerikanische Kunst von 1945 bis heute, DuMont Buchverlag, Köln, 1976 (Ausstellungskatalog)

[12] Inbetween, Nationaler Internationalismus oder Internationaler Nationalismus, Köln, 1995

[13] Rosalind E. Krauss, Passages in Modern Sculpture, The MIT Press, Cambridge, Mass. and London, England, 1981, 1993

[14] Ingrid Krupka, zu Nr. 51 Proportionen, aus dem 1. Werksatz „Prozeßmaterial" Franz Erhard Walther, Verlag M. DuMont Schauberg, Köln, 1971

[15] 1945–1985 Kunst in der Bundesrepublik Deutschland, Nationalgalerie, Berlin, 1985

[16] Kunst der Sechziger Jahre im Wallraf Richartz Museum, Herausg. Gert von der Osten und Horst Keller, Köln, 1969

[17] Marcel Joray, Le Béton dans L'Art Contemporain, Editions du Griffon, Neuchâtel, 1977

[18] Marcel Joray, Le Béton dans L'Art Contemporain, Editions du Griffon, Neuchâtel, 1984

[19] Naives and Visionaires, Walker Art Center, E. P. Dutton & Co., New York, 1974

[20] Adam C. Oellers / Sibille Spiegel, Wollt Ihr das totale Leben? Fluxus und Agit-Pop der 60er Jahre in Aachen, Aachen, 1995

[21] Tendenzen der 20er Jahre, Gesamtredaktion, Stephan Waetzoldt, Verena Haas, Dietrich Reimer Verlag, Berlin, 1977

[22] Caroline Tisdall, Joseph Beuys, Thames and Hudson, The Solomon R. Guggenheim Foundation, New York, 1979

[23] Niki de Saint Phalle, Herausg. Carla Schulz-Hoffmann, Prestel-Verlag, München, 1987

[24] Michel Seuphor, Die Plastik unseres Jahrhunderts, Editions du Griffon, Neuchâtel, 1959

[25] Skulpturen im 20. Jahrhundert, Ausstellungskatalog, Werner Druck, Basel, 1984

[26] Visionen in Beton, Betonskulptur im 20. Jahrhundert, Readymix und Kunstmuseum, Düsseldorf, 1995

[27] Wolf Vostell, dé-coll/agen 1954–69, Berlin, 1969

[28] Hans M. Wingler, Das Bauhaus, Verlag Gebr. Rasch & Co. und M. DuMont Schauberg, Köln, 1975

[29] Isa Genzken, Ausstellungskatalog, Verlag der Buchhandlung Walther König, Köln, 1992

[30] Vostell, Das plastische Werk 1953–87, Mult(h)ipla, Milano, 1987

[31] Vostell, Austellungskatalog, Edition Braus, Heidelberg, 1992

Übersetzung der Zitate von Dani Karavan aus dem hebräischen ins englische von Carine Cohn und vom englischen ins deutsche von Roswitha Drees.

Fotografen:

Agor, Y.
Barz, Gunter
Dahmen, Carl-Victor
Drees, Holger
Engber, Cornelia
Faehling, Norbert
Fischer, Dorothee
Fischer, Jochen
Geismar, Jårg
Gold, Anne
Haas, Horst
Hamm, Christof M.
Hardung, Marcel
Hay, Avraham
Jansen, Bernd
Kammerichs, Klaus
Knopp, Wolfgang
Koller, Herbert
Kuriasegawa
Listri, Massimo
Memon, Emil
Menk, Rudolf
Mensing, Roman
Metzner, Helmut
Moldaver, Mark
Morain, André
Muhs, Andreas
Preisler-Weyrauch, Gerda
Reynolds, David
Rubischon, Alex
Schneider, Dietmar
Sery, Christian
Szmuk, Peter
Takahashi
Thyzel, Tim
Vostell, Rafael
Vostell, Wolf
Wagner, Elke Judith
Windelen, Susanne
Zeidman, Dorothee
Zellien, Werner

sowie aus Literatur-Verzeichnis:
[4], [11], [15], [17], [18],
[23] bis [26] und [29] bis [31].